U0004657

營養學解說事典

決定版　栄養学の基本がまるごとわかる事典

從嬰兒到高齡、懷孕、肥胖、糖尿病、失智症等營養指南

臨床營養實踐學會 理事長
足立香代子——監修　高淑珍——譯

晨星出版

推薦序

「食物的營養」深深地影響著我們的健康。

這本書透過淺顯易懂的內容說明食物的營養如何影響人體的健康，並且也將這幾年火熱的營養議題深入淺出地做說明，像是失智症課題、糖尿病的飲食該如何攝取、如何逆轉肌少症等，身為一位營養師也是一位糖尿病衛教師的我，除了教導患者如何透過正確的飲食模式來控制好血糖之外，目前也從事與居家長照營養的工作居多，近幾年研究更進一步發現，糖尿病的血糖若控制不好，除了容易造成大小血管的併發症之外，也可能提高罹患失智症的機率，但其實只要透過「正確的飲食觀念」以及「吃對食物」是能夠控制好糖尿病等三高健康問題，以及預防失智症及肌少症的發生。食物的營養對身體的影響是日積月累，也是唯有站在預防的角度才有機會讓我們掌握自己的健康、樂活生活！

《營養學解說事典》該本書傳達許多基礎的營養觀念，明確的圖文說明，讓非營養學背景的民眾，也能夠快速地掌握重點，是本值得推薦的好書！

林俐岑
營養師暨糖尿病衛教師

作者序

人類必須進食才能夠活著。因為食物中含有的蛋白質可以協助構成人體組織，醣類或脂肪則是身體活動所需的能量。除此之外，身體也需要攝取適量的維生素、礦物質等養分，這樣才能完整地互補並發揮其作用。為了守護身體的健康，我們也需要瞭解一些與生活有關且會引發像是氧化壓力、免疫力下降、疲勞、脫水等症狀的因素，以及掌握可以自行評估的知識與營養策略。

而我們該選擇哪些食物？它如何發揮作用？這些都是營養學的重點。

本書以深入淺出的方式來解說營養學，讓初次接觸營養學的學生或每天都會烹飪的大眾能夠更容易的理解。而且，也恰如其分的彙整了可守護健康的各種營養素的作用，並從中理解食材最好的處理方式。

此外，本書也會談到針對糖尿病、失智症等重大疾病議題的營養策略，或肌少症、時間營養學等熱門話題。

本書若能讓大眾真正了解飲食或營養的重要性，稍稍有助於大眾守護自己的健康，這對身為監修的我來說將是無比的喜悅。

足立香代子

一般社團法人臨床營養實踐協會理事長、東京高輪醫院榮譽營養管理室長

目錄

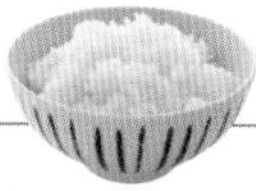

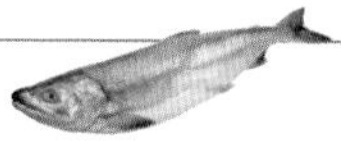

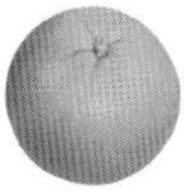

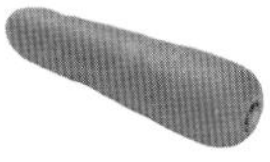

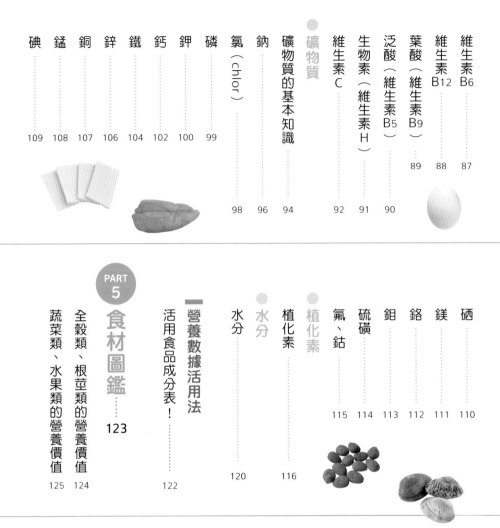

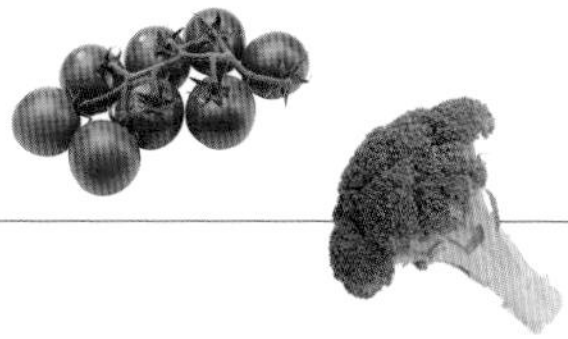

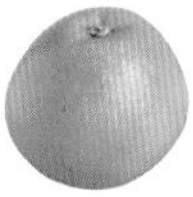

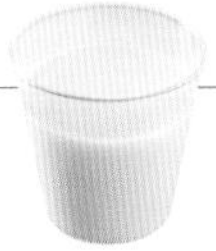

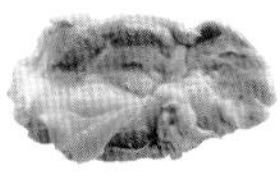

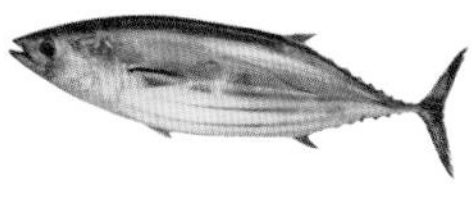

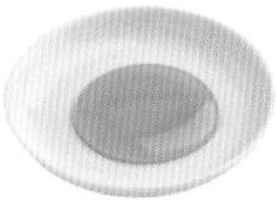

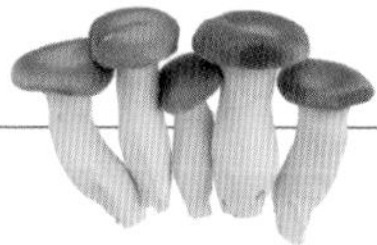

PART 6 疾病與營養……191

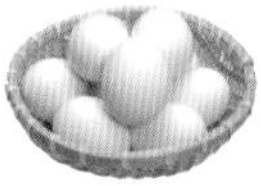

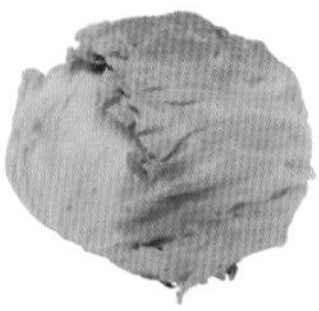

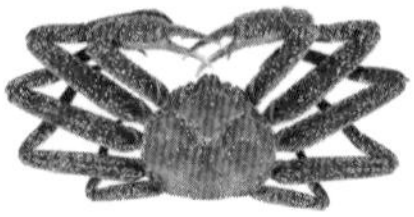

本書所使用的單位

- 大卡（kilocalorie千卡）表熱量的單位
- mg（milligramme毫克） 1000mg＝1g
- μg（microgram微克） 1000μg＝1mg
- μgRAE（視黃醇活性當量） 計量食品中之維生素A含量發揮視黃醇作用的單位
- NE（菸鹼酸當量）計量菸鹼酸之作用的單位
- 熱量占比％ 表一天攝取的熱量中，用熱量占比％標示各營養素所占的比例。

PART 1

人體不可欠缺的五大營養素

失智症與糖尿病已成為現代社會備受困擾的流行病，因此我們應理解它們與營養之間的關係，重新檢視現在的飲食模式與時間營養學，並注意食品的營養標示等關於營養學的熱門話題。

1 失智症的預防與營養

日本的失智症患者估計超過四百萬人。在進入超高齡社會之際，更要注重飲食與營養的保健。

腦部營養不足 恐將引發失智症

專家推估日本的失智症人口盛行率，在七十五歲至七十九歲約占10%，八十歲至八十四歲約占20%，八十五歲至八十九歲約占40%，罹患人數超過四百萬（厚生勞動省．二〇一四年）。

失智症分為因腦梗塞或腦出血造成的腦血管障礙型，以及因異常蛋白囤積腦部使神經細胞減少的阿茲海默型。而在營養學上有何方法可以有效預防失智嗎？

可以確定的是，若未攝取足夠的營養，腦部就無法獲得必要的能量，若再加上維生素或胺基酸等養分攝取不足，就會引發功能性障礙。

可預防失智症的營養與飲食

抗氧化的營養素

過多的活性氧會危害神經細胞或腦血管，因此應多攝取具抗氧化作用的維生素C、E或β-胡蘿蔔素、類黃酮等。

多元不飽和脂肪酸

多元不飽和脂肪酸裡的ω-6（花生四烯酸）或ω-3（EPA、DHA）可作為神經細胞的細胞膜成分，應多攝取。

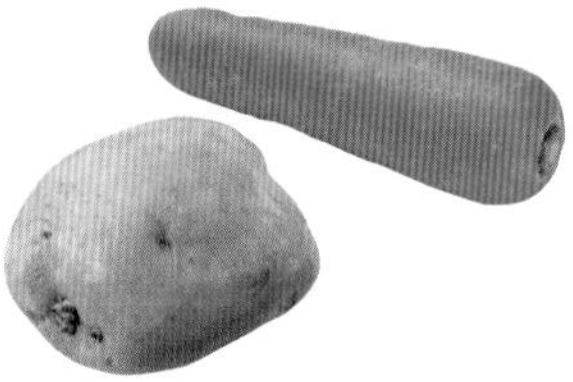

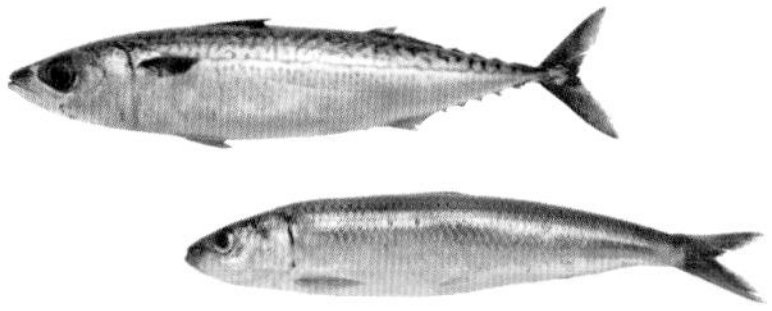

維生素B群

針對阿茲海默型失智症，有研究指出補充維生素B_6、B_{12}與葉酸可以減緩腦部的萎縮速度。

以酮體為熱量來源

腦部是以葡萄糖為能量來源。因此當葡萄糖不足時，則透過肝臟以脂肪酸所製造的酮體為替代熱量。故減少糖分以脂肪為主的生酮飲食，有治療失智症的效果。

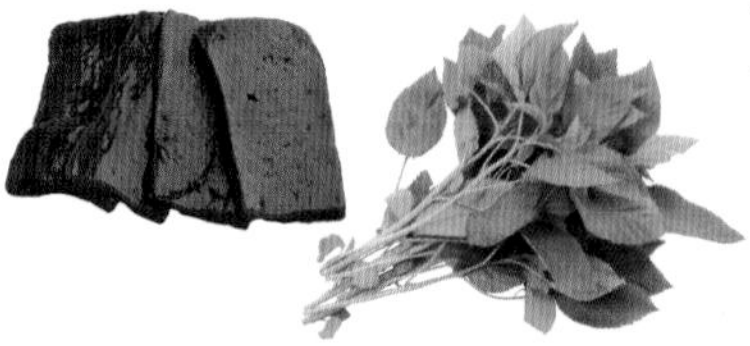

已出現失智的高齡患者中，有很多人體型偏瘦。BMI值（詳見36頁）最好超過22。平日應從魚肉或大豆類攝取足夠的蛋白質，養成均衡攝取主食、主菜與配菜的良好習慣。

減少碳水化合物 採取以魚貝類為主的地中海飲食

糖尿病、高血壓或動脈硬化會增加腦血管障礙型失智症的風險，糖尿病還會增加阿茲海默型失智症的風險，應避免攝取過多的碳水化合物，因為碳水化合物易使血糖持續升高，建議改成「地中海飲食」。

地中海飲食除了多吃魚或蔬菜之外，也會攝取水果、豆類或堅果類與優質橄欖油。近年的研究還發現，椰子油內含的中鏈脂肪酸可製造大量的酮體，改善腦部營養不足的問題。

可預防失智症的地中海飲食

克里特島（希臘第一大島）的島民平均壽命很長，而且也很少罹患心血管疾病，使得當地的飲食習慣頗受推薦。哈佛大學公共衛生學的威雷特教授所製作的地中海飲食金字塔也十分有名。平日記得多攝取富含抗氧化作用、多元不飽和脂肪酸的維生素或魚油等，因為這些營養素可以預防失智。

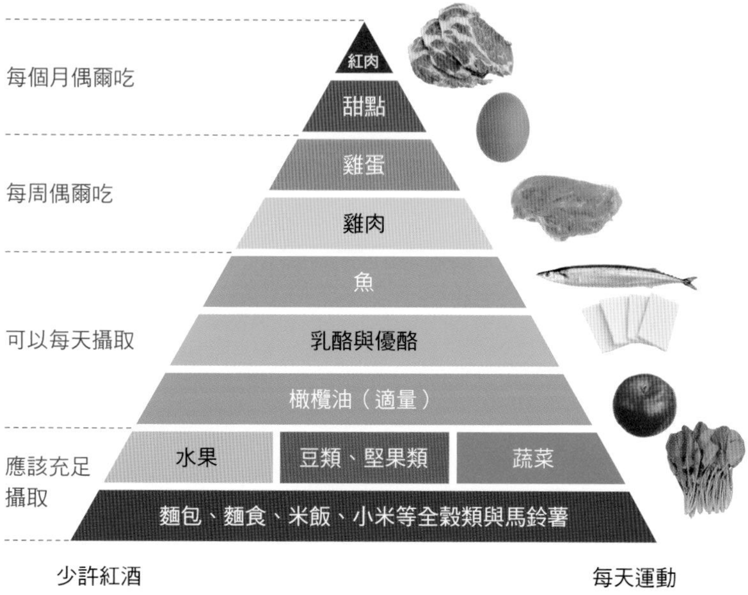

2 日夜節律與時間營養學

若要預防生活習慣病或肥胖，「何時用餐」很重要，因為生理時鐘跟飲食大有關係。

地球與生理時鐘的一天彼此相差三十分鐘

人體的每個細胞都有掌握一天節奏的「生理時鐘」。所以，早上會清醒，晚上會困倦；在活動多的白天，體溫與血壓上升，到了需要休息的夜晚，體溫與血壓下降，這全都由生理時鐘所具備的日夜節律功能所掌控。

地球一天為二十四小時，但人體的日夜節律一天約為二十四·五小時，剛好多了三十分鐘，幸好我們人體擁有兩個機制可以調整這種差異。

重置生理時鐘 光的刺激與食物的刺激

重置生理時鐘的機制

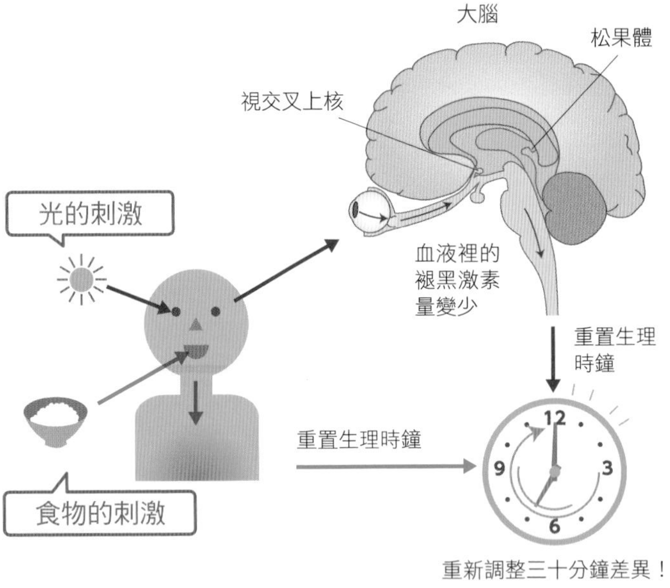

如上所述，光的刺激就是經由視網膜傳到視交叉上核，視交叉上核對松果體發出命令抑制褪黑激素的分泌。因此白天血液中的褪黑激素少，身體準備活動；晚上血液中的褪黑增多，身體準備休息。早餐的刺激則由消化道吸收營養素，刺激各個臟器，重置生理時鐘。

首先為「光的刺激」。位於大腦中心的視交叉上核即負責調節生理時鐘。早上甦醒後，當光線進入視網膜，會產生刺激並傳到視交叉上核，讓它調整俗稱褪黑激素的荷爾蒙之分泌量，發出指令重置全身的生理時鐘。

最後是「食物的刺激」。起床吃早餐後，體內的胃、肝臟、胰臟、血管等末梢臟器受到刺激，而這刺激會傳向全身，不必經過視交叉上核，就可以重置生理時鐘。因此，即使沒有光線的刺激，也可以重置生理時鐘。

透過這兩個機制，生理時鐘就能以一天為二十四小時的週期下活動。若長期過著日夜節律失調的生活，身體每天處於時差異常的狀態，也會增加生活習慣病或肥胖的風險。

像這樣注意生理時鐘的飲食方式稱為「時間營養學」。

注意時間營養學的飲食

為了有效重置生理時鐘，晚上不宜吃宵夜，確保足夠的空腹時間，到早上固定的時間再好好用餐。這時應均衡攝取碳水化合物、蛋白質與脂肪等養分，以免影響重置的效果。建議攝取效果良好的低GI食品（詳見14頁）。

再者，為防肥胖，晚餐應該早點吃。因脂肪組織裡可促進脂肪合成的蛋白質（BMAL-1）愈晚愈活躍。所以為避免脂肪囤積，不要過食與吃飯的時間都很重要。

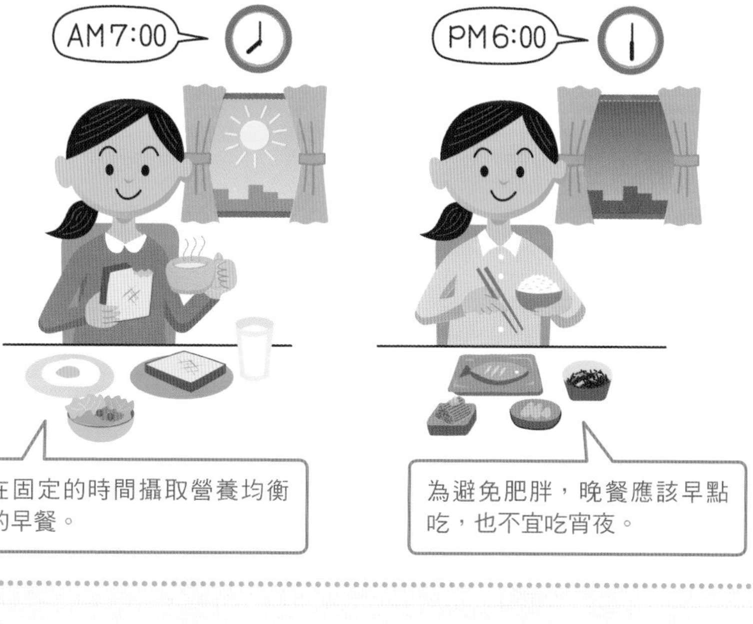
AM7:00
PM6:00
在固定的時間攝取營養均衡的早餐。
為避免肥胖，晚餐應該早點吃，也不宜吃宵夜。

3 糖尿病的預防與血糖值

血糖值長期偏高會導致糖尿病，應重新評估限制糖分等飲食方式，擺脫糖尿病預備役，重拾身體的健康。

改變飲食與生活習慣就能預防及改善糖尿病

糖尿病目前被視為日本的國民病。根據日本二〇一二年所做的國民健康營養調查可知，糖尿病罹患人數約九百五十萬人，血糖值偏高者有一千一百萬人，兩者合計高達兩千零五十萬人。

血糖值即血液裡的葡萄糖濃度。而糖尿病就是持續高血糖狀態所引發的疾病，九成以上屬於遺傳加上壓力、飲食習慣或運動量不足等生活習慣引發的第二型糖尿病。

所以想要預防糖尿病，重要的是養成可抑制血糖值上升的飲食習慣。正確控制血糖值，不僅能預防糖尿病或避免病況惡化，還能預防腦血管和心血管疾病。

飲食方式與血糖值的變化

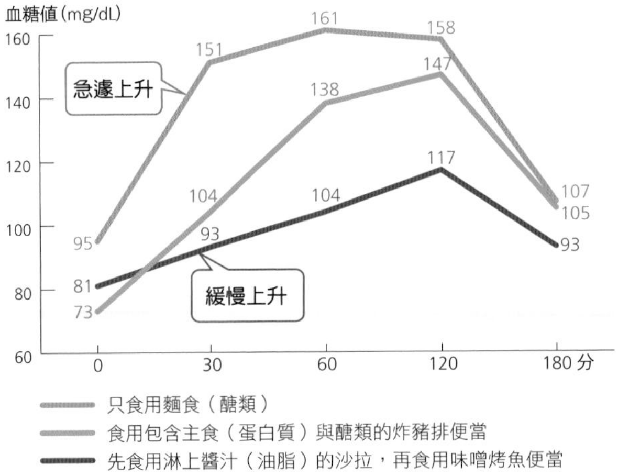

從上可知，只攝取糖分（麵食），血糖值會急速上升，但先吃淋上醬汁的蔬菜再攝取糖分（米飯），血糖值會緩慢上升。因正常空腹時的血糖值為80至110mg / dL，先吃蔬菜幾乎不會引發高血糖。但比起單吃蔬菜，加點橄欖油等油脂一起吃，更能抑制血糖上升。

減少糖分攝取量 預防血糖上升

可抑制血糖上升之飲食生活的重點為，糖分的攝取方式和限制糖分攝取量。人體攝取的碳水化合物扣除膳食纖維外都屬於糖分，為米飯、麵包或麵食類等的主要成分。糖分會讓餐後的血糖值急速上升，蛋白質和脂肪雖然也會使血糖值升高，幅度卻很有限（GI值。詳見14頁。偏低的糖分也有此效果，但對糖尿病影響不大）。用餐時應先吃蔬菜，再吃主菜（魚肉類等）和主食（米飯），以延緩糖分的吸收。

限制糖分攝取也有助減肥。只要不採取激烈的手段，不用擔心會影響健康。若本身不胖，一天攝取的總熱量不變，減少糖分攝取即可。若屬肥胖體型，總熱量和糖分都要減少攝取量。

＊第一型糖尿病起因於自體免疫等導致的胰臟功能障礙，並不適合採用飲食療法。

不會讓血糖值上升的飲食

溫和的限制糖分攝取

少吃含糖量高的食品，多吃含糖量少的食品。一天的糖分攝取量應限制在二百公克左右。因蔬菜也含糖分，故主食若吃飯，一餐的攝取量為女性為一小碗（一百公克），男性為一碗（一百三十公克）。

含糖量多的食品

米飯、麵包、拉麵、義大利麵、烏龍麵、五穀類、大阪燒、根莖類、南瓜與冬粉等。

含糖量少的食品

蒟蒻、蒟蒻粉條、大豆、大豆製品（豆腐、豆渣、納豆）、肉、魚、蛋與葉菜類等。

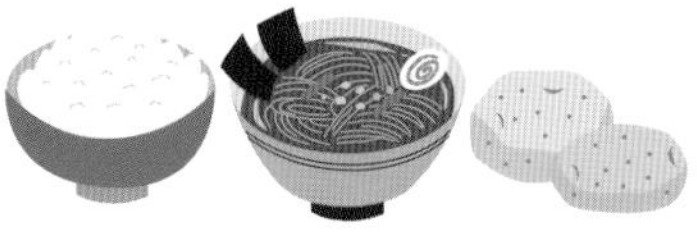

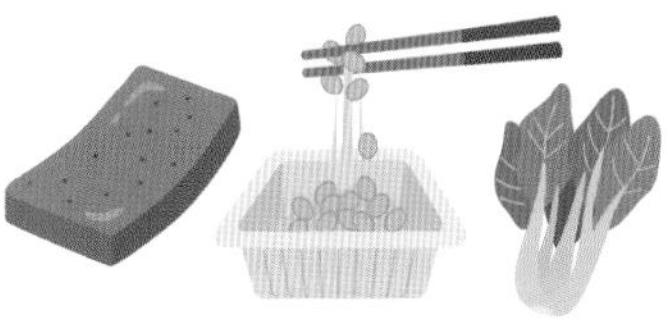

糖尿病患的限糖飲食

加拿大及美國的糖尿病學會建議一天一百三十公克，占總熱量的45％；日本的糖尿病學會則建議在50～60％。請依個人狀況斟酌攝取量。

4 利用GI值預防肥胖

GI值可以簡單標示血糖的上升速度。
善加利用低GI食品可以預防肥胖。

標示血糖值的上升速度 數值愈低上升速度愈緩慢

GI值為升糖指數（Glycemic Index）的簡稱，表示各種食品會讓血糖值上升多少的指數。

假設攝取葡萄糖時，血糖值的上升率為一百，那數值愈高表糖分愈容易吸收，血糖值愈容易上升。通常食品的GI值超過七十稱為高GI，介於六十九至五十六稱為中GI，低於五十五稱為低GI。

用餐後血糖值會上升，但健康者二至三小時血糖會回到正常值，此乃可讓血糖值下降的荷爾蒙——胰島素發揮作用所致。所以，攝取低GI食品後，血糖值上升速度趨緩，胰島素的分泌量也會變少。

GI值的重點

重點 1 含糖量愈多，GI值愈高。

白飯或麵包等碳水化合物GI值偏高，肉類或魚類則偏低，都取決於內含的糖分量。

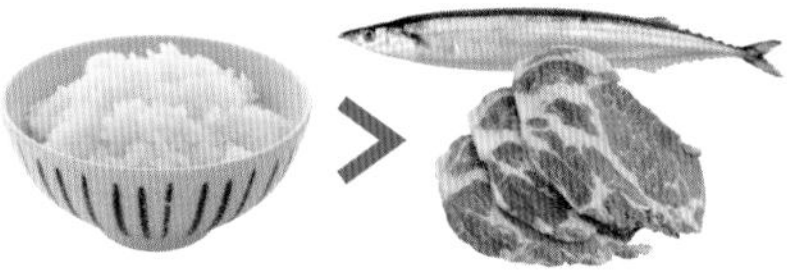

重點 2 GI值高＋GI值低的食品。

選擇GI值高的食品時，可加入GI值低的食品，避免血糖值急速上升。

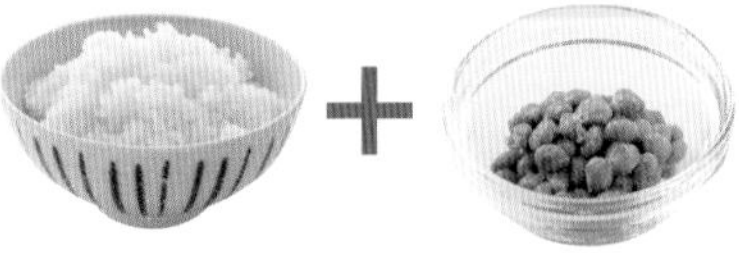

重點 3 即使是同種類的食品，有些GI值高，有些GI值低。

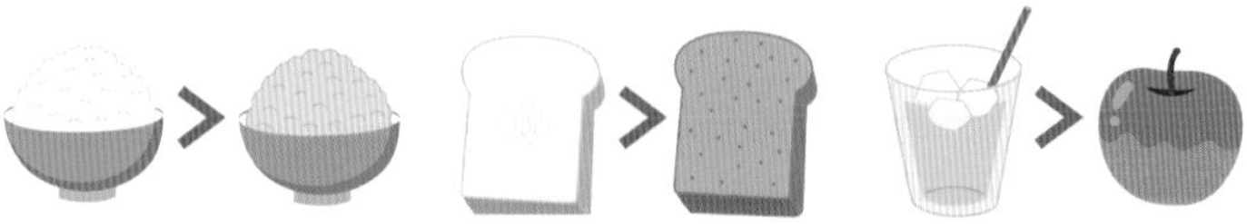

白米飯 ＞ 糙米飯　白吐司 ＞ 全麥吐司　果汁 ＞ 水果

選擇低GI食品預防肥胖

相較於前一頁所述之限糖飲食預防糖尿病的效果，GI值更有預防肥胖的功效。相對於限糖飲食要減少糖分的攝取量，GI飲食只要選擇低GI食品，不須減少糖分的攝取量。

若攝取高GI食品，會導致血糖急速上升，必須分泌大量胰島素加以抑制。胰島素不僅會讓細胞收取糖分，還會促使多餘的糖分被轉為脂肪儲存，讓血糖上升。再者，胰島素快速分泌會引發低血糖，讓人更感肚子餓或想吃甜食。

相對的低GI食品，會讓這種變動趨於緩和，不容易囤積脂肪或引起空腹感，就能預防肥胖上身。

葡萄糖的GI值為100

數值愈低血糖值上升速度愈慢

	食品	GI值
高GI	白砂糖	109
高GI	白吐司	91
高GI	馬鈴薯	90
高GI	白米飯	84
高GI	胡蘿蔔	80
中GI	南瓜	65
中GI	義大利麵	65
中GI	油麵	61
中GI	蕎麥麵	59
中GI	糙米	56
低GI	地瓜	55
低GI	全麥麵包	50
低GI	牛里肌	46

	食品	GI值
低GI	豬里肌	46
低GI	雞腿肉	45
低GI	鮪魚	40
低GI	納豆	33
低GI	杏仁	30
低GI	番茄	30
低GI	雞蛋	30
低GI	白蘿蔔	26
低GI	鮮奶	25
低GI	優酪	24
低GI	裙帶菜	15
低GI	菠菜	15

主要參考（永田孝行《低胰島素瘦身日常食品GI值叢書》〔寶島社〕）

5 食品的營養標示

選購各種食材時，一定要注意營養標示

從二〇一五年六月起 製造者有義務標示營養成分

日本截至目前為止有關食品營養標示的法條有三個：「食品衛生法」「健康促進法」與「JAS法」，各自有不同的標示內容。但無論是對消費者或製造者來說，這些營養標示內容恐怕不容易理解，故從二〇一五年六月開始實施可以整合這些內容的新法條「食品營養標示法」。根據這個法條，製造商有義務清楚標示原本不被重視的營養成分。不過，此法條有五年過渡期。

「食品營養標示法」主要規定要清楚標示原材料、原產地、過敏原等訊息，方便消費者了解內容物。且會放大營養標示的文字，體貼老年人等辨識產品的內容物與營養成分。

新標示的修訂重點（以洋芋片為例）

修訂1 要分開標示食品添加物以外的原材料名（成分）與添加物。

修訂2 原則上要分開標示可能引發過敏的食品。

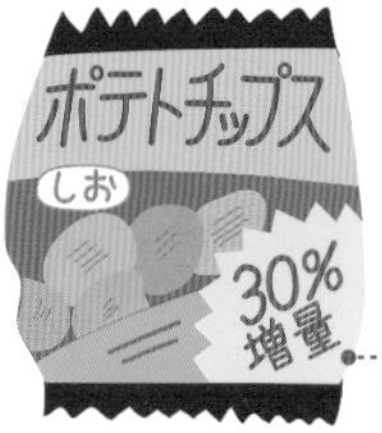

品名	洋芋片
成分	馬鈴薯（非基改）、植物油、鹽、麥芽糊精、乳糖、水解蛋白（含小麥）、酵母精（含蝦、蟹成分）
食品添加物	化學香料、調味劑（胺基乙酸）、蛋殼鈣粉
內容量（淨重）	81g
保存期限	標示於此面右側
保存方法	避免陽光直射及高溫潮濕
製造商	●●●●食品株式會社

修訂5 跟原有商品的份量相差百分之二十五以上時，可以強調「增量～%」等文字。

營養標示　1袋（81g）	
熱量483大卡	碳水化合物 37.6g
蛋白質 3.8g	鈉 330mg
脂肪 35.3g	食鹽適合量 0.8g

修訂3 有義務標示營養成分。

修訂4 用食鹽適合量標示鈉的攝取量。

標示為零熱量並不等於沒有熱量 確認成分標示非常重要

我想大家經常看到「無熱量！」「零熱量！」等標示。嚴格來說，這些食品的熱量並不等於零，因為若一百毫升的熱量未滿五大卡，也能標示為零熱量。例如，一瓶五百毫升的碳酸飲料熱量有二十四大卡，那一百毫升的熱量不到五大卡，就能標示為「無熱量！」。這點即使法案修訂後也沒有改變。

（註：臺灣對熱量之規範為每一百公克之固體、半固體或每一百毫升之液體所含之熱量不超過四大卡。）

再者，製造商為降低食品的熱量，常使用代糖，如阿斯巴甜、蔗糖素等人工甜味劑。經動物實驗確認，這類甜味劑對健康沒有不良影響，但仍建議避免長期且大量的攝取。

何謂過敏原標示？

製造商有義務清楚標示七種會引起嚴重過敏症狀，或為多數患者之過敏原的食物，但標示的方法目前仍未統一。

以豆腐為例，有的製造商會直接標示「豆腐」，有的則標示其原料「大豆」。不過，新的食品營養標示法會標示所有的過敏原。

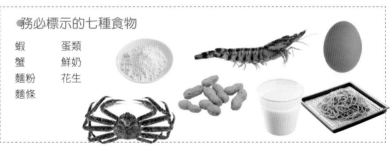

●務必標示的七種食物

蝦　蟹　麵粉　麵條　蛋類　鮮奶　花生

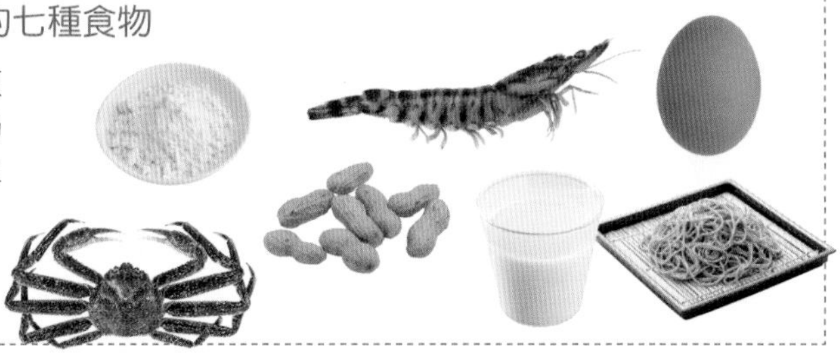

●建議標示的二十種食物

鮑魚　牛肉　大豆　桃子　魷魚　核桃　雞肉　蘋果　鹽漬鮭魚卵　芝麻　香蕉　奇異果　柑橘　鮭魚　豬肉　腰果　松茸　鯖魚　山藥　明膠

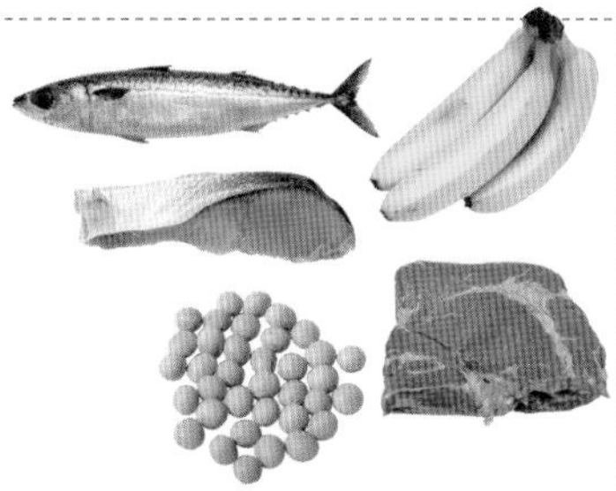

機能性食品的標示方式

截至目前為止，可標示為有益健康的只有通過國家標準規範審查的特定保健用食品，以及營養機能食品兩種。但由於特定保健用食品的核准，需要時間審查與大筆費用，對中小製造商來說門檻很高。

所以，日本從二〇一五年四月開始實施「機能性食品標示」制度，作為此規範的緩衝帶。

這個制度是希望製造商基於社會責任，在商品販售以前，就詳實列出包含安全性或有效性等科學性的商品資訊，並註明對身體會有何作用。

這種機能性食品畢竟旨在促進健康，所以不宜用來治療疾病。

機能性食品標示

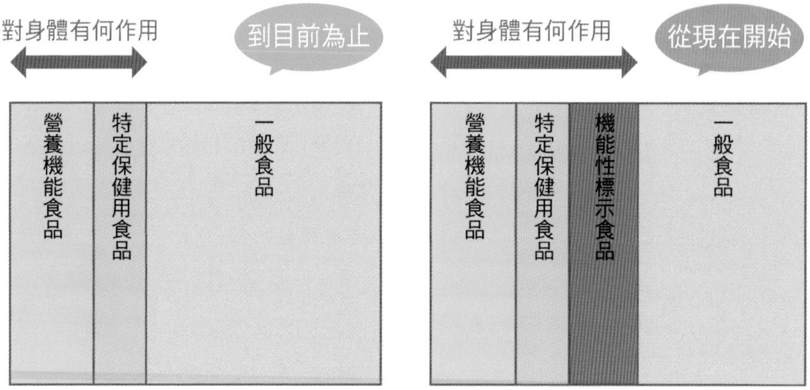

特徵

會有特定保健用食品所沒有的標示

不僅會標示眼睛或腦部等，特定保健用食品所沒有標示的部位，也可能標示針對疲勞、壓力或睡眠等等效能。

例如會出現這種標示…

〇〇洋蔥內含的槲皮素可促進血液循環。

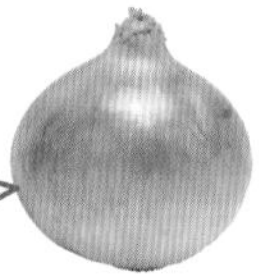

蔬菜、魚類等農水產品也適用

農水產品也可能標示。

例如會出現這種標示…

△△柑橘內含的β-隱黃質（玉米黃素）可維護骨骼的健康。

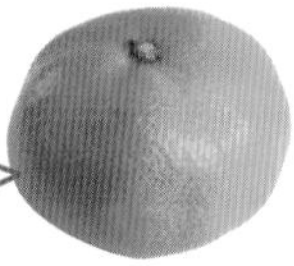

PART 2

營養學的基本指標

本章節介紹了可作為營養均衡菜單參考基準的均衡飲食指南與攝取標準，還有特定保健用食品等機能性食品，以及必要的營養學基本數據。

均衡飲食指南

想製作營養均衡的菜單時，可以參考均衡飲食指南。從這裡可以了解一天所需的營養素與飲食的攝取量。

食物應該吃多少？了解一天應該攝取的份量

日本厚生勞動省與農林水產省於二〇〇五年共同發表「均衡飲食指南」來推行健康又豐富的飲食生活。

均衡飲食指南會針對「何種」飲食類型應該「攝取多少」，提供可當作參考的基本數據。例如，透過左頁的陀螺形插圖即可了解，每種料理分類一天的攝取組合以及大概的攝取份量。

這裡的料理分類可分為主食、配菜、主菜、鮮奶與乳製品與水果五大類，攝取量以「SV（serving，份）」為單位。

如飯一小碗可記為「1 SV」。

這五大分類任何一種攝取過量或不足，都將導致陀螺失去平衡。

找到適合自己的攝取標準份量可用便當盒計算

均衡飲食指南乃為了健康的成人所打造，料理的總熱量設定為二千二百大卡左右。畢竟這是專為健康者打造的菜單，故要注意糖尿病患、高血壓或肥胖者等，攝取的份量會不一樣（詳見第6章）。

請參考22、23頁的圖表，實際活用均衡飲食指南。如果對用陀螺來衡量攝取量感到棘手，可換成便當盒試試看。把便當盒區分成主食、配菜、主菜為3：2：1的比例，以此為標準獲得均衡的飲食。

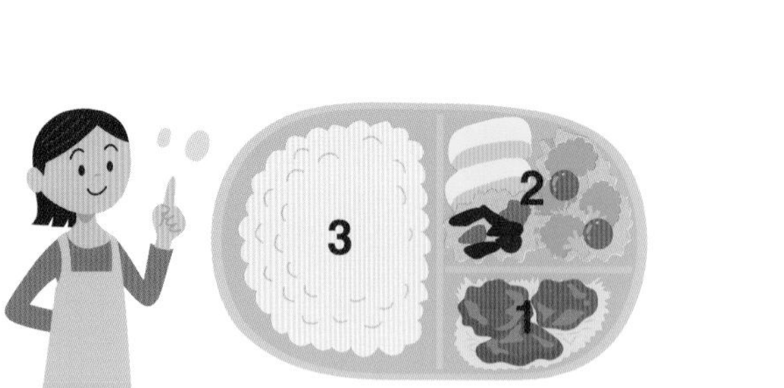

均衡飲食指南（基本型）

基本型的均衡飲食指南將一天的熱量設定為2200大卡±200 大卡。每種料理分類的份量（SV）如表所示。

主食：5~7SV

功能　熱量來源
主要營養素　碳水化合物

米飯、麵包、麵食、義大利麵
1SV：三角飯糰（1個）白吐司（1片）
1.5SV：白飯1碗
2SV：烏龍麵、蕎麥麵、拉麵1碗

副菜：5~6SV

功能　調整體質
主要營養素　維生素、礦物質、膳食纖維

蔬菜、蕈菇類、根莖類、海藻料理
1SV：蔬菜沙拉、涼拌菠菜
2SV：水煮蔬菜、炒蔬菜

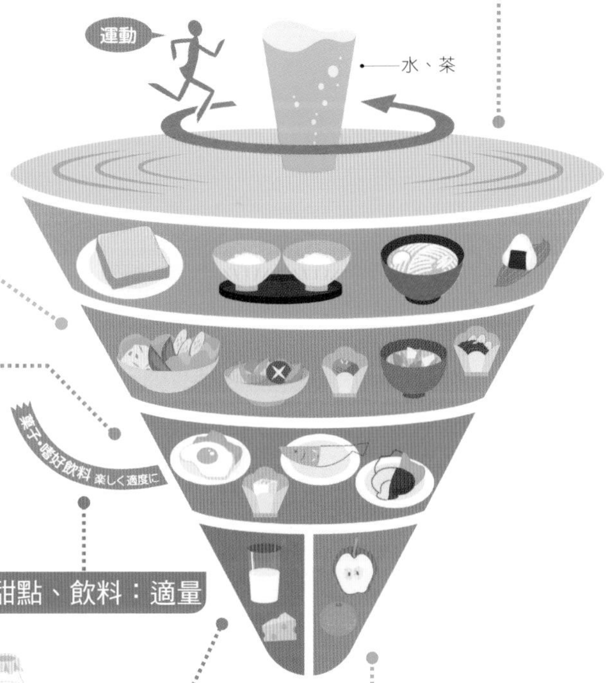

主菜：3~5SV

功能　構成身體的組織
主要營養素　蛋白質

肉、魚、蛋、大豆料理
1SV：煎蛋、涼拌豆腐
2SV：烤魚、生魚片
3SV：漢堡排、薑燒豬肉

甜點、飲料：適量

鮮奶、乳製品：2SV

功能　構成身體的組織
主要營養素　蛋白質、礦物質

1SV：優酪（1杯）、起司（1片）
2SV：鮮奶1瓶（約200cc）

水果：2SV

功能　調整體質
主要營養素　維生素C、礦物質、碳水化合物

1SV：橘子1顆、桃子1顆、蘋果半顆（橘子或香蕉這類小型水果1個算1份、蘋果等大型水果算2份）

●如何利用均衡飲食指南？

STEP 1 先計算適合自己的攝取熱量

先看自己的年齡，再評估身體的活動量屬於「輕度」或「中度」，即可算出適合自己的攝取熱量。

男性	熱量	主食	配菜	主菜	鮮奶、乳製品	水果	女性
6～9歲 70歲以上（輕度[1]）	1,400大卡～2,000大卡	4～5份	5～6份	3～4份	2份（幼童2～3份）	2份	6～11歲 70歲以上 12～17歲、18～69歲（輕度）
70歲以上（中度以上） 10～11歲 12～17歲、18～69歲（輕度）	2,200大卡±200大卡（基本型）	5～7份	5～6份	3～5份	2份（幼童2～3份）	2份	12～17歲、18～69歲（中度以上）
12～17歲、18～69歲（中度以上）	2,400大卡～3,000大卡	6～8份	6～7份	4～6份	2～3份（幼童2～4份）	2～3份	

1 身體活動量，「輕度」指一天幾乎都坐著的人；「中度以上」指不符合「輕度」的族群。

STEP 2 記錄今天所吃的食物

以前一頁的料理為範例，

──記錄早餐、午餐、晚餐與點心所吃的食物。

例 28歲女性、活動量屬於輕度（1,400～2,000大卡）

早餐 麵包捲2個、蛋蔬菜沙拉、鮮奶拿鐵、蘋果半顆

料理	主食	副菜	主菜	鮮奶、乳製品	水果
麵包捲	1份				
蛋沙拉		1份	1份		
鮮奶拿鐵				1份	
蘋果半顆					1份

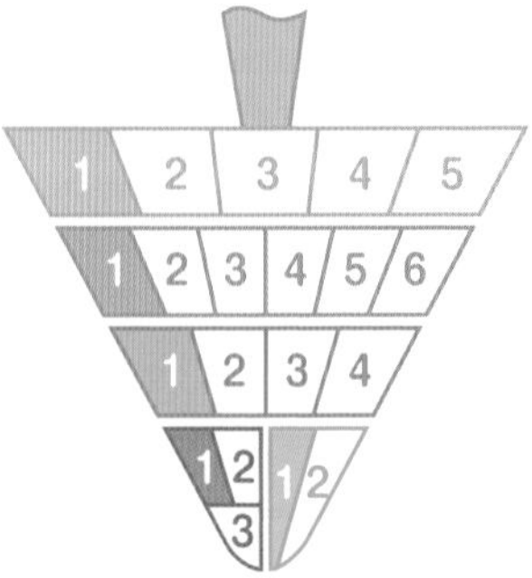

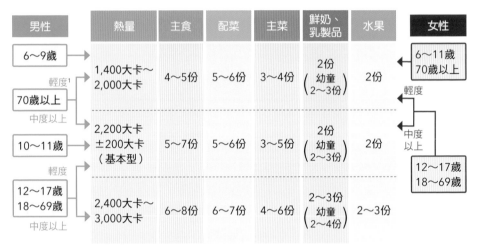

午餐 白飯（正常份量）、法式炸鮭魚、炒蕈菇、奶茶

料理	主食	副菜	主菜	鮮奶、乳製品	水果
白飯（正常份量）	2份				
法式炸鮭魚			2份		
炒蕈菇		1份			
奶茶（鮮奶杯半杯）				1份	

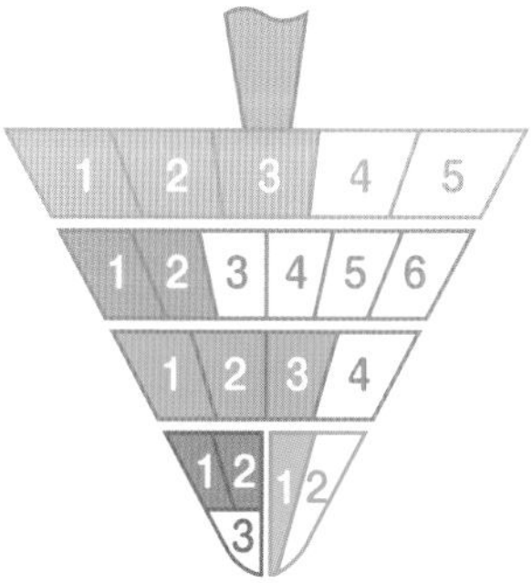

晚餐 白飯（正常份量）、薑燒豬肉、毛豆沙拉、優酪

料理	主食	副菜	主菜	鮮奶、乳製品	水果
白飯（正常份量）	2份				
薑燒豬肉			3份		
毛豆沙拉		1份			
優酪				1份	

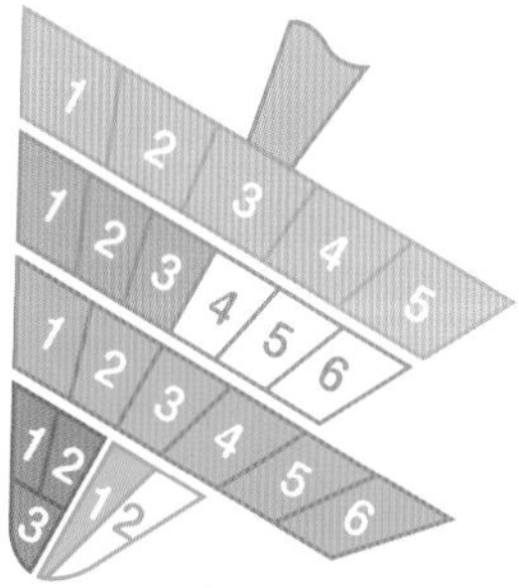

結果發現主菜的份量偏多。

想吃這類料理的話，怎麼搭配比較好？

若想吃丼飯等，白飯配上菜、肉等的單品料理，要把這道料理分為幾大類來看。

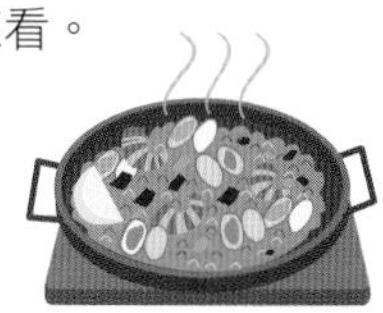

例 西班牙燉飯
- 白飯 若是1大碗→主食算2份
- 蔬菜 若全部只有1小碗→配菜算1份
- 肉、魚 若全部的肉、魚料理只有1/3人的份量→主菜算1份

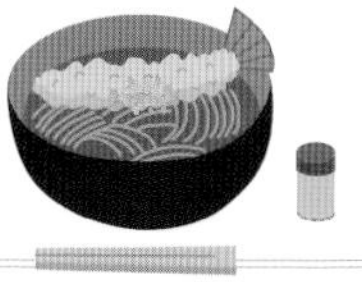

例 炸蝦蕎麥麵
- 蕎麥麵 若是一般份量→主食算2份
- 炸蝦 若較大的蝦子1隻→主菜算1份

飲食攝取標準

飲食的攝取標準是以多數人為對象，按照不同性別與年齡來標示，可實際運用於菜單設計或營養管理上。

為維護與促進健康所制定的飲食攝取標準

「日本人的飲食攝取標準」是以健康的個人或團體為對象，並以維護與促進國民健康，預防生活習慣病為目標，標示熱量及各營養素的攝取標準。由厚生勞動省所管轄，每五年修訂一次。

從二〇一五年度到二〇一九年度所施行的「日本人的飲食攝取標準二〇一五年版」，基於高齡化的發展和糖尿病等患病人數的增加，因此不僅將預防生活習慣病納入考量，更加入避免疾病日益惡化的議題。

不只預防，還要防止惡化

這些新制訂的對策指標，不僅是為了預防生活習慣病的發生，還以減緩疾病惡化為目標。

二〇一五年版之飲食攝取標準所制定的是，熱量與三十三種營養素（左表）。制定熱量的目的是為了避免攝取量的過多或是不足。至於營養素的攝取標準，則包含避免攝取不足為目的的指標（平均必要量與建議量）、避免攝取過量危害健康為目的的指標（容許上限量），以及預防生活習慣病為目的的指標（目標量）。

● 制定的指標

熱量	以維持熱量收支平衡為指標，採用BMI算法。
平均必要量	平均必要量需滿足50%的目標群體。
建議量	建議量需滿足97%～98%的目標群體。利用平均必要量可以算出建議量。
標準量	可維持一定營養狀態的充分攝取量。當估計平均必要量無法評估時，可採用標準量計算。
容許上限量	在不危害身體的狀況下，所容許之攝取量的上限。若超過此攝取量，增加潛在風險。
目標量	以預防生活習慣病為目的所估計的攝取量。

● 二〇一五年版之飲食攝取標準（1歲以上）[1]

○→有指標　　—→沒有指標

營養素			平均必要量	建議量	標準量	容許上限量	目標量
蛋白質			○	○	—	—	○[2]
脂肪	脂肪		—	—	—	—	○[2]
	飽和脂肪酸		—	—	—	—	○
	ω－6脂肪酸		—	—	○	—	—
	ω－3脂肪酸		—	—	○	—	—
碳水化合物	碳水化合物		—	—	—	—	○[2]
	膳食纖維		—	—	—	—	○
食物產生的兩種均衡營養素[2]			—	—	—	—	○
維生素	脂溶性	維生素A	○	○	—	○	—
		維生素D	—	—	○	○	—
		維生素E	—	—	○	○	—
		維生素K	—	—	○	—	—
	水溶性	維生素B_1	○	○	—	—	—
		維生素B_2	○	○	—	—	—
		菸鹼酸	○	○	—	○	—
		維生素B_6	○	○	—	○	—
		維生素B_{12}	○	○	—	—	—
		葉酸	○	○	—	○[3]	—
		泛酸	—	—	○	—	—
		生物素	—	—	○	—	—
		維生素C	○	○	—	—	—
礦物質	量多	鈉	○	—	—	—	○
		鉀	—	—	○	—	○
		鈣	○	○	—	○	—
		鎂	○	○	—	○[3]	—
		磷	—	—	○	○	—
	微量	鐵	○	○	—	○	—
		鋅	○	○	—	○	—
		銅	○	○	—	○	—
		錳	—	—	○	○	—
		碘	○	○	—	○	—
		硒	○	○	—	○	—
		鉻	—	—	○	—	—
		鉬	○	○	—	○	—

1 包括只針對部分年齡層做設定。
2 蛋白質、脂肪、碳水化合物（包含酒精）占總熱量攝取量的比例（熱量占比%）。
3 以常見的食品以外為攝取來源。

● 按不同年齡層加以區分

飲食攝取標準將人生階段分成嬰兒、青少年（含幼童）、成年人、老年人與其他族群。根據性別或不同年齡層可推算1份的代表數值，但實際運用時，要考慮身高或體重等個人差異。

人生階段	年齡區分
嬰兒（0～11個月）	0～5個月、6～11個月（熱量及蛋白質要分成0～5個月、6～8個月、9～11個月）
青少年（1～17歲）	1～2歲、3～5歲、6～7歲、8～9歲、10～11歲、12～14歲、15～17歲
成年人（18～69歲）	18～29歲、30～49歲、50～69歲
老年人（70歲以上）	70歲以上
其他族群	孕婦（初期：未滿14周、中期： 14～未滿28周、後期：28周以後）、哺乳婦

● 活用飲食攝取標準與 PDCA 循環

利用飲食攝取標準時，可以使用PDCA循環為活用基準。熱量或各種營養素的攝取量是否適當，可根據飲食調查所得的攝取量與飲食攝取標準之各類指標，所標示的數值進行比較即可了解。

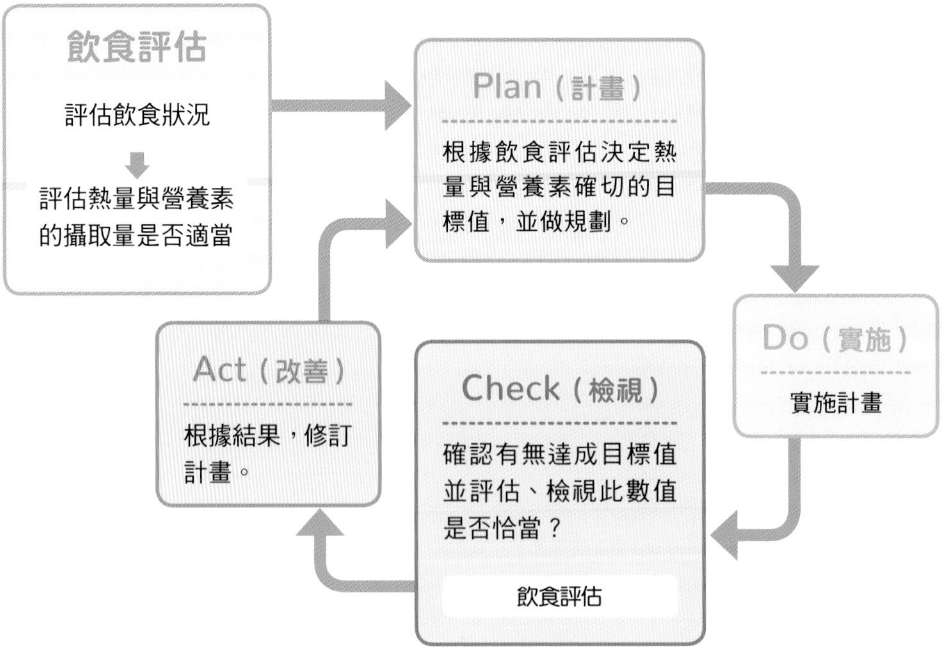

● 飲食攝取標準的範例

三十至四十歲的男性與女性，根據飲食攝取標準所制定之各營養素的攝取量如下表所示。

（/天）

營養素			男性	女性	容許上限量
蛋白質			60g	50g	—
脂肪	脂肪		熱量占比20～30%	熱量占比20～30%	—
	飽和脂肪酸		熱量占比7%以下	熱量占比7%以下	—
	ω-6脂肪酸		10g	8g	—
	ω-3脂肪酸		2.1g	1.6g	—
碳水化合物	碳水化合物		熱量占比50～65%	熱量占比50～65%	—
	膳食纖維		20g以上	18g以上	—
維生素	脂溶性	維生素A	900µgRAE	700µgRAE	2,700µgRAE
		維生素D	5.5µg	5.5µg	100µg
		維生素E	6.5mg	6.0mg	男性：900mg 女性：700mg
		維生素K	150µg	150µg	—
	水溶性	維生素B1	1.4mg	1.1mg	—
		維生素B2	1.6mg	1.2mg	—
		菸鹼酸	15mgNE	12mgNE	男性：350mgNE 女性：250mgNE
		維生素B6	1.4mg	1.2mg	男性：60mg 女性：45mg
		維生素B12	2.4µg	2.4µg	—
		葉酸	240µg	240µg	1,000µg
		泛酸	5mg	4mg	—
		生物素	50µg	50µg	—
		維生素C	100mg	100mg	—
礦物質	量多	鈉	8.0g以下 （食鹽適合量）	7.0g以下 （食鹽適合量）	—
		鉀	3,000mg以上	2,600mg以上	—
		鈣	650mg	650mg	2,500mg
		鎂	370mg	290mg	350mg （一般性的食品以外）
		磷	1,000mg	800mg	3,000mg
	微量	鐵	7.5mg	有月經時：10.5mg 沒月經時：6.5mg	男性：55mg 女性：40mg
		鋅	10mg	8mg	男性：45mg 女性：35mg
		銅	1.0mg	0.8mg	10mg
		錳	4.0mg	3.5mg	11mg
		碘	130µg	130µg	3,000µg
		硒	30µg	25µg	男性：460µg 女性：350µg
		鉻	10µg	10µg	—
		鉬	30µg	25µg	男性：550µg 女性：450µg

熱量一覽表

以下介紹代表性食材每一份的熱量，方便進行飲食與選購計畫。

全穀類

食品名稱	單位	熱量（大卡）	可食部分（g）
白飯（正常分量）	中型碗1碗	252	150
三角飯糰	1個	125	70
日式年糕	1片	117	50
白吐司（6片）	1片	158	60
烏龍麵（熟）	1碗	252	240
蕎麥麵（熟）	1碗	396	300
義大利麵（熟）	1盤	396	240

乳製品

食品名稱	單位	熱量（大卡）	可食部分（g）
鮮奶	1杯	141	210
鮮奶油、乳脂肪	¼包	217	50
優酪（無糖）	1杯	62	100
加工乳酪	1塊	85	25

蛋類

食品名稱	單位	熱量（大卡）	可食部分（g）	重量（g）
雞蛋（全蛋）	大・1顆	86	57	67
	中・1顆	79	52	61
	小・1顆	71	47	55
鵪鶉蛋	1顆	18	10	12
雞蛋豆腐	1盒	87	110	−
皮蛋	1顆	137	64	−

使用一覽表的注意事項

將食材無法食用的部分處理掉後，剩下的稱為「可食部分」。而各種食材的熱量，須以可食部分的重量當作計算的標準。

肉類

食品名稱		單位	熱量（大卡）	可食部分（g）
牛肉	板腱牛肉（帶油花、切薄片）	1片	191	60
	沙朗牛肉（帶油花、牛排用）	1片	501	150
	五花牛肉（帶油花、切塊）	3塊	341	80
	牛舌（切薄片）	5片	320	90
	牛肝（切薄片）	5片	132	100
	牛絞肉（正常粗細）	雞蛋大小	136	50
豬肉	板腱豬肉（帶油花、切薄片）	2片	152	60
	梅花豬肉（帶油花、切厚片）	1片	395	150
	五花豬肉（帶油花、切薄片）	3片	237	60
	豬後腿肉（帶油花、切薄片）	4片	183	100
	豬肝（切薄片）	5片	128	100
	豬絞肉（正常粗細）	雞蛋大小	118	50

肉類

	食品名稱	單位	熱量（大卡）	可食部分（g）	重量（g）
雞肉	雞里肌	1條	47	45	－
	雞二節翅	1根	95	42	70
	雞小腿	1根	59	30	50
	雞胸（帶皮）	1片	334	230	－
	雞腿（帶骨）	1根	612	300	380
	雞絞肉	雞蛋大小	93	50	－
其他	羊肉（排骨）	1根	124	40	50
加工製品	維也納香腸	1條	80	25	－
	培根（切薄片）	1片	73	18	－
	烤火腿（切薄片）	1片	29	15	－
	鹽醃牛肉	1罐	203	100	－

魚類

	食品名稱	單位	熱量（大卡）	可食部分（g）	重量（g）
整條	竹筴魚	1條	102	81	180
	沙丁魚	1條	74	44	110
	鱸魚	1條	182	143	260
	鰈魚	1條	95	100	200
	秋刀魚	1條	291	98	150
	鱚魚	1條	22	27	60
魚塊	旗魚	1片	153	100	－
	金眼鯛	1片	160	100	－
	鯖魚	1片	198	80	－
	鮭魚	1片	160	120	－
	鰆魚	1片	212	120	－
	鰤魚	1片	308	120	－
	鱈魚	1片	92	120	－
貝類	蛤蜊（帶殼）	10顆	11	36	90
	牡蠣（帶殼）	1顆	11	18	70
	蜆（帶殼）	20顆	10	15	60
	文蛤（帶殼）	5顆	36	92	230
	扇貝（帶殼）	1顆	54	75	150
蝦、蟹、魷魚、章魚類	甜蝦（帶殼）	5隻	30	35	100
	黑虎蝦	2隻	98	119	140
	魷魚（小卷）	1碗	87	105	150
	章魚（熟）	腳1根	119	120	－
魚卵	鹽漬鮭魚卵	1大匙	68	25	－
	鹹鱈魚子	½對	70	50	－
	明太子	½條	76	60	－
生魚片	竹筴魚	4片	74	60	－

魚類

食品名稱		單位	熱量（大卡）	可食部分（g）	重量（g）
生魚片	甜蝦	5隻	20	23	25
	鰹魚（秋獲）	3片	99	60	—
	鮪魚（魚背）	5片	75	60	—
	鮪魚（魚腹）	4片	206	60	—
	鲯鯛	4片	122	60	—
魚類加工食品	竹筴魚（一夜干）	1隻	143	85	130
	秋刀魚（一夜干）	1隻	183	70	100
	鹹鮭魚（較鹹）	1片	159	80	—
	柳葉魚（半乾）	3條	80	45	—
	牛眼鯥（粕漬）	1片	190	100	—
	鮪魚（油漬）	1/2罐	107	40	—
	鮪魚（少油）	1/2罐	28	40	—
	鰻魚（蒲燒）	1/2條	190	65	—
	甜不辣（橢圓形）	1片	42	30	—
	烤竹輪（中）	1條	36	30	—
	沙丁魚丸	1顆	40	35	—

根莖類、蒟蒻

食品名稱	單位	熱量（大卡）	可食部分（g）	重量（g）
地瓜（中）	1/2條	306	228	250
芋頭	1個	35	60	70
男爵馬鈴薯（中）	1個	103	135	150
山藥（中）	1/4個	146	225	250
板蒟蒻	1/6片	3	50	—
蒟蒻粉條	1/4袋	3	50	—

蔬菜類

食品名稱		單位	熱量（大卡）	可食部分（g）	重量（g）
黃綠色蔬菜	秋葵	5條	13	43	50
	南瓜	1/16顆	123	135	150
	油菜（大）	1/4把	12	85	100
	茼蒿	1/3把	22	99	100
	糯米椒	5條	6	23	25
	番茄	1顆	29	150	155
	韭菜	1/4把	5	24	25
	胡蘿蔔	1/2條	28	73	75
	青椒	1個	7	30	35
	青花椰菜	1/4朵	21	64	75
	菠菜（大）	1/4把	18	90	100

食品名稱		單位	熱量（大卡）	可食部分（g）	重量（g）
淺色蔬菜	毛豆莢	10個	23	17	30
	結頭菜（中）	1顆	16	77	90
	高麗菜	1片	12	50	—
	小黃瓜（中）	1條	11	78	80
	牛蒡（中）	1/4根	33	50	—
	蘿蔔	10cm長	49	270	300
	洋蔥（中）	1顆	70	188	200
	茄子（中）	1條	16	72	80
	萵苣（中）	1片	4	30	—
	蓮藕（中）	1/3段	37	56	70

蕈菇、海藻類

食品名稱		單位	熱量（大卡）	可食部分（g）	重量（g）
蕈菇	金針菇	1包	19	85	100
	鮮香菇	4朵	8	40	50
	乾香菇	5朵	22	12	15
	鴻喜菇	1包	16	90	100
	舞菇	1包	14	90	100
海藻	海苔	1大張	6	3	—
	鹽漬裙帶菜	1碗分	3	30	—

豆製品

食品名稱	單位	熱量（大卡）	可食部分（g）	重量（g）
嫩豆腐	1/3塊	56	100	—
板豆腐	1/3塊	72	100	—
燒烤豆腐	1/3塊	88	100	—
油炸豆腐包（中）	1個	137	60	—
厚油豆腐	1/4塊	75	50	—
納豆	1包	100	50	—
油炸豆腐皮	1片	82	20	—

水果類

食品名稱	單位	熱量（大卡）	可食部分（g）	重量（g）
酪梨	1顆	327	175	250
草莓	3大顆	27	78	80
橘子	1顆	53	135	225

（根據女子營養大學出版部的《熱量指南 第3版》所製作）

營養素一覽表

介紹主要富含維生素與礦物質之食品每一餐的分量。設計菜單時，可加以利用。

礦物質

礦物質	食品	份量	含量
鈉	鹹小卷	40g	2.8g
	咖哩醬	20g	2.1g
	鹹鱈魚子	½對40g	1.8g
氯	火腿	100g	2.5g
	梅干	1個10g	2.2g
	薄鹽醬油	10g	1.6g
磷	短鮪	1貫100g	330mg
	鰹魚	1貫100g	280mg
	豬小里肌	100g	230mg
鉀	酪梨	½顆100g	720mg
	羊栖菜	乾燥・10g	640mg
	山芋	90g	531mg
鈣	鮮奶	200g	220mg
	櫻花蝦	乾燥・10g	200mg
	柳葉魚	3條60g	198mg
鐵	豬肝	50g	6.5mg
	羊栖菜	乾燥・10g	5.8mg
	雞肝	40g	3.6mg
鋅	牡蠣	100g	13.2mg
	板腱牛肉	100g	4.7mg
	蒲燒鰻	100g	2.7mg
銅	牛肝	50g	2.65mg
	短爪章魚	1片40g	1.18mg
	蝦蛄	1片30g	1.04mg
錳	栗子	5個100g	3.27mg
	糙米飯	1碗160g	1.66mg
	生麵條	1把130g	1.12mg
碘	昆布	10g	23,000µg
	裙帶菜	1碗30g	480µg
	鰹魚	1貫100g	25µg
硒	鮪魚生魚片	110g	110µg
	鰹魚	1貫100g	100µg
	鹹鱈魚子	½對40g	52µg
鎂	板豆腐	150g	195mg
	大豆	乾燥・50g	110mg
	杏仁	乾燥・20顆28g	81mg
鉻	羊栖菜	乾燥・10g	2.6µg
	牛奶巧克力	10g	2.4µg
	蛤蜊	蛤蜊肉50g	2µg
鉬	納豆	1包50g	145µg
	毛豆	50g	120µg
	豬肝	50g	60µg

注意事項

µg＝微克；
1µg＝百萬分之一克
µgRAE＝微克視黃醇當量；維生素A的計量單位

維生素

維生素名	食品	份量	含量
維生素A	豬肝	50g	6,500μgRAE
	雞肝	40g	5,600μgRAE
	蒲燒鰻	100g	1,500μgRAE
維生素D	紅鮭	1片100g	33μg
	魩仔魚	30g	18.3μg
	秋刀魚	1條105g	15.6μg
維生素E	杏仁	乾燥・20顆28g	8.5mg
	南瓜	135g	6.6mg
	蒲燒鰻	100g	4.9mg
維生素K	明日葉	80g	400μg
	納豆	50g	300μg
	落葵	50g	175μg
維生素B1	豬小里肌	100g	1.32mg
	豬後腿肉	100g	0.9mg
	蒲燒鰻	100g	0.75mg
維生素B2	豬肝	50g	1.8mg
	鰤魚	1片100g	0.36mg
	秋刀魚	1條105g	0.28mg
菸鹼酸	鹹鱈魚子	½對40g	19.8mg
	鰹魚	1貫100g	19mg
	雞胸肉	去皮70g	8.5mg
維生素B6	鰹魚	1貫100g	0.76mg
	豬小里肌	100g	0.54mg
	秋刀魚	1條105g	0.54mg
維生素B12	牛肝	50g	26.4μg
	蛤蜊	6顆50g	26.2μg
	牡蠣	60g	16.9μg
葉酸	油菜花	50g	170μg
	毛豆	50g	160μg
	埃及野麻嬰	50g	125μg
泛酸	雞肝	40g	4.04mg
	豬肝	50g	3.6mg
	牛肝	50g	3.2mg
生物素	牛肝	50g	38.1μg
	大豆	乾燥・50g	13.8μg
	雞蛋	1顆60g	15.2μg
維生素C	紅甜椒	½顆75g	128mg
	柿子	1個180g	126mg
	油菜花	50g	65mg

特定保健用食品的成分與標示

想改善備感困擾的老毛病，不妨攝取特定保健用食品。以下將介紹其定義與有益於哪些症狀。

要符合標準才能標示 特定保健用食品必須獲得日本消費者廳的許可

保健機能食品是指介於藥品與一般食品，且符合一定標準，營養成分可標示為機能性的食品。

日本厚生勞動省自二〇〇一年將保健機能食品制度化，並自二〇〇九年起，移歸消費者廳管轄。

保健機能食品可分為特定保健用食品、特別用途食品、營養機能食品與機能性標示食品（詳見18頁）。

其中主要針對健康者或重視保養者，進行相關營養標示的食品有特定保健用食品、營養機能食品與機能性標示食品。至於特別用途食品的用法標示較不同，可作為嬰幼兒、孕產婦或患者維持或恢復健康的食品。

下表可見由消費者廳認證其安全性與有效性的標記。不過，營養機能食品或機能性標示食品無須獲得消費者廳的許可。

左表為按照不同症狀，介紹特定保健用食品的標示與成分。如有不適症狀，請先確認標示內容，選擇可以改善症狀的商品。

介於藥品與一般食品的保健機能食品

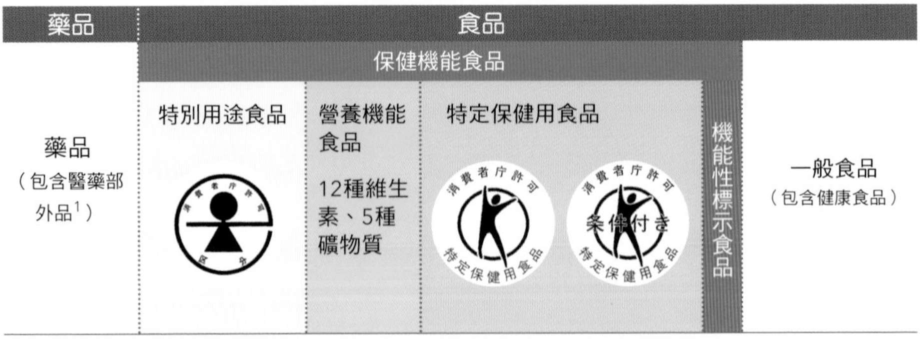

藥品	食品				
	保健機能食品				
藥品 （包含醫藥部外品[1]）	特別用途食品	營養機能食品 12種維生素、5種礦物質	特定保健用食品	機能性標示食品	一般食品 （包含健康食品）

1 譯註：介於醫藥品與化妝品之間的產品

目前許可之特定保健用食品範例

症狀	標示內容	相關成分與商品
便秘、下痢 →P232	調整胃腸功能	異麥芽寡糖：異麥芽寡糖 乳酸菌：養樂多 食物纖維：纖維酵素粉
血脂肪異常（LDL偏高）→P200	膽固醇稍高者	甲殼素：青汁 植物甾醇：難消化性糊精粉
血脂肪異常（中性脂肪）→P202	抑制飯後血液中之中性脂肪濃度	烏龍茶多酚化合物：烏龍茶 難消化性糊精：油品
貧血 →P214	促進礦物質吸收	血紅素鐵質：含鐵軟糖
骨質疏鬆症 →P216	維護骨骼健康	大豆異黃酮：黑豆茶 鈣質：魚香腸
肥胖 →P196	體脂肪偏高者	兒茶素茶：綠茶 寡糖：寡糖咖啡
高血壓 →P204	血壓稍高者	乳三胜肽：乳酸菌飲料 杜仲葉配糖體：杜仲茶
血糖值偏高 →P198	血糖值偏高者	難消化性糊精：茶 多酚化合物：茶
蛀牙	預防蛀牙	麥芽糖醇：木糖醇口香糖
	維護牙齒健康	CPP-ACP（磷酸鈣）：口香糖

肥胖程度評估表

生活習慣病會成為肥胖的誘因；
記住以下的判斷方法，才能預防與改善肥胖問題。

過食與運動量不足為肥胖的主因 維持正常範圍預防生活習慣病

體內脂肪組織過度增加的狀態稱為肥胖。而肥胖是引發高血壓、糖尿病、血脂肪異常、痛風、腦中風以及心臟病等生活習慣病的重要原因之一。雖說疾病也可能造成肥胖，但大部分的肥胖都是過食或運動量不足所導致。

我們可利用日本肥胖學會所制定的標準，或是用身高與體重來計算BMI（身體質量指數）。肥胖程度評估表（日本肥胖學會）將肥胖程度分為4個等級。BMI也是判斷飲食攝取多寡的重要指標。將體重保持在正常範圍內，才能預防生活習慣病。

肥胖程度評估表

BMI（身體質量指數）	肥胖程度評估
BMI＜18.5	過輕[1]
18.5≦BMI＜25	正常[2]
25≦BMI＜30	稍重（1度）
30≦BMI＜35	輕度肥胖（2度）
35≦BMI＜40	中度肥胖（3度）
BMI≧40[3]	重度肥胖（4度）

1 體重過輕的情形依年紀而有不同，如50至60歲在18至20.5以下，70歲以上在21.5以下。
2 BMI 22為標準體重。
3 BMI超過40屬重度肥胖。

BMI（身體質量指數）計算公式

BMI ＝ 體重（kg）÷（身高（m）× 身高（m））

請自行試算BMI值！

體重 kg ÷（身高 m × 身高 m）＝ BMI

例 身高165cm、體重70kg的狀態
BMI：70÷（1.65）^{2}≒25.7

PART 3

營養學的基礎與不同人生階段的營養學

本章節前半段的重點是說明何謂「營養學」；後半段則從懷孕、哺乳期到高齡期為止，將人的一生分成六大階段，詳細解說有關飲食與營養的重要知識。

飲食攝取標準以厚生勞動省制定之「日本人的飲食攝取標準二〇一五年版」為基準。

何謂營養學？

透過飲食所攝取的營養素，如何在生物體內發揮作用，又如何守護我們的健康。

運用於飲食生活或醫療領域可以維護與促進健康

營養學就是專門研究飲食或食品內含的營養素，如何在生物體內被利用，或影響健康的一門學問。

其目的是為了研究飲食與健康或疾病的關係，運用於飲食生活或醫療的領域，讓人們得以維護、促進或恢復健康。

營養學涵蓋以醫學、科學為基礎的生理學、生化學、病理學與臨床營養學等，以及公共衛生學等社會環境領域，還有重視加工調理或食品流通等食品加工領域。

而日本營養學的研究起源為，一九一四年，佐伯矩設立營養研究所，講解關於營養成分，該「何時吃、怎麼攝取」比較好。之後，飲食與生活習慣病的關聯性更為明確，研究飲食與疾病關係的疫學研究更為風行。

近年來，食品之營養成分對於健康的影響逐漸明朗化，人們得以更加了解健康食品的機能性。

健康就是有體力、有活力且沒有生病的狀態

世界衛生組織（WHO）針對健康作了以下的定義：「身體、精神及社會生活中的良好狀態。而不單單只是沒有生病或擁有良好的體力而已」。

換句話說，就是你要擁有良好的體力與恢復力，並且充滿著活力，以及沒有壓力或生病的狀態才算健康。

人體約由六十兆個細胞所組成，其中約有一兆個細胞每天都會更新再生。例如，消化道上皮細胞約二十四小時，皮膚細胞約二十八天就會更新再生。而這些細胞要更新再生靠的就是，我們從食物中攝取的營養素。

而這些營養素要經過哪些過程，才能構成身體的一部分？了解這個原理正是維持健康的第一步。

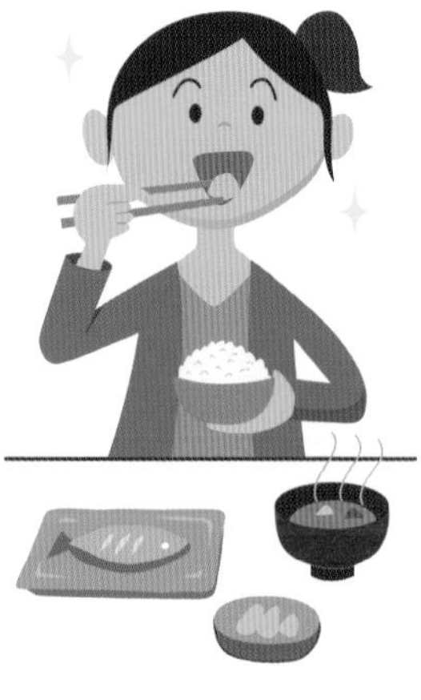

營養學的相關領域

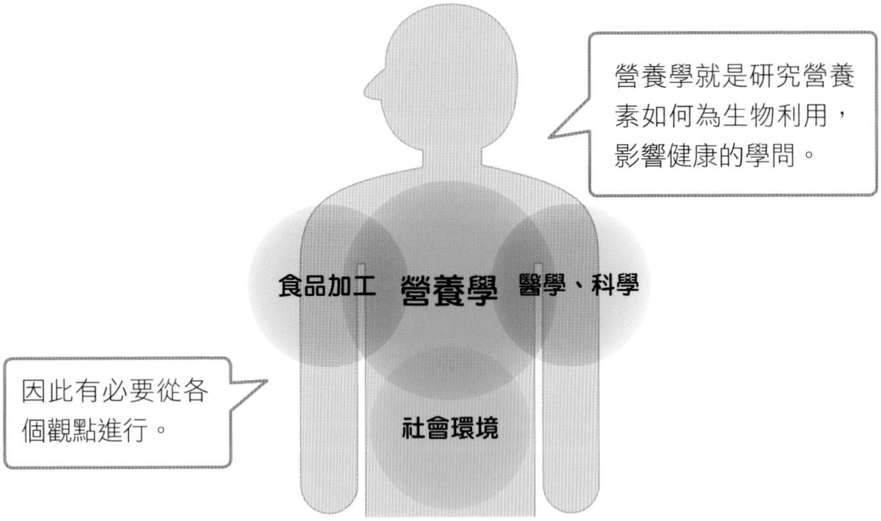
營養學就是研究營養素如何為生物利用，影響健康的學問。
食品加工
營養學
醫學、科學
社會環境
因此有必要從各個觀點進行。

為維護健康之身體的構造與營養

面對外在環境變化時，身體需吸收營養素或氧氣以排除因代謝所產生的老舊廢物，讓身體內部維持在恆定的狀態，才能構成體內的平衡，而我們將這樣的機制稱為體內平衡（homeostasis）。

體內平衡的範圍

- 體溫　● 血壓　● 血糖
- 體液的滲透壓、酸鹼平衡
- 傷口的修復
- 對抗微生物或病毒等

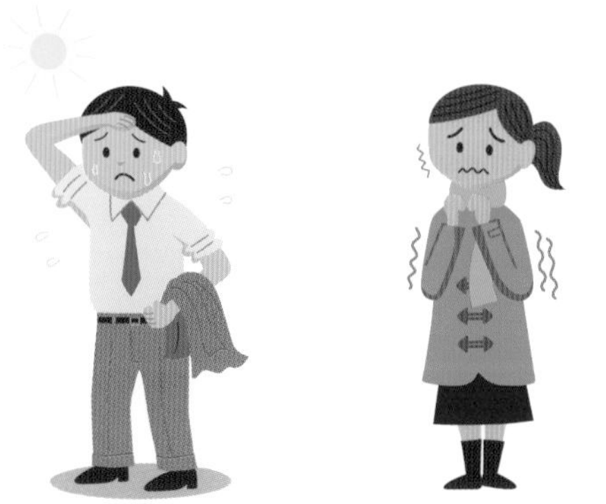

炎熱時
流汗讓體溫下降

寒冷時
發抖讓體溫上升

細胞的生命週期

有些細胞具有一定的生命週期，受到死亡的刺激後再生。

細胞的種類	壽命
腦神經	到死為止
心臟	到死為止
消化道上皮細胞	24小時
皮膚	28天
肌肉細胞	60天

細胞的種類	壽命
骨骼細胞	數年～數十年
紅血球	120天
肝臟	200天
胰臟	1年

營養與營養素

進入體內的食物可作為營養素，並透過消化、吸收與代謝的過程後，構成人體的組織，調整身體的狀態。

何謂營養？以食物的營養素維持生命運作的活動

人體為了維持生命的運作需進行一連串的活動——從外界攝取必要物質，再將此物質轉作能量或建構身體組織，並排除不必要物質。這樣的生命維繫活動稱為「營養」。而為了營養從外界攝取的物質，稱為「營養素」。

食物裡的營養素，需透過胃腸等消化道的消化與吸收，分解或合成等複雜的化學反應（代謝），才能成為熱量來源，或有助於身體的維持與成長。

所以，為了延續生命，一定要透過飲食攝取營養素；藉由營養的運作維繫生命。

五大營養素於體內的主要功能有三種

營養學裡將營養與營養素分開使用。例如，說食物「很營養」是錯的，這時應該說「食物含有豐富的營養素」。而營養素於體內的功能可大致分為三種：提供熱量、建構身體組織、調整身體狀態。

人體所需要的四十五至五十種營養素中，一般可提供熱量的是醣類（碳水化合物）、脂肪（脂質）與蛋白質，這三種營養素稱為「三大營養素」。而能夠分解體脂肪的酮體，則可以視為第二種熱量來源。像是山難者或絕食者即使短時間內沒有食物，依舊能夠存活一段時間，就是利用這種酮體的緣故。而脂肪與蛋白質有能夠建構身體組織的作用。如果將三大營養素加上維生素和礦物質，就稱為「五大營養素」。維生素和礦物質可調整身體的狀態，也有像鈣質這類可構成骨骼或牙齒的基本營養素。

除此之外，有些營養素雖不含在這些範圍內，但以抗氧化作用或提升免疫力等功效深受矚目的膳食纖維或多酚化合物等植化素，甚至是水分，都是非常重要的成分。

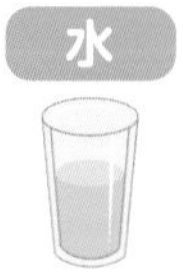

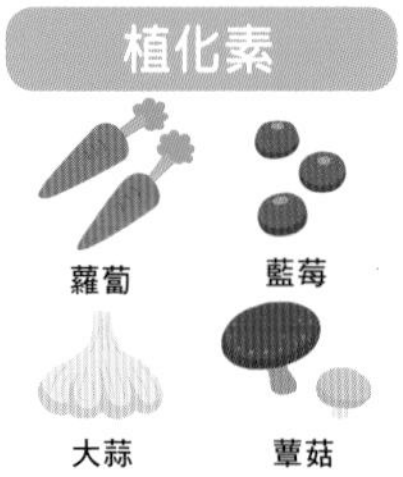

人體與營養及營養素的關係

攝取食物、將食物消化與吸收、營養素的代謝、排除老舊廢物這一連串「營養」活動，是維持生命的運作。

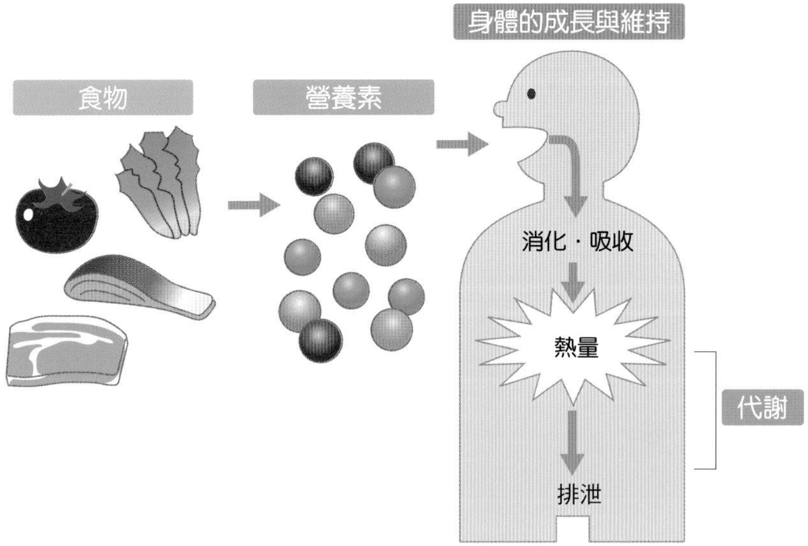

營養素的種類與功能

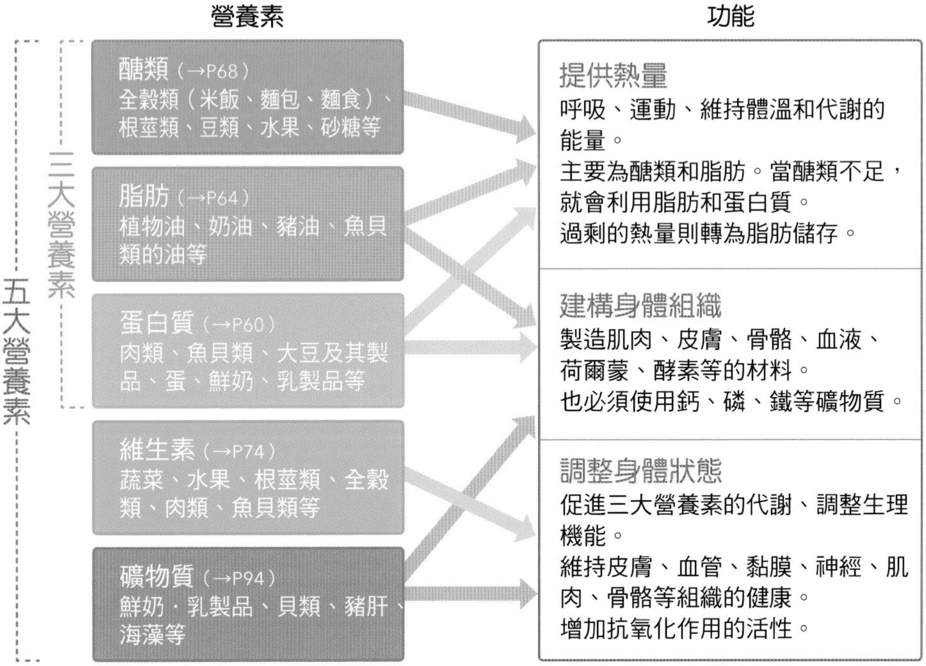

營養素的代謝作用

透過三大營養素維持生命現象，提供身體活動的必要能量。

基礎代謝與身體活動都需要熱量

我們需要熱量（能量）才能維持生命的活動。哪怕躺平什麼都不做，心跳、呼吸、維持體溫都要使用熱量。而為了維持這些生命徵象所必須消耗的最少熱量，稱為基礎代謝。一般平均基礎代謝量成年男性約一千五百大卡，成年女性約一千二百大卡。

基礎代謝的熱量僅供無須活動的狀態下使用，若要做家事、工作或運動等日常活動，消耗的熱量就要增加。

我們可從食物裡的營養素獲得這些身體活動必要的熱量。再利用這些營養素來製造身體必要之各種熱量的反應過程，我們將它稱為代謝作用。

從三大營養素製造熱量分子ＡＴＰ

脂肪與蛋白質這三大營養素可成為熱量的來源。每種營養素於體內吸收，經過分解、氧化等一系列的化學反應後，會被製造成名為三磷酸腺苷（adenosine triphosphate，ＡＴＰ）的高能量化合物，儲存於肌肉細胞中。

ＡＴＰ是由一個結構非常複雜的腺苷酸（adenosine），和三個磷酸鹽（phosphate）所構成的磷酸化合物，其結合部分可儲存熱量。從ＡＴＰ釋出一個磷酸鹽成為二磷酸腺苷（ＡＤＰ）時，約可釋放7.3大卡／mol的熱量。

而醣類、脂肪與蛋白質於分解、氧化的過程中，可透過糖解作用（Glycolysis）與三羧酸循環（ＴＣＡ，也稱為檸檬酸循環），產生ＡＴＰ這種高能量化合物。

構成醣類的基本單位是葡萄糖，脂肪為脂肪酸，蛋白質為胺基酸，構成醣類的基本單位經過轉換，可用來當作維持體溫或運動等的熱量。

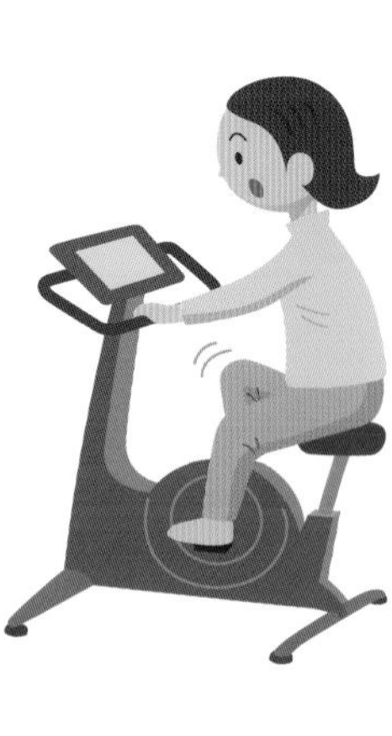

從三大營養素製造熱量

醣類、脂肪與蛋白質於分解過程，透過糖解作用與三羧酸循環，產生ATP高能量化合物。

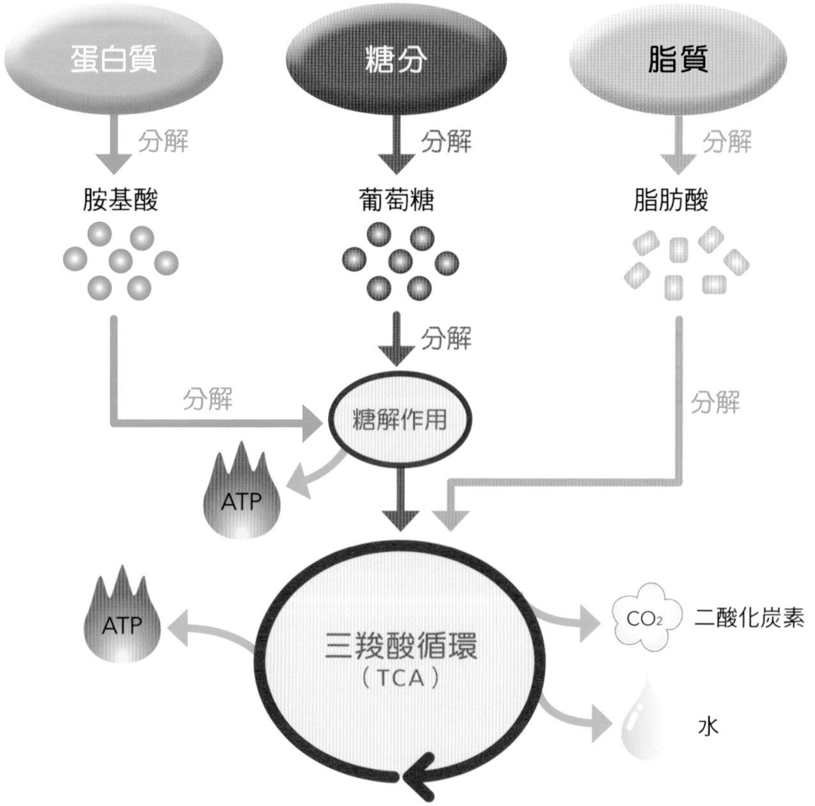

高能量化合物ATP

生物體內所製造的熱量，以三磷酸腺苷（ATP）這種高能量分子型態加以儲存。

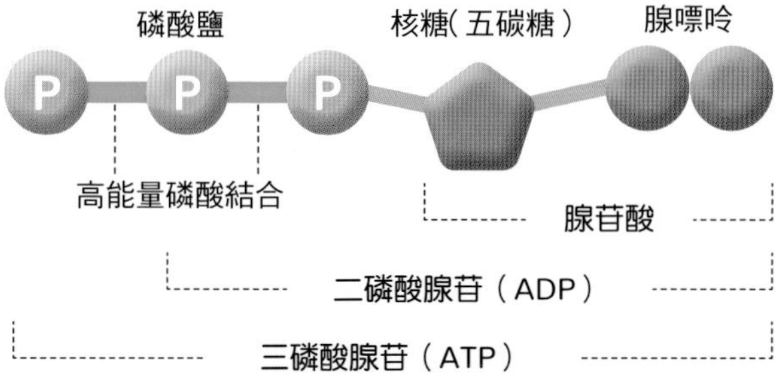

磷酸與磷酸的結合部分可儲存化學熱量，磷酸與磷酸脫離時，約可釋放7.3大卡/mol的熱量。

營養素的缺乏與過剩

營養素必須互相合作才能發揮作用。即使只有一種營養素攝取不足，也會影響健康。

蛋白質攝取不足會導致營養失調

當營養素或熱量攝取不足時，會導致缺乏症，而攝取過量時則導致過剩症。

例如，蛋白質攝取不足的話，會造成貧血或過瘦，導致免疫力下降容易生病。蛋白質與熱量明顯攝取不足的營養失調狀態，稱為蛋白質熱量營養不良（Protein-Energy Malnutrition，簡稱PEM），如知名的消瘦症（marasmus）。在各種醫療院所住院或求診的高齡患者，或採極端方式減肥的年輕女性，經常可見消瘦症。另一方面，即使熱量攝取充足，但蛋白質攝取不足導致的營養失調稱為蛋白質缺乏綜合症（kwashiorkor）。

此外，即使維生素或礦物質的需要很微量，但若攝取不足，一樣會引發各種疾病，損害身體正常的功能。

過剩的熱量會轉為脂肪加以儲存

肥胖正是典型的營養素過剩症。當熱量或脂肪攝取過剩時，未被消耗的熱量會形成中性脂肪並儲存。尤其是肝臟周遭等臟器的脂肪囤積將會形成內臟脂肪型肥胖，會因為新陳代謝症候群的風險增加引發更多問題。當肝臟或腎臟的功能受損，將導致構成身體組織的蛋白質過剩。此外，不當使用營養補給品，也可能導致維生素或礦物質過剩，危害身體的健康。

蛋白質缺乏綜合症與消瘦症的差別

消瘦症是指熱量、蛋白質都攝取不足的營養失調狀態；而蛋白質缺乏綜合症是指，熱量充足但缺乏蛋白質狀態，腹部鼓脹為其特徵。

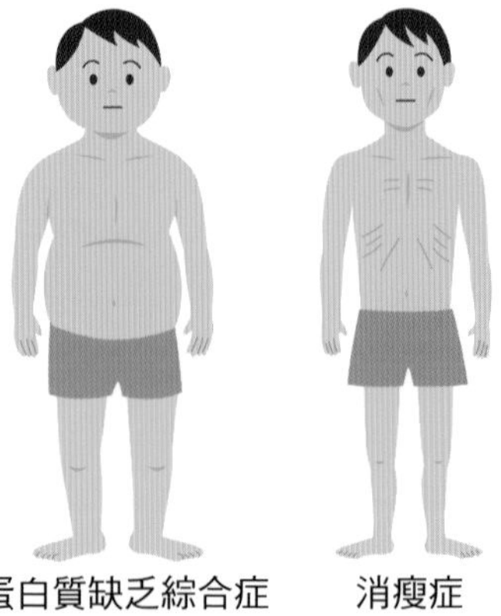

蛋白質缺乏綜合症　消瘦症

主要營養素的缺乏症與過剩症

缺乏症

熱量、蛋白質	消瘦症（體重、體脂肪或骨骼肌減少、發育遲緩）
蛋白質	蛋白質缺乏綜合症（浮腫、腹水、免疫力下降、低蛋白血症）
維生素A	視覺障礙、夜盲症、免疫力下降
維生素D	佝僂病（孩童）、軟骨症（成人）（日曬不足時會缺乏）
維生素B1	腳氣病、韋尼克氏腦病變 （醣類含量多的飲食、酒精攝取過剩時會缺乏）
菸鹼酸	蜀黍紅斑（又名糙皮症、皮膚炎、下痢、精神神經障礙）
維生素B12	惡性貧血、神經障礙、憂鬱症、慢性疲勞 （素食主義者容易缺乏）
葉酸	胎兒的神經管缺陷症（孕婦）、巨球性貧血
維生素C	壞血病、皮下出血
鈣	軟骨症、骨質疏鬆症、發育不全、 肌肉僵直（肌肉的僵直或痙攣）
鐵	缺鐵性貧血（血紅素減少）、發育不全
鋅	成長障礙、味覺障礙、皮膚炎、生殖系統異常

過剩症

維生素A	頭痛、噁心、暈眩、腦脊髓液壓力上升、畸形胎。 骨骼老化、皮膚出現變化、肝臟異常
維生素D	高血鈣症（食慾不振）、腎功能障礙、軟組織鈣化
鈣	軟組織的鈣質沉積導致鈣化、腎結石、礦物質吸收障礙
鎂	高血鎂症（腎功能不全時）、下痢
磷	高血磷症（腎功能不全時）、鈣質的吸收不良
鐵	鐵質沉積症（大量輸血時、遺傳）、胃腸功能障礙
碘	甲狀腺腫
鈉	口渴、水腫、高血壓、腎功能障礙

懷孕、哺乳期與營養

為了維持與促進母子的健康，必須均衡攝取必要營養素。

身體與營養

應攝取充足的葉酸、鐵質或鈣質

懷孕期間的婦女為了維護母體的健康以順利生產，需要攝取比平常更多的熱量。而隨著腹中胎兒的成長，熱量的需求也會改變，故「飲食攝取標準」會根據懷孕的周期設定附加量。

再者，以蛋白質為首的維生素或礦物質等各種營養素之必要量也會增加。「飲食攝取標準」也會針對孕婦、哺乳婦設定附加量（詳見第2章）。

到了生產後的哺乳期，熱量或必要的營養素也會增加。因母體的營養狀態也會影響母乳的品質，務必用心攝取均衡的營養素。

飲食生活

適度的體重管理很重要 孕吐時可補充水分

多數孕婦會出現噁心、嘔吐或食慾不振等症狀，稱為孕吐。出現孕吐時要注意鹽分或脂肪的攝取量，吃得下東西的時候，少量多餐的吃些營養的食物。萬一營養不足，體重減輕，體內的尿酸值容易上升，甚至引起痛風，因此要記得多多補充水分。

再者，孕婦吃下肚的東西，也可能對胎兒產生不良影響。尤其是抽菸、喝酒或咖啡因都會影響胎兒的發育或母乳的分泌。有時這些不好的因子也會轉移到母乳身上，要特別注意。

在這期間常出現的問題

- 妊娠高血壓

指孕婦懷孕二十周到分娩後十二周期間會出現的高血壓，或者是高血壓合併蛋白尿的症狀。這時必須適度控制孕婦的體重，限制鹽分（約七至八公克）、糖分或動物性脂肪等營養素的攝取。

- 妊娠糖尿病

指懷孕期間首度出現或發病，還不算是糖尿病的糖代謝異常；但因日後成為第2型糖尿病的風險高，必須透過飲食或胰島素等控制血糖值。

飲食生活的建議

從主食攝取熱量

應從主食——碳水化合物來攝取熱量。若非懷孕時體型偏瘦者（下方表格），除了三餐，要補充熱量增加體重。若體型肥胖者，應減少全穀類或脂肪的攝取，避免體重過度增加。

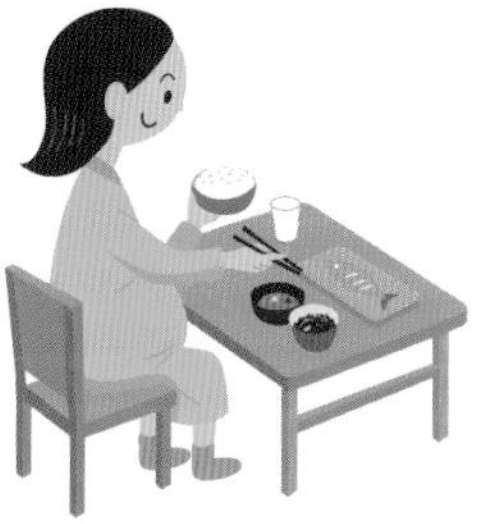

確實攝取葉酸

因葉酸攝取不足會讓胎兒出現神經管缺陷症，增加無腦症的風險，故計畫懷孕的婦女，要多吃黃綠色蔬菜或海藻類以補充葉酸。

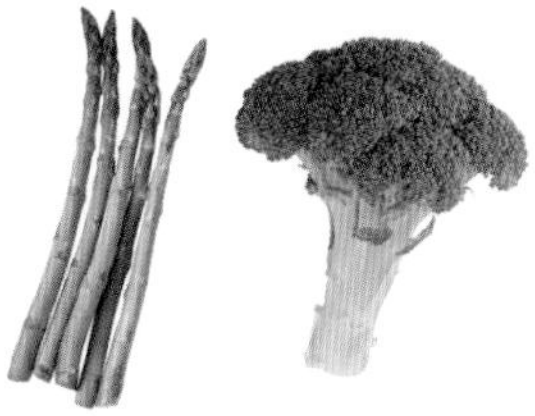

攝取鐵質預防貧血

鐵質是預防母子貧血不可欠缺的營養素，一定要攝取充足。「飲食攝取標準」中有設定鐵質的附加量（詳見104頁）。可多吃紅肉魚或鯖魚、貝類或豆類。

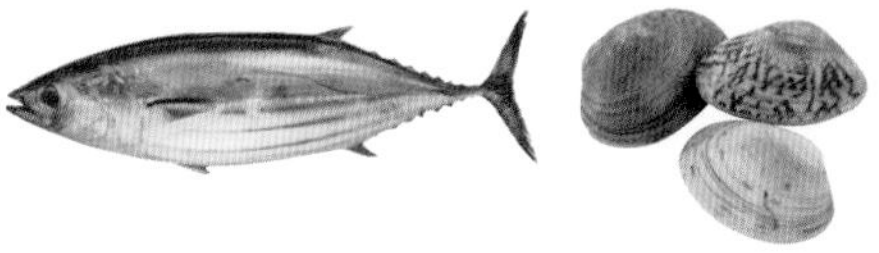

充分攝取鈣質

鈣質是形成胎兒骨骼，或穩定母體血壓的必要營養素。可多喝鮮奶或吃乳酪、小魚乾、羊栖菜、埃及野麻嬰等食物。

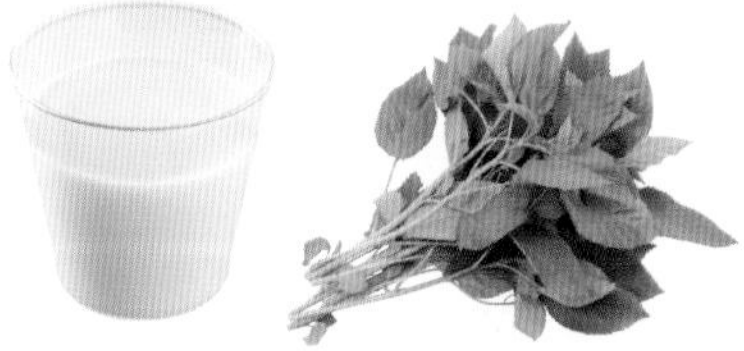

● 懷孕、哺乳期的熱量附加量（大卡/日）

	附加量
懷孕初期	＋50
懷孕中期	＋250
懷孕後期	＋450
哺乳期	＋350

＊已知出生時體重未滿2500g的低體重兒，將來比較容易罹患生活習慣病；故體重的增加應以大於7kg為標準。

● 懷孕、哺乳期預估的熱量需求（大卡/日）

	身體活動等級		
年齡	I	II	III
18～29	1,650	1,950	2,200
30～49	1,750	2,000	2,300

● 不同體型於懷孕期間建議增加的體重

非懷孕時期的體型	BMI	建議增加的體重
過輕	＜18.5	9～12kg
一般	18.5～25.0	7～12kg
肥胖	＞25.0	個別因應

嬰幼兒期與營養

建構身體組織與養成飲食習慣之的重要時期，一定要均衡攝取營養素。

身體與營養

營養的來源 從母奶轉向幼兒食品

嬰幼兒期可說是一生中成長最快的時期。以身高來看，一歲時的身高約出生時的一．五倍，四歲時約二倍；以體重來看，一歲時的體重約出生時的三倍，四歲時約五倍。故這時期的營養狀態會大大影響日後的發育，必須配合發展攝取熱量與營養素。一般都用卡普指數（kaup index）判定嬰幼兒的胖瘦體型。

出生五至六個月大的寶寶，營養來源全都來自於母奶，但隨著時間逐漸成長後，慢慢地單靠攝取母奶已經無法補充足夠的蛋白質或礦物質等營養素。這時期的寶寶消化功能也很發達，為了從母奶以外的食物攝取營養素，得開始斷奶。

透過斷奶，寶寶的味覺更加發達，可培養咀嚼能力，下巴的肌肉也更有力。這時寶寶能咬碎有形體的食物，等他能從食物獲得大部分的熱量或營養素後，就可斷奶。

飲食生活

增加一至二次點心 補充不足的營養素

跟成人相比，每天活動量大的幼兒，體型雖小卻需要更多營養素。以可製造肌肉或器官的蛋白質為首，這時期的幼兒必須充分攝取可構成血液的成分——鐵質，骨骼或牙齒生長不可欠缺的鈣質或維生素等營養素。

再者，這時幼兒的消化功能未臻成熟，想透過一天三餐滿足必要的熱量，反會增加胃腸的負擔。不妨根據他的活動量或食慾，增加點心的次數，適時補充不足的營養素。

!! 在這期間常出現的問題

● 偏食、每餐食量不定

二歲大的幼兒萌生自我意識，會出現個人喜惡、偏食或每餐食量不定等行為。這時請不要強迫他進食，多煮些他愛吃的東西，讓他在愉快的氣氛中用餐。

再者，若點心吃太多或活動量太少，他就不太會餓。這時請調整點心的用量，讓他多活動，肚子餓了自然會有食慾。

飲食生活的建議

從點心攝取營養素

嬰幼兒的胃容量小，除了三餐還要補充點心。點心的熱量約占全部的10%～20%，可用全穀類、根莖類或水果等來取代甜點或清涼的飲料。

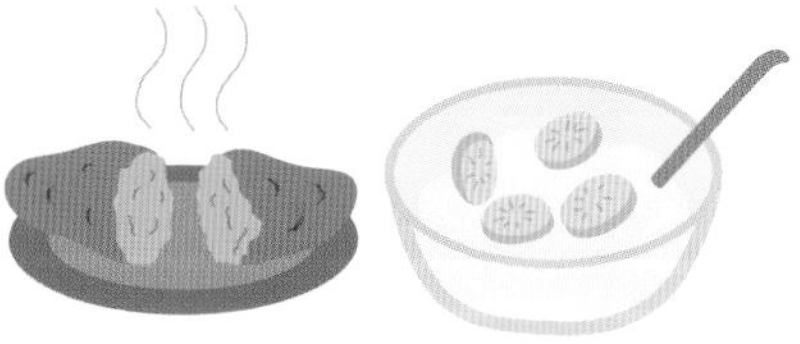

斷奶食品的攝取方式

針對寶寶應如何攝取斷奶食品，日本厚生勞動省推出「哺乳、斷奶支援手冊」。根據手冊，寶寶五至六個月大時，可一天一次，每次一小時嘗試斷奶食品。

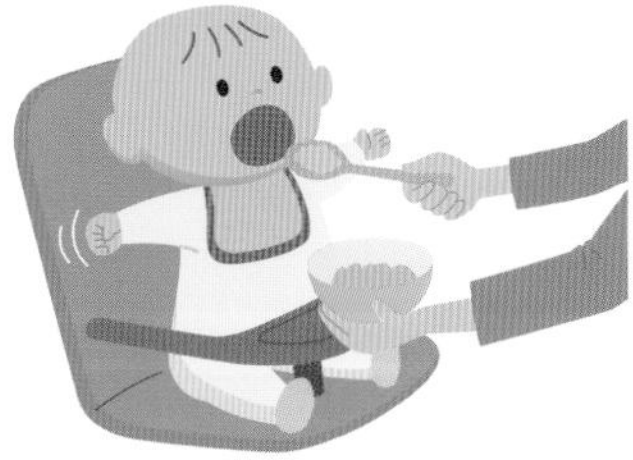

口味要清淡

嬰幼兒期是養成味覺的重要時期。開始斷奶時，不需要添加調味料。隨著斷奶的進行，慢慢略為增加鹽或糖等調味料，或利用食材本身的味道，調理出口味清淡的斷奶食品。

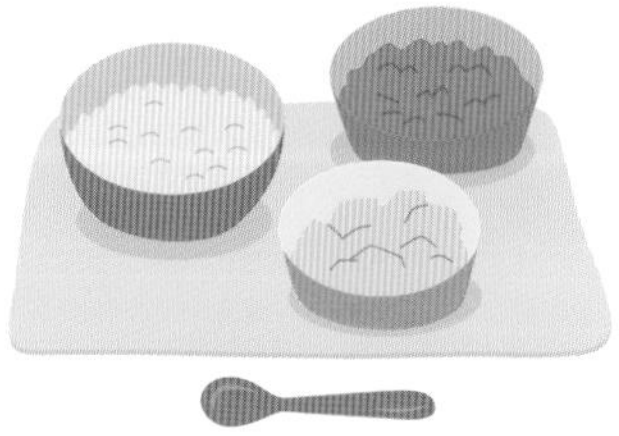

培養規律的生活節奏

這是培養一生飲食習慣的時期，應攝取主食、主菜與配菜，於一定的時間內進食，養成規律且正確的生活節奏。

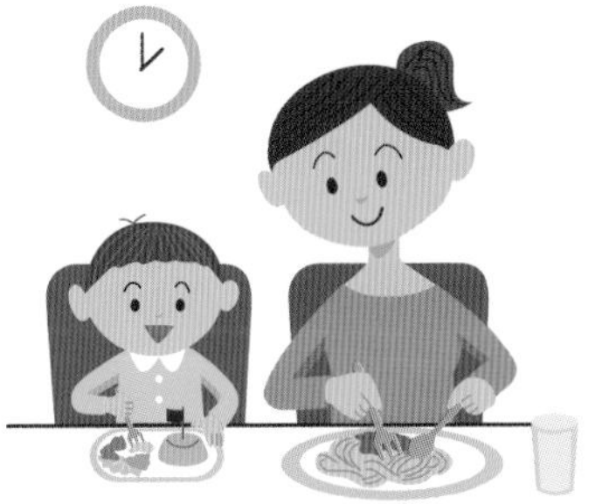

卡普指數判定發育狀態

卡普指數＝體重（g）÷身高（cm）²×10

適用於出生三個月以上的嬰幼兒。

卡普指數	發育狀態
＜13	過瘦
13～15	偏瘦
15～19	一般
19～22	偏胖
＞22	過胖

熱量需求（大卡/日）

年齡	男	女
0～5個月	550	500
6～8個月	650	600
9～11個月	700	650
1～2歲	950	900
3～5歲	1,300	1,250

＊此為參考值。約身體活動等級 II 的數值。

成長期與營養

熱量或營養素的需求量大增，是培養生活節奏的重要時期。

身體與營養

骨骼明顯成長 鈣質需求量大增

從學童期（六至十一歲）後半到青春期（十二至十七歲左右），是幼童長大成人建立基礎的重要時期。這時身體會快速發育，出現第二性徵明顯區別男女的性別差異。一般都用羅列指數（Rohrer）判定成長期的發育狀態。

這時期的基礎代謝量為一生中的最高峰，以熱量為首的各種營養素需求量大增。尤其骨骼會有明顯的成長，骨量也大幅增加，所以，除了補足鈣質，也要注意骨骼形成不可欠缺的磷、鎂、維生素D、銅或錳等礦物質的攝取量。

而隨著身體的成長，肌肉或血液量也會增加，鐵質的需求也會上升，故也必須攝取維生素C促進鐵質的吸收。近年來，女童的初潮年齡提早，甚至於學童期結束時就有月經。這時候需要比男性攝取更多的鐵質。

再者，多補充維生素B群促進醣類、脂肪或蛋白質的代謝也很重要。

飲食生活

醣類與脂肪 不宜攝取過多

最近幾年來，小學生出現肥胖、糖尿病或脂肪代謝異常等問題的人數愈來愈多，使他們成為生活習慣病高風險族群。因此我們要特別注意別讓學童攝取過多的炸物或脂肪含量多的肉類、甜食與飲料等食物。

學童期到青春期是為將來而打造健全飲食習慣的時期。每天三餐攝取均衡的營養非常重要，並確保補足了適合身體發展或運動量的營養素。

在這期間常出現的問題

● 不吃早餐

喜歡通宵熬夜的孩子增加，不吃早餐等不規律的飲食生活都會造成問題。不吃早餐容易導致便秘或肥胖，也會降低上午的學習能力或運動慾望。

● 過度減肥

這時期的女生往往因想要瘦身而過度減肥，這會引發貧血，或成為高齡期骨質疏鬆症的原因，請加以避免。

飲食生活的建議

避免導致肥胖的飲食方式

吃太快、太急、狼吞虎嚥或晚餐太晚吃等不良飲食習慣，都可能導致肥胖，請加以避免。

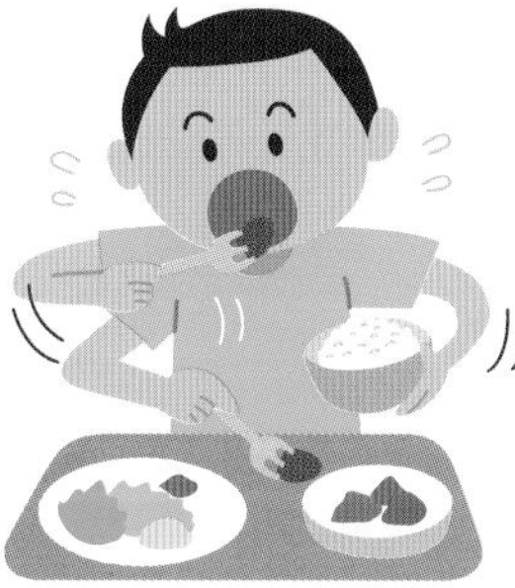

可製造骨骼的營養素

這時應多多攝取可製造骨骼的鈣或磷，或可促進鈣質吸收的維生素D。魚貝類、乳製品或豆類裡富含鈣或磷。成長期若缺乏維生素D，可能導致骨骼，引發佝僂病。

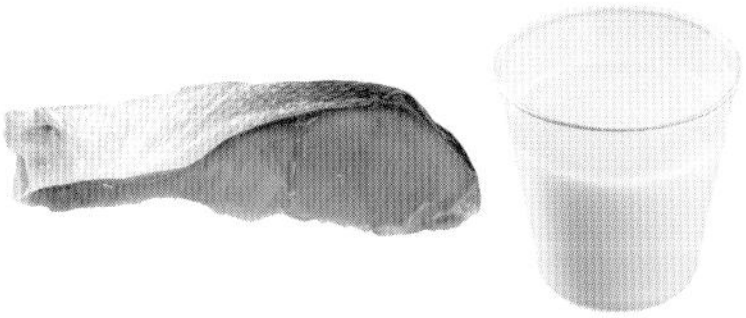

可建構身體組織的營養素

蛋白質是建構身體組織的重要營養素，應多吃肉類、魚貝類、蛋、乳製品等食物。此外，可製造熱量的維生素B群也很重要。

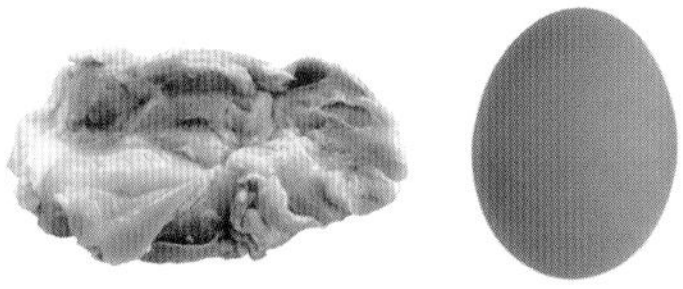

鐵質與維生素C

因鐵可製造紅血球，是成長期尤其重要的必要營養素。而維生素C可促進鐵質吸收，一起攝取效果更好。

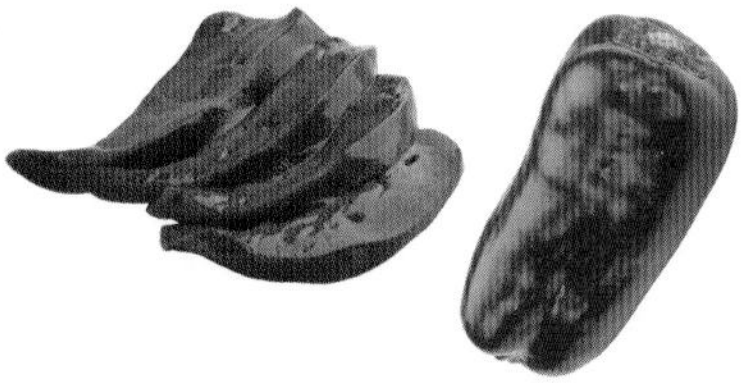

羅列數判定發育狀態

羅列指數＝體重（kg）÷身高（m）^{3}×10

羅列指數	發育狀態
＜100	過瘦
145	標準
＞160	肥胖

＊幼兒肥胖的判定標準＝
（實測體重－標準體重）
÷標準體重×100。
+20～29% 輕度肥胖、
+30～49% 中度肥胖、
+50以上 重度肥胖

成長期的熱量需求（大卡/日）

	男			女		
年齡	I	II	III	I	II	III
6～7	1,350	1,550	1,750	1,250	1,450	1,650
8～9	1,600	1,850	2,100	1,500	1,700	1,900
10～11	1,950	2,250	2,500	1,850	2,100	2,350
12～14	2,300	2,600	2,900	2,150	2,400	2,700
15～17	2,500	2,850	3,150	2,050	2,300	2,550

＊此為參考值。

成年期與營養

環境出現變化飲食生活也會亂掉。請養成低鹽、低脂的飲食習慣，並定期接受健康檢查。

身體與營養

基礎代謝下降的時期 須留意營養的管理

成年期乃身體機能完善，身心都充實飽滿的時期。這時身體的基礎代謝量增加情形趨於穩定，相較於成長期，必須減少熱量攝取。因在這之前為因應身體成長所攝取之熱量的消耗量變少，若攝取過多熱量容易變胖。

這時期除了環境的改變，也容易囤積壓力或疲憊感，常常覺得身心失調。在過度勞動或活動量大的同時，容易出現休息不夠、運動量不足或不規律的飲食習慣，故這時期也容易養成生活習慣病。

因此這時最重要的是，要多攝取低鹽・低脂食品，並且多留意自己的營養管理。

飲食生活

從成年期開始預防老化 多吃抗氧化蔬菜

據說人體的老化現象，從身體停止發育的成年期前半段就開始了。故從這個時期開始，需要適量且均衡的飲食和適度的運動，並提早預防生活習慣病。再者，為避免活性氧讓身體提早氧化或老化，充分攝取抗氧化物質也非常重要。

但這時期的飲食型態，常有外食、吃速食或調理食品的現象，容易導致鹽分或脂肪過剩，維生素、礦物質或膳食纖維卻攝取不足。所以外食時，儘量選擇低熱量的定食或菜色多樣的便當取代單樣食品，若能加點一盤燙青菜或生菜沙拉更好。

在這期間常出現的問題

● 飲食生活不規律

現代上班族因工作忙碌，晚餐太晚吃、經常外食、不吃早餐等不規律的飲食生活型態越來越常見。
再加上應酬喝酒的機會增加，容易攝取過多的熱量或高脂肪食品，蔬果攝取量也不足。同時因酒精過量會增加肝臟的負擔，更容易引起肥胖。所以飲酒要適量，每周最好有兩天的保肝日。此外，應定期接受特定或一般的健康檢查（新陳代謝症候群健檢），隨時掌握自己的健康狀態。

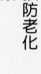

飲食生活的建議

攝取抗氧化蔬果

市面上的紅、綠或黃等顏色鮮豔的蔬菜或果實、辛香料等都富含抗氧化物質。可以色彩繽紛的黃綠色蔬菜為主，一天攝取三百五十公克以上的蔬菜，可預防疾病或老化。

β-胡蘿蔔素

胡蘿蔔或南瓜等蔬菜，可強化黏膜，維護免疫功能。

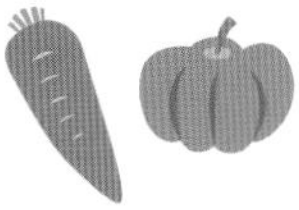

茄紅素

番茄、西瓜或柿子等蔬果，抗氧化力超強。

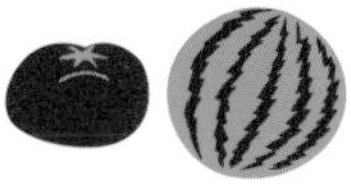

葉綠素

菠菜或青椒等蔬菜，抗氧化力超強，也有防癌功效。

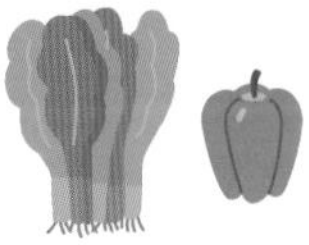

類黃酮

香蕉、洋蔥或檸檬等蔬果，富含可維持免疫力的類黃酮。

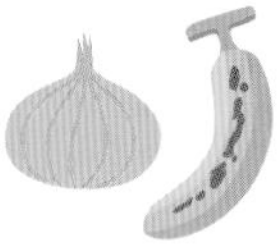

定食優於丼飯

豬排丼等肉類丼飯，飯太多、偏鹹，營養不均衡。外食最好選擇肉類較少的定食。此外，血壓偏高的人，附湯喝一半就好，也不要加調味料。

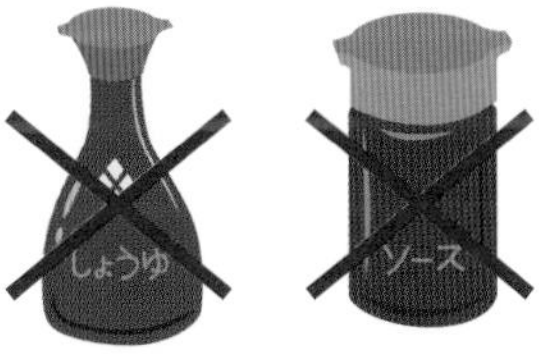

設定熱量的標準

外食很容易讓人攝取過多的熱量。體型偏胖的人，可用一個超商的三角飯糰約180～200大卡來作為熱量的標準，並且每一餐的熱量設定約600大卡。此外，若感覺分量不太夠，可加一小碗蔬菜或海藻類等配菜。

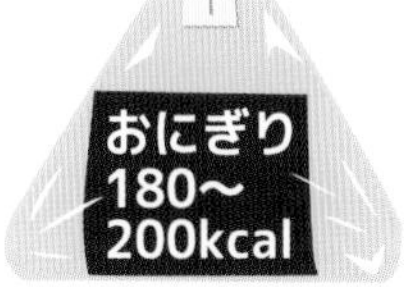

● 熱量與營養素的飲食攝取標準

熱量需求（大卡/日）

年齡	男	女
18～29	2,650	1,950
30～49	2,650	2,000
50～69	2,450	1,900

蛋白質的建議量（g/日）

年齡	男	女
18～29	60	50
30～49	60	50
50～69	60	50

＊此為參考值。約身體活動等級 II 的數值。

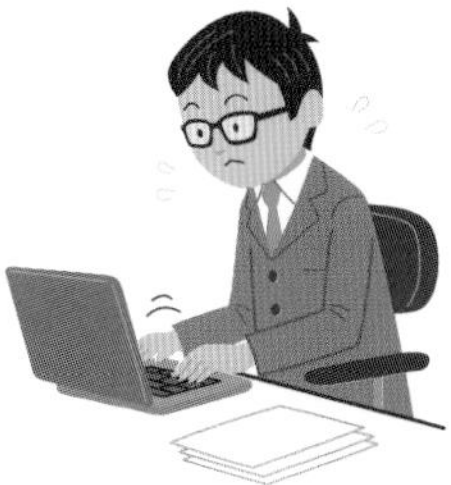

更年期與營養

這是身心容易失調的時期，
請重新檢視自己的飲食生活。

身體與營養

多攝取維生素與礦物質 減輕更年期不適症狀

從四十五歲到五十五歲左右，是女性進入更年期的時期。這時卵巢的功能衰退，女性荷爾蒙（雌激素）分泌量減少，會引起荷爾蒙失調、易怒、盜汗、畏寒等身心方面的各種不適症狀。這就是所謂的更年期障礙。

此外，因荷爾蒙分泌量減少，原本可抑制膽固醇值或血壓上升的雌激素之功能跟著降低，容易造成高血壓或脂質異常症等問題。加上這時期的基礎代謝量也會下降，若食量還是跟以前一樣就會變胖。要小心不要過食，也要多攝取維生素或礦物質等營養素，維持均衡的飲食。再者，還要積極攝取可以舒緩不適症狀的營養素。

飲食生活

多攝取富含大豆異黃酮的大豆製品與鈣質

女性想緩解更年期的不適感，建議食用大豆製品。如眾所知，大豆裡的大豆異黃酮這種生物類黃酮，功效類似體內的雌激素。故平常食用大豆製品，可以補充減少之雌激素的作用。

進入更年期時，骨質密度也會急速下降。為預防骨質疏鬆症，一定要充分攝取鈣質，或可促進鈣質吸收與沉積的維生素D或維生素K。

在這期間常出現的問題

● 男性更年期、早發性更年期

更年期因荷爾蒙分泌失調，容易導致生活習慣病。尤其是雌激素減少，會加速動脈硬化的可能性。所以重新檢視自己的飲食或運動等生活習慣很重要。

近年來才知道，原來男性也會出現更年期；原因可能是男性荷爾蒙分泌量減少、過勞或壓力等。此外最近也有案例顯示，年約三十幾歲的年輕女性，因自律神經失調也出現類似更年期障礙的症狀。

飲食生活的建議

補充大豆異黃酮

大豆異黃酮每日標準量約50mg，大概是一包納豆或半塊豆腐。

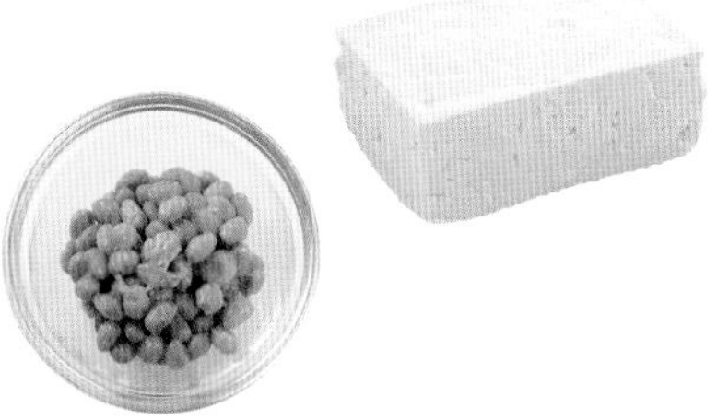

維生素B群或鈣質

針對焦慮或失眠，建議攝取蛋白質裡含量豐富，可穩定神經功能的維生素B群，或是可穩定精神狀況的鈣質，因此可多吃乳製品或小型魚等。

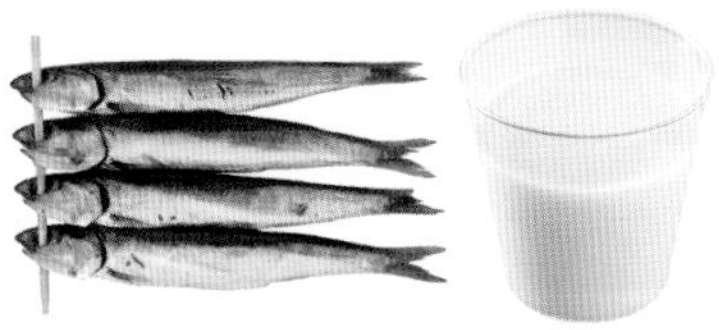

促進血液循環的食物

可促進血液循環的維生素E，可溫熱身體的辛香料或堅果等，都能有效緩解肩頸僵硬、畏寒或易怒等症狀。

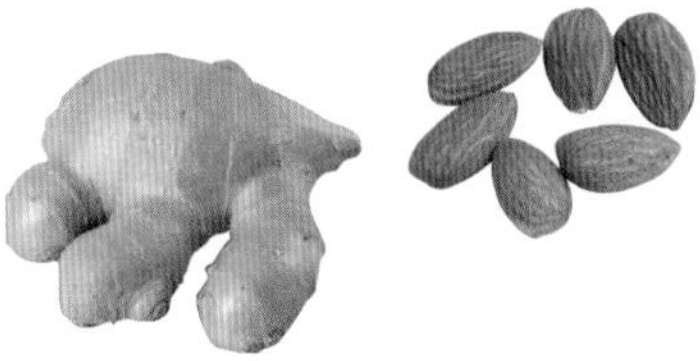

攝取有整腸效果的食物

針對便秘困擾，建議攝取具有整腸效果的全穀類、根莖類、豆類、種子類或優酪等製品。

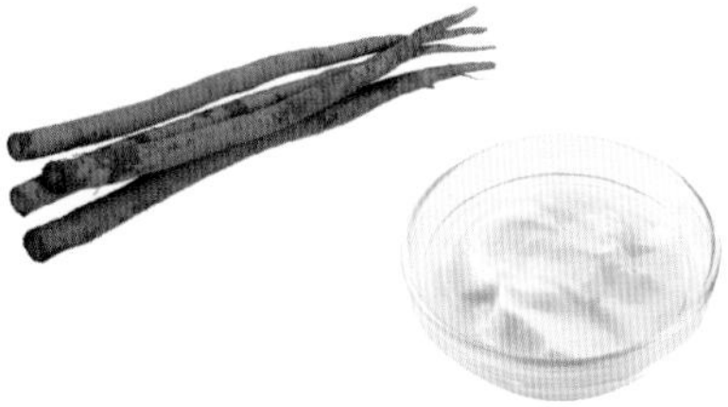

● 更年期的主要症狀

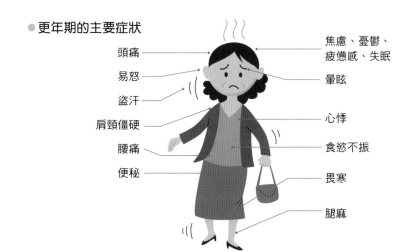

高齡期與營養

消化、吸收與代謝的功能變差，要小心營養不良或營養過剩的問題。

身體與營養

生理機能的衰退或活動量的降低因人而異

進入高齡期，身體各部分將因老化而出現各式各樣的生理變化。

這時以骨骼肌為首，幾乎每個器官內臟的細胞數量都會變少。基礎代謝量下降，體內熱量的消耗量也會變少。加上消化道的功能變差，無法吸收必要的營養素，也容易囤積多餘的營養素。此外，牙口不好、唾液分泌量減少、味覺退化等也很容易造成咀嚼或吞嚥困難、食慾不振等障礙。

不過，老化導致的機能衰退或活動量的降低程度個人差異很大，一樣年紀有些人會營養不良，也有些人會營養過剩。此外，肌肉衰退導致肌少症（詳見第6章）時很容易跌倒，要格外小心。

飲食生活

應攝取充分的蛋白質營養要均衡

相較於成年人，高齡長輩需要的熱量較少，但蛋白質的需求比較多。高齡長輩的飲食重點在於，即使總熱量變少，也要攝取多樣食物，避免營養不良體態過瘦。此外，隨著年紀增長，會有愛吃碳水化合物的傾向，蛋白質容易攝取不足。

尤其隨著味覺退化越來越嚴重，飲食口味也會越來越重，所以，要用心烹調即使減鹽依舊美味的料理，避免攝取過多鹽分。

在這期間常出現的問題

- 食慾不振

高齡長輩因咀嚼或吞嚥困難、消化功能變差，容易食慾不振。一旦無法攝取足夠的蛋白質，會營養不良，導致身體功能變差或肌肉量減少。有時候可稍微放寬鹽分攝取標準，以刺激食慾增加飲食量。

- 脫水

高齡長輩比較不容易感到口渴，容易因水喝不夠導致脫水。請記得適時補充水分。

飲食生活的建議

每餐要攝取優質蛋白質

為避免營養不良或肌少症，每餐要攝取肉類、魚貝類或蛋類等優質蛋白質。

若高齡長輩咀嚼有困難，可選油分較多的食材。此外，用壓力鍋軟化食材，或利用加入酵素軟化食材的介護食品（在日本專為長輩設計的食品，也稱樂齡食品）也是一個辦法。

如果是吞嚥的問題，可用果汁機打成泥狀再嘗試喝下肚。若發現長輩一直消瘦，可食用少量但高熱量、高蛋白的食品。如一百二十五毫升就有二百大卡，含六至十公克蛋白質的醫療用乳製飲品，或者是冰淇淋、布丁、鮪魚肚等食品。

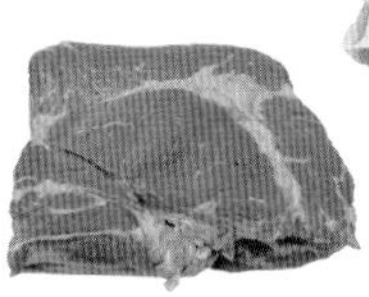

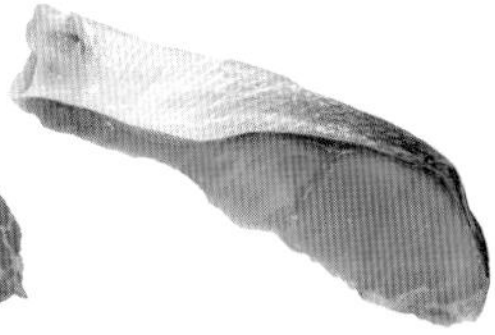

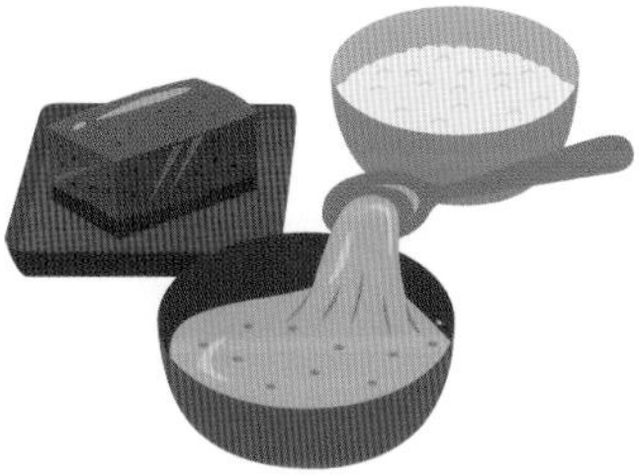

要吃乳酸菌或膳食纖維

年紀增長後，因腸子的蠕動性變差，容易便秘。平常要養成喝富含有乳酸菌的飲料或優酪製品的習慣。或是把蔬菜或海藻類等含膳食纖維的食材，透過調理．加工方便高齡長輩食用。

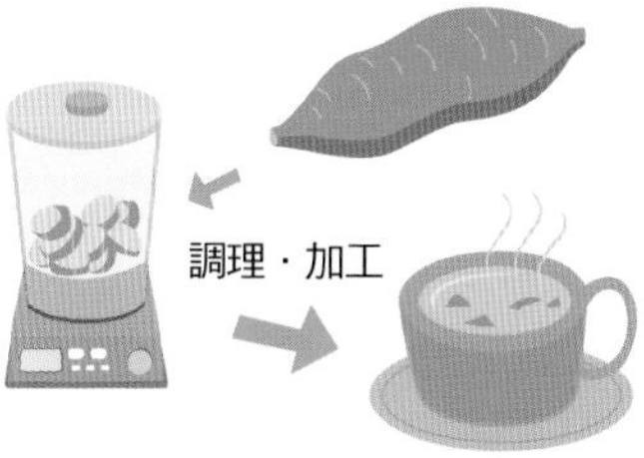

攝取足量的鋅

位於舌頭表面，可感受味道的器官——味蕾，需要鋅的滋養才能正常運作。所以，可多吃牡蠣或納豆等富含鋅的食材。

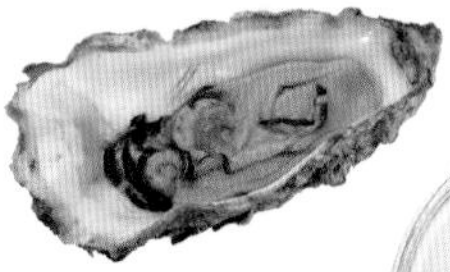

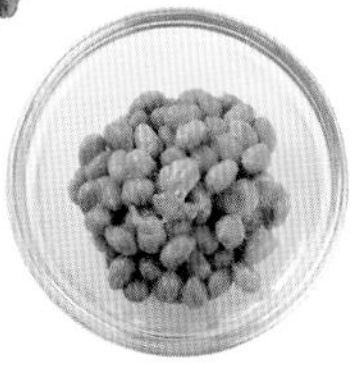

熱量與營養素的飲食攝取標準

熱量需求（大卡/日）

年齡	男	女
70以上	2,200	1,750

蛋白質的建議量（g/日）

年齡	男	女
70以上	60	50

＊此為參考值。約身體活動等級 II 的數值。

營養指標活用法

計算一天所需的熱量！

透過飲食所攝取的三大營養素（醣類、蛋白質、脂肪），可於體內燃燒成為熱量或維持體溫。這個過程稱為熱量代謝。基礎代謝量就是人不活動時所需要的最少熱量，也就是維持生命徵象必要的熱量。

所以，把基礎代謝量乘以表示身體活動強度的身體活動等級，就可以推算身體一天所需的熱量。

① 基礎代謝量（大卡/日）＝ 基礎代謝標準值[1] × 体重（kg）

② 一天所需的熱量 ＝ 基礎代謝量 × 身體活動等級[2]

1 關於基礎代謝標準值，請參考下面的圖表。

年齡（歲）	性別 男性	性別 女性
1～2	61.0	59.7
3～5	54.8	52.2
6～7	44.3	41.9
8～9	40.8	38.3
10～11	37.4	34.8
12～14	31.0	29.6

年齡（歲）	性別 男性	性別 女性
15～17	27.0	25.3
18～29	24.0	22.1
30～49	22.3	21.7
50～69	21.5	20.7
70以上	21.5	20.7

2 身體活動等級分成3個階段。

I（輕度）… 1.50（大部分時間坐著，如坐辦公桌等工作）

II（中度）… 1.75（以坐辦公桌為主，但還是會起來活動或接待客人。或者是會做少許運動、通勤、購物、家事等等）

III（重度）… 2.00（工作常常走來走去，或幾乎都站著工作。或者有運動的習慣）

（例）：38歲女性、體重53kg、身體活動等級為II級

21.7 × 53 ＝ 1,150.1（基礎代謝量）

1,150.1 × 1.75 ＝ 2,012.675

➡ 約2,012大卡

PART
4

營養素的作用

介紹五大營養素（醣類、脂肪、蛋白質、維生素、礦物質）、植化素（多酚化合物、類胡蘿蔔素等）和水各自的特徵或作用、缺乏症或過剩症、一天應該攝取的分量、富含於哪些食品等內容。

飲食攝取標準以厚生勞動省「日本人的飲食攝取標準二〇一五年版」為基準。

含量豐富之食品的含量以文部科學省「五訂增補日本食品標準成分表」為基準。

每一餐的標準量，以成人（18至69歲）均衡的飲食為基準，計算出適當的攝取量。

蛋白質的基本知識

內臟、肌肉、皮膚、指甲、毛髮、酵素、荷爾蒙、神經傳導物質等等，皆由蛋白質所構成。

三大營養素之一 是構成人體的成分

蛋白質為三大營養素之一，主要為細胞材料，是構成人體的成分。

人體約由六十兆個細胞所構成，且細胞經常更替，所以要攝取足夠的蛋白質，才能促進新陳代謝。此外，蛋白質也是構成酵素或荷爾蒙的成分，連神經傳導物質都來自蛋白質。

可以代替醣類與脂肪 成為熱量的來源

蛋白質幾乎都被當作組成人體的成分，但當醣類或脂肪不足時，它也可以成為熱量的來源。

一公克的蛋白質可以製造四大卡的熱量。

蛋白質的飲食攝取標準

	建議量（g/日）		標準量（g/日）
	男	女	男女
0～5（月）	—	—	10
6～8（月）	—	—	15
9～11（月）	—	—	25
1～2（歲）	20	20	—
3～5（歲）	25	25	—
6～7（歲）	35	30	—
8～9（歲）	40	40	—
10～11（歲）	50	50	—
12～14（歲）	60	55	—
15～17（歲）	65	55	—
18～29（歲）	60	50	—
30～49（歲）	60	50	—
50～69（歲）	60	50	—
70以上（歲）	60	50	—
懷孕初期（附加量）		+0	—
懷孕中期（附加量）		+10	—
懷孕後期（附加量）		+25	—
哺乳婦（附加量）		+20	—

富含蛋白質的食品

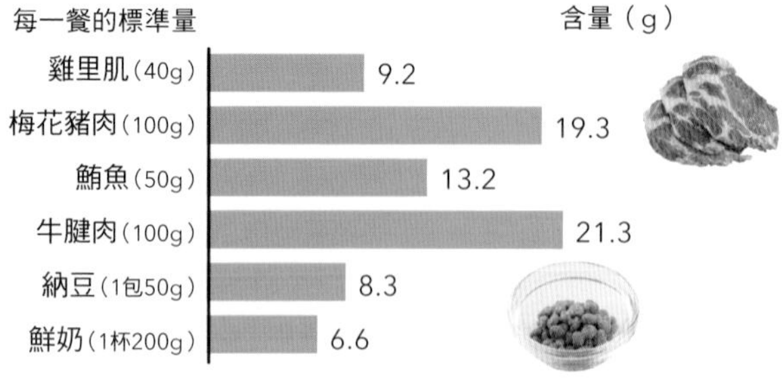

蛋白質是由胺基酸組成的長鏈條化合物

蛋白質是由一個或多個胺基酸組成的長鏈條高分子化合物，可分成簡單蛋白質、複合蛋白質和衍生蛋白質。

需求量依條件而有變化 不足時新陳代謝率降低

人體對於蛋白質的需求量，會因運動量或代謝量等因素出現變化。如從事激烈運動、感染或外傷時，蛋白質的需求量會增加。

一旦蛋白質攝取不足，細胞的材料也會不足，代謝率下降。這時皮膚或血管的彈性變差，連帶體力或免疫力下降。如果是嬰幼兒或成長期的孩童缺乏蛋白質，恐會妨礙生長。

為有效於體內利用蛋白質，必須攝取維生素B6；尤其是蛋白質攝取量較多的人，也要多多攝取維生素B6。

但若過量攝取 恐會成為腎臟的負擔

從飲食攝取的蛋白質即使過剩，也不會被儲存起來，而是被視為廢物排出體外。體內的廢物都靠腎臟過濾，成為尿液再排出，所以腎臟不好的人，若攝取過量的蛋白質，腎功能會更加惡化。

據說若大量攝取動物性蛋白質，尿液中的鈣質排泄量會增加，反而增加骨質疏鬆症的風險。而且，相較於沒有大量攝取的人，平常大量攝取動物性蛋白質者容易出現尿道結石，故要注意長期過量攝取的問題。

蛋白質的種類	含在那些食品中
簡單蛋白質（只由胺基酸構成）	乳清蛋白（鮮奶）  球蛋白（蛋黃） 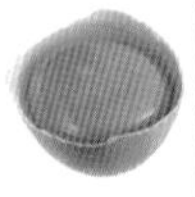 大豆球蛋白（大豆）穀蛋白（小麥）、膠原蛋白（骨骼、皮膚等）等
複合蛋白質（結合胺基酸與其他物質）	醣蛋白（山藥） 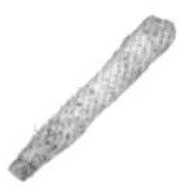 酪蛋白（鮮奶）卵黃素（蛋黃）等
衍生蛋白質（蛋白質遇到熱或酸、酵素等物質的合成物）	動物膠等

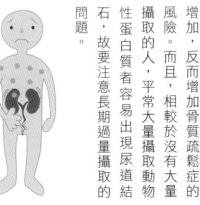

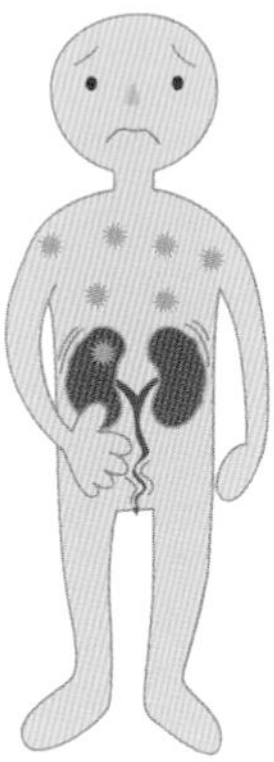

胺基酸的基本知識

可構成蛋白質的胺基酸有20種。從必需胺基酸的含量，可以了解蛋白質的品質。

含氮合物 蛋白質的最小單位

胺基酸為含氮化合物，乃構成蛋白質、胜肽的成分。大多存在於自然界的胺基酸中，其中有20種可構成蛋白質；即胺基酸以各種形態結合後，可製造蛋白質或胜肽。

胺基酸可分為無法在體內合成的必需胺基酸，以及可於體內合成的非必需胺基酸。必需胺基酸又分成肌肉合成或傷口修復所必要的支鏈胺基酸（纈胺酸、白胺酸、異白胺酸）或芳香族胺基酸（苯丙胺酸、色胺酸）等。

優質蛋白質就是 含有豐富的必需胺基酸

必需胺基酸無法在體內合成，一定得從飲食攝取。內含適當比例之必需胺基酸者，可稱為「優質蛋白質」來源，代表性食品如雞蛋或鮮奶。但要注意，不是富含胺基酸就等於優質蛋白質，而是擁有接近人體之必需胺基酸的比例。例如，米飯中的必需胺基酸「賴胺酸」含量很低，所以即使其他胺基酸含量很高，也稱不上是優質蛋白質。

必需胺基酸的評價標準 胺基酸分數

「胺基酸分數」就是食物裡的必需胺基酸含量有多少，品質如何的評價指標。可以跟以各種食材之必需胺基酸為標準的評價方式互相比較。評分值越接近100者越優質，而低於標準值的胺基酸稱為限制胺基酸。

跟標準值相比，含量最少的胺基酸值就是胺基酸分數，稱為第一限制胺基酸。

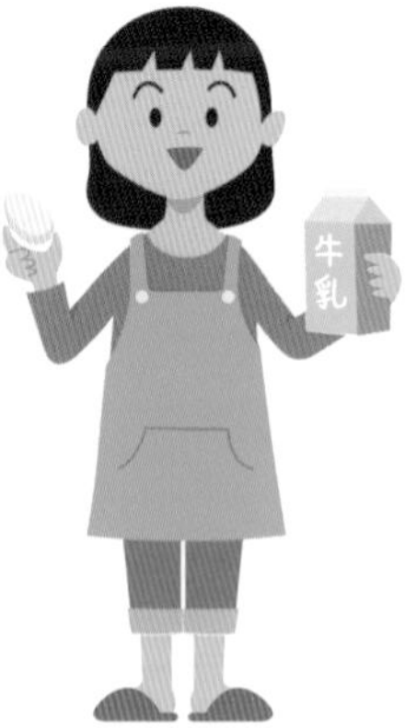

必須胺基酸的種類與作用

名稱	作用	食品
異白胺酸[1]	● 強化肌肉 ● 促進生長	雞肉、鮭魚、乳酪、鮮奶等
白胺酸[1]	● 強化肌力 ● 提升肝功能	牛肉、豬肝、火腿、鮮奶等
賴胺酸	● 提升肝功能 ● 促進代謝 ● 促進生長	肉類、魚貝類、大豆製品等
蛋胺酸	● 改善憂鬱症狀 ● 改善癢感或痛感	牛肉、羊肉、鰹魚、鮮奶、全麥麵粉等
苯丙胺酸	● 具鎮痛作用 ● 改善憂鬱症狀	魚貝類、蛋類、杏仁、大豆製品等
蘇胺酸	● 預防脂肪肝 ● 促進生長	蛋類、脫脂鮮奶、地瓜、動物膠等
色胺酸	● 促進生長 ● 強化肌肉	鮮奶、乳酪、大豆製品、香蕉等
纈胺酸*	● 強化肌肉 ● 促進生長	小牛肉、牛肝、加工乳酪等
組胺酸	● 促進生長 ● 輔助神經功能	小牛肉、雞肉、切達乳酪等

1 為支鏈胺基酸酸

胺基酸分數

將胺基酸分數比喻為水桶，必需胺基酸比喻為構成水桶的木片。從木片的長度、可以儲存的水量即可決定蛋白質的合成量。最短的那片胺基酸稱為第一限制胺基酸，其評分值就是胺基酸分數。

白米

必需胺基酸中，賴胺酸的含量最低，約81%，故胺基酸分數為81。亦即，身體的蛋白質合成量，只能運用攝取之蛋白質的81%。

雞蛋

因內含的9種必需胺基酸全部超過100%，故胺基酸分數為100。

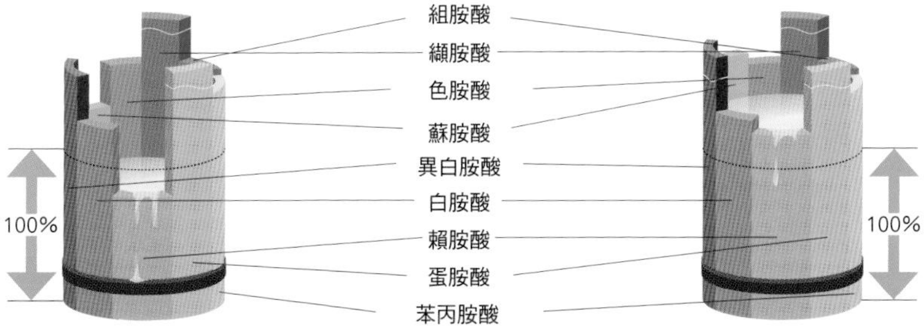

脂肪的基本知識

熱量為醣類的二倍以上。
為構成細胞膜或荷爾蒙的材料。
食品內的脂肪大多是中性脂肪。

不溶於水的有機化合物 構成細胞膜的成分

脂肪（脂質）乃不溶於水，但可溶於有機溶劑物質的總稱。

相較於醣類或蛋白質，一公克可以製造四大卡的熱量，一公克的脂肪能夠製造九大卡，超過二倍的熱量。此外，它也是構成細胞膜的主要成分，可儲存多餘的熱量。

再者，要構成腦或神經的細胞，或者是合成荷爾蒙，更少不了脂肪成分。

人體內的脂肪有四種 食品內的中性脂肪最多

人體內的脂肪共有中性脂肪（三酸甘油脂）、脂肪酸（游離脂肪酸）、膽固醇和磷脂質四種。

食品內含量最多的脂肪為中性脂肪，植物油或動物脂肪中都有。而中性脂肪主要作為熱量的來源。

脂肪的飲食攝取標準

	標準量（%）		目標量（中位數[1]）（%）
	男	女	男女
0～5(月)	50	50	—
6～11(月)	40	40	—
1～2(歲)	—	—	20~30（25）
3～5(歲)	—	—	20~30（25）
6～7(歲)	—	—	20~30（25）
8～9(歲)	—	—	20~30（25）
10～11(歲)	—	—	20~30（25）
12～14(歲)	—	—	20~30（25）
15～17(歲)	—	—	20~30（25）
18～29(歲)	—	—	20~30（25）
30～49(歲)	—	—	20~30（25）
50～69(歲)	—	—	20~30（25）
70以上(歲)	—	—	20~30（25）
孕婦		—	—
哺乳婦		—	—

1 中位數並非最佳攝取值。

富含脂肪的食品

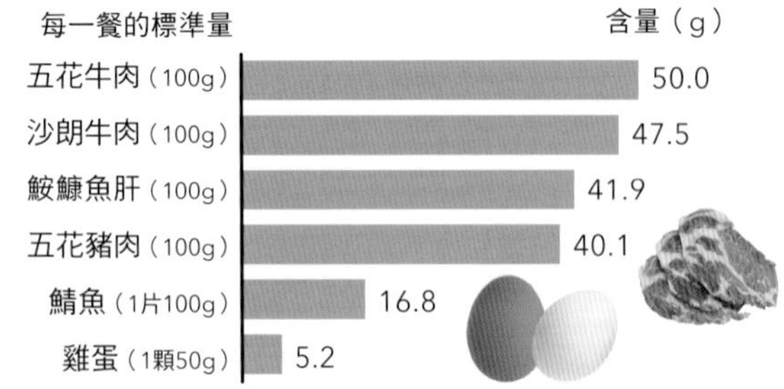

可作為熱量的脂肪酸有三種

脂肪酸由中性脂肪分解而來，是人體熱量的重要來源。脂肪酸依其構造可分為飽和脂肪酸、單元不飽和脂肪酸和多元不飽和脂肪酸。

膽固醇為細胞膜材料 可於肝臟合成

膽固醇以脂蛋白之姿溶於血液，運送至全身作為細胞膜或荷爾蒙、膽汁的合成材料。以前大家非常重視飲食裡的膽固醇控管，飲食攝取標準還設定目標值。但最近因大家了解三分之二的膽固醇可於肝臟內合成，飲食裡的膽固醇量其實不太能影響血液的膽固醇值，故二〇一五年的飲食攝取標準就沒有設定目標值。

磷脂質為細胞膜的主要成分 以卵磷脂為代表

磷脂質乃甘油結合飽和脂肪酸、不飽和脂肪酸和磷酸的產物，為構成細胞膜的主要成分。磷脂質具有混合水與油兩者的特質（兩親性）。

像大豆或蛋黃裡含量豐富的卵磷脂就是代表性的磷脂質。

膽固醇的循環

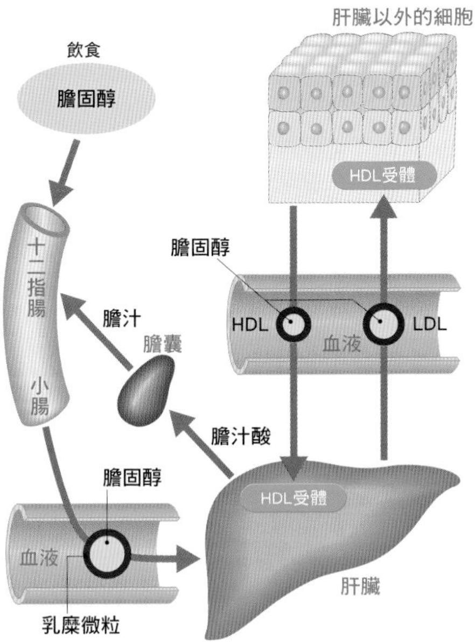

膽固醇不只可從飲食中攝取，也能在肝臟合成。膽固醇主要分成LDL和HDL。LDL可將在肝臟等處製造的膽固醇送往全身的細胞，而HDL則從全身細胞回收剩餘的膽固醇送回肝臟。

反式脂肪與膽固醇

反式脂肪為包含至少一個以反式方法排列之碳-碳雙鍵（詳見66頁）的不飽和脂肪酸，常見於人造奶油或市售甜點中。反式脂肪會讓LDL膽固醇增加，有提高罹患動脈硬化等疾病的風險。

脂肪酸的基本知識

脂肪酸對人體的影響，因其構造而有不同。為了健康要首重質量均衡。

脂肪的品質取決於脂肪酸
以有無碳-碳雙鍵來分類

脂肪酸可按照結構上有無碳原子（C）雙鍵連接，或其數量與位置，分成飽和脂肪酸與不飽和脂肪酸。其中不飽和脂肪酸又依其結構分成ω-9系列、ω-6系和ω-3系列三種。而飽和脂肪酸則是沒有碳原子雙鍵連接的脂肪酸。

脂肪是人體不可欠缺的營養素，其品質取決於脂肪酸，所以，要均衡攝取各種脂肪酸。在飲食攝取標準中，飽和脂肪酸可視為目標量，再各自設定ω-6系列脂肪酸和ω-3系列脂肪酸的標準量（下表）。

脂肪酸的構造

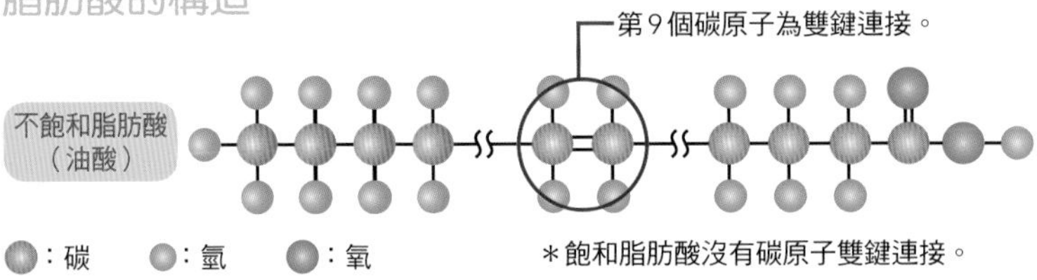

＊飽和脂肪酸沒有碳原子雙鍵連接。

ω-3脂肪酸的飲食攝取標準

	標準量（g/日） 男	標準量（g/日） 女
0～5（月）	0.9	0.9
6～11（月）	0.8	0.8
1～2（歲）	0.7	0.8
3～5（歲）	1.3	1.1
6～7（歲）	1.4	1.3
8～9（歲）	1.7	1.4
10～11（歲）	1.7	1.5
12～14（歲）	2.1	1.8
15～17（歲）	2.3	1.7
18～29（歲）	2.0	1.6
30～49（歲）	2.1	1.6
50～69（歲）	2.4	2.0
70以上（歲）	2.2	1.9
孕婦		1.8
哺乳婦		1.8

ω-6脂肪酸的飲食攝取標準

	標準量（g/日） 男	標準量（g/日） 女
0～5（月）	4	4
6～11（月）	4	4
1～2（歲）	5	5
3～5（歲）	7	6
6～7（歲）	7	7
8～9（歲）	9	7
10～11（歲）	9	8
12～14（歲）	12	10
15～17（歲）	13	10
18～29（歲）	11	8
30～49（歲）	10	8
50～69（歲）	10	8
70以上（歲）	8	7
孕婦		9
哺乳婦		9

飽和脂肪酸18歲以上的目標量：不超過總熱量7%

脂肪酸的種類與作用

脂肪酸

分類	種類	作用	富含的食品
飽和脂肪酸	豆蔻酸 棕櫚酸 硬脂酸	飽和脂肪酸為沒有碳原子雙鍵連接的脂肪酸。常見於油脂或乳製品裡，可作為熱量來源。它也會以可於體內合成的膽固醇為原料，幾乎不會不夠。	油脂（豬油）、奶油、椰子油等 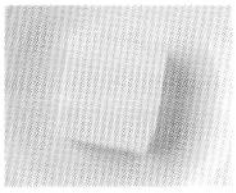
飽和脂肪酸	中鏈脂肪酸	為碳原子只有8～10個的短鏈脂肪酸。因易溶於水，可直接進入門脈的血液循環全身，為高效率的熱量來源。不會給胃造成負擔（滯留時間短），也不易形成體脂肪。	椰子油、棕櫚油等

分類			類種	作用	富含的食品
不飽和脂肪酸	單元不飽和脂肪酸	ω-9系	棕櫚油酸 油酸	碳原子雙鍵連接只有一個的脂肪酸。常見於橄欖油，本身不易氧化，故不易形成過氧化脂質。過量攝取會導致肥胖。	橄欖油、油菜籽油、沙拉油等 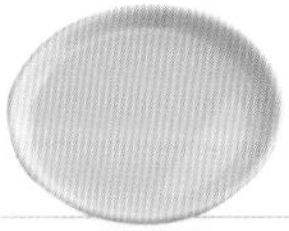
不飽和脂肪酸	多元不飽和脂肪酸	ω-6系	亞麻油酸 γ-亞麻油酸 花生四烯酸	常見於肉類或種子類中。可減少血液裡的膽固醇值，但過度攝取會降低HDL膽固醇。	豬肝、蛋白、植物油等 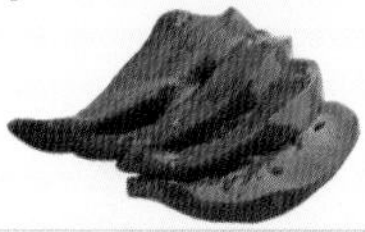
不飽和脂肪酸	多元不飽和脂肪酸	ω-3系	α-亞麻油酸 DHA（二十二碳六烯酸） EPA（二十碳五烯酸）	常見於魚類或芝麻中。可降低血液裡的LDL膽固醇與中性脂肪，增加HDL膽固醇。但本身非常容易氧化。	魚類（鮪魚、秋刀魚、鯖魚）的油脂等 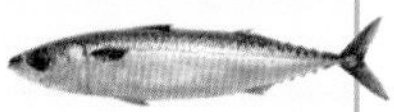

＊多元不飽和脂肪酸為帶有兩個以上之碳原子雙鍵連接的脂肪酸。分成ω-6系列和ω-3系列。

必需脂肪酸

像花生四烯酸、亞麻油酸、α-亞麻油酸等ω-6和ω-3系列脂肪酸，因無法於體內合成，或者是合成的需求量不足，必須從食物裡取得，被稱為必需脂肪酸。

醣類（碳水化合物）的基本知識

一公克的糖可以製造四大卡的熱量，為消化與吸收時的優質熱量來源。

身體主要熱量的來源 分解、吸收速度快

由碳、氫、氧構成的有機化合物醣類（碳水化合物）為三大營養素之一，也是穀物等含量豐富的營養素。一公克的糖可以產生四大卡的熱量，而且醣類經過分解後形成的葡萄糖，可提供總熱量的60％。相較於脂肪等其他營養素，它的分解與吸收速度快，可當作及時有效的熱量來源。

醣類可依不同的化學結構加以分類。例如，葡萄糖、果糖等單醣類，蔗糖（葡萄糖＋果糖）等雙醣類（或寡醣），以及澱粉（單醣單元鏈狀接連）等多醣類。而且它們的甜度與特徵或富含的食品等等都各自不同。

碳水化合物＝醣類＋膳食纖維 膳食纖維無法被消化、吸收

所謂的碳水化合物為醣類與膳食纖維的總稱。醣類與碳水化合物性質相近，但並不完全相同。醣類可以被消化、吸收成為熱量來源，但膳食纖維因人體不含可以消化的酵素，會直接被送到大腸。

碳水化合物1天的攝取量

	目標量[1]（中位數[2]）（%）
	男女
0～5（月）	—
6～11（月）	—
1～2（歲）	50～65（57.5）
3～5（歲）	50～65（57.5）
6～7（歲）	50～65（57.5）
8～9（歲）	50～65（57.5）
10～11（歲）	50～65（57.5）
12～14（歲）	50～65（57.5）
15～17（歲）	50～65（57.5）
18～29（歲）	50～65（57.5）
30～49（歲）	50～65（57.5）
50～69（歲）	50～65（57.5）
70以上（歲）	50～65（57.5）
孕婦	—
哺乳婦	—

1 包含酒類食品，但建議不要攝取這類食品。
2 中位數並非最佳攝取值。

富含醣類的食品

每一餐的標準量	含量（g）
地瓜（1/2條225g）	71.8
白米飯（1碗150g）	55.7
烏龍麵（1把240g）	51.8
柿子（1個170g）	27.0
香蕉（1根126g）	28.4

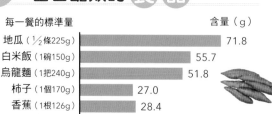

種類不同 甜度也不一樣

醣類是具有甜味的營養素，其甜度依醣類的種類而有不同，並且可以被測量。以蔗糖的甜度做為標準值1，果糖的甜度高於蔗糖，葡萄糖的甜度則低於蔗糖（如下圖）。

一般來說，具有甜味的食品或澱粉含量多的食品富含醣類，像米飯、麵包、麵食等主食，或者是帶甜味的水果、甜點類也含有很多醣類。

一旦缺乏將會導致 肌肉量會下降

熱量是維繫生命最重要的物質，一旦欠缺醣類，身體就會利用儲存於肝臟裡的肝醣（又稱糖原、動物澱粉）加以補充。如果肝醣用完，就分解體內的蛋白質或體脂肪形成醣類補充熱量（糖質新生）。

但是，過剩的糖質新生作用可能導致肌肉量下降。而分解脂肪生成的酮體，會讓血液偏酸性出現酸中毒，特別是糖尿病患要多加留意。

碳水化合物的分類

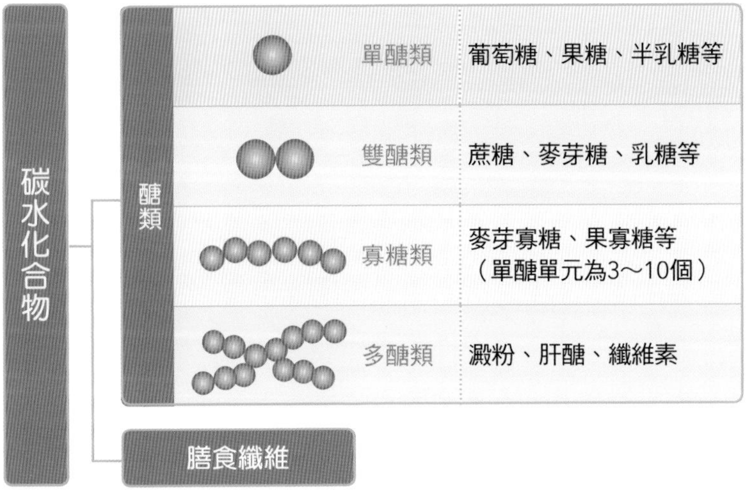

碳水化合物	醣類	單醣類	葡萄糖、果糖、半乳糖等
		雙醣類	蔗糖、麥芽糖、乳糖等
		寡糖類	麥芽寡糖、果寡糖等 （單醣單元為3～10個）
		多醣類	澱粉、肝醣、纖維素
	膳食纖維		

醣類的甜度

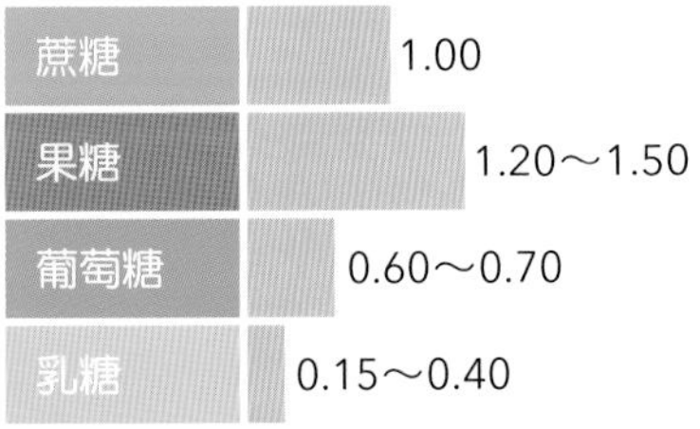

蔗糖	1.00
果糖	1.20～1.50
葡萄糖	0.60～0.70
乳糖	0.15～0.40

像單醣類結合數增加的多醣類，甜度會降低，像澱粉幾乎沒有甜度。咀嚼米飯會覺得甘甜是因為澱粉分解為葡萄糖的緣故。
（根據 精糖工業會《甘味劑總覽》）

葡萄糖是馬上就能利用的熱量來源

全穀類、水果或蜂蜜等食物都富含有葡萄糖(glucose)，它是醣類中最容易消化與吸收，馬上就能利用的熱量來源。

而食物所含的醣類大半屬於全穀類或根莖類裡的澱粉。這些澱粉一進入體內可分解為葡萄糖，溶於血液後，輸送往全身的細胞。

可成為肝醣後加以儲存

肝醣是許多葡萄糖合成的多醣類。當血液裡的葡萄糖逐漸增加超過標準值後，為維持一定的血糖值，可將多餘的葡萄糖轉為肝醣儲存於肝臟或肌肉裡。等待人體需要熱量時再分解為葡萄糖加以利用。

肝醣的構造類似支鏈澱粉，但存在體內的多醣類才稱作肝醣。

肝醣主要在肝臟和骨骼肌進行合成；其中儲存於肝臟者稱為肝糖原，儲存於肌肉者稱為肌糖原。前者優先作為腦部的熱量來源，並讓空腹時下降的血糖值維持穩定；後者則作為肌肉運動的熱量來源。肝糖原可儲存肝臟重量之8%的熱量，但超過的量會變成中性脂肪。而肌糖原可儲存肌肉量的1%以下，但因身體到處都有肌肉，故其儲存量可達肝糖原的兩倍。肝糖原若絕食超過十二小時的時間後就會消耗殆盡，而肌糖原消耗殆盡的原因則是激烈的運動。

澱粉的構造

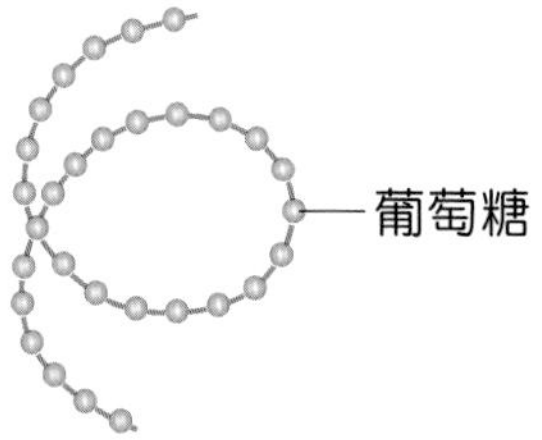

直鏈澱粉

約100至1000個葡萄糖串連的直鏈，呈螺旋狀。

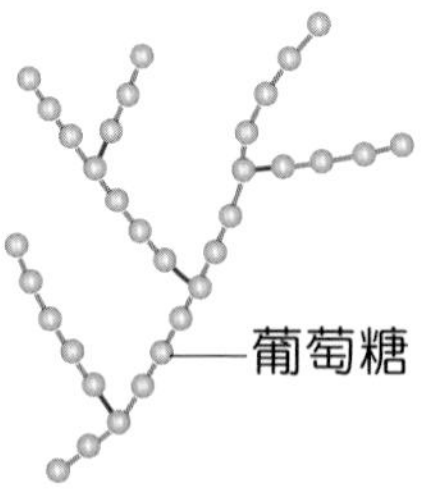

支鏈澱粉

葡萄糖串連的直鏈多出好幾個分支的構造，以支鏈串連。

澱粉分成直鏈澱粉（糖澱粉）和支鏈澱粉（膠澱粉）。顧名思義，直鏈澱粉為葡萄糖呈鏈狀串連的構造。而支鏈澱粉為直鏈的構造上，多出好幾個分支構造，以支鏈串連。

肝醣的代謝

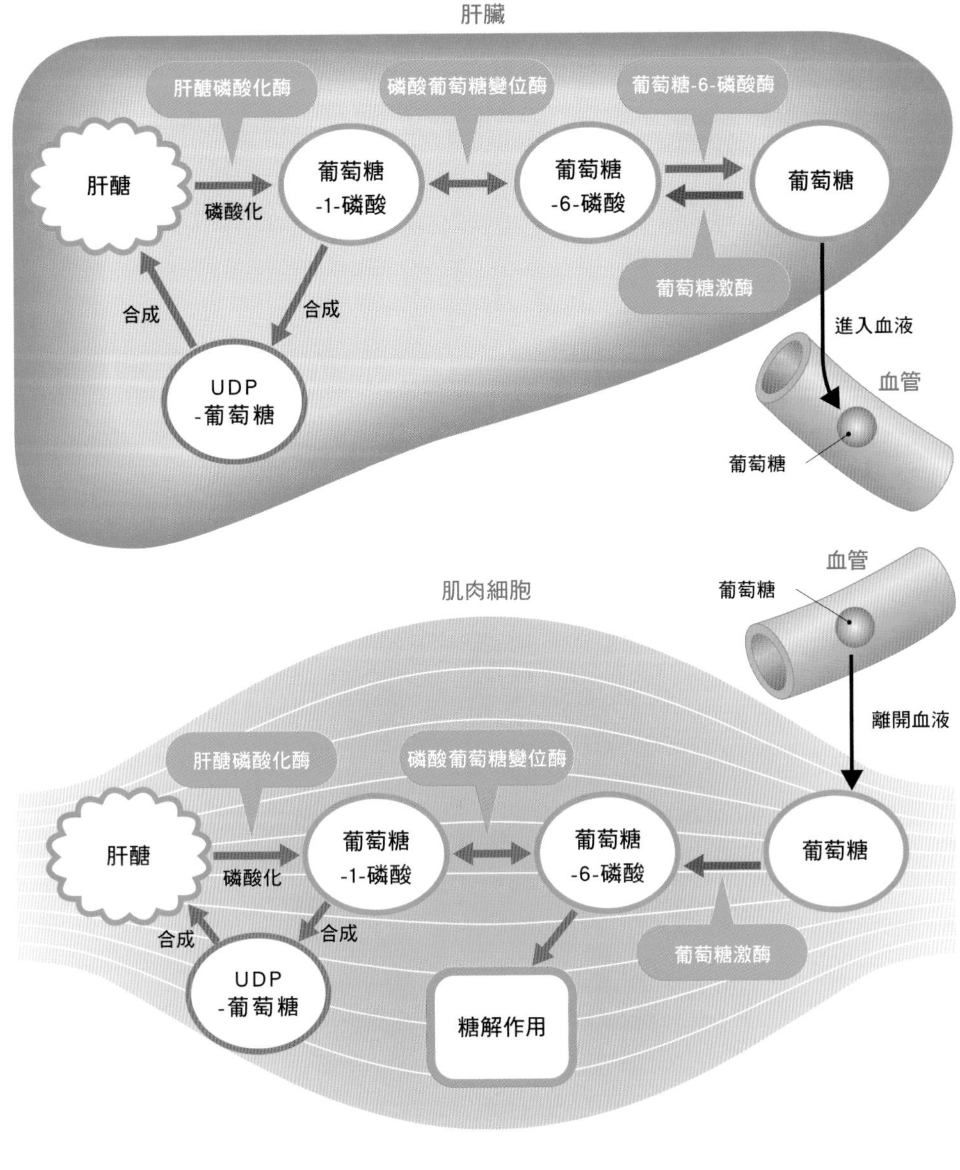

肝臟首先把儲存的肝醣，藉由酵素肝醣磷酸化酶磷酸化後，從葡萄糖-6-磷酸透過葡萄糖-6-磷酸酶游離出葡萄糖，釋出於血液中。另一方面，因肌肉裡缺乏葡萄糖-6-磷酸酶，故肌肉組織無法供應血糖。

膳食纖維的基本知識

為人體之消化酵素無法消化的成分。有水溶性與非水溶性之分，可可調整腸道環境並預防大腸癌。

可調整腸道環境 預防大腸癌

所謂的膳食纖維可定義為「人體消化酵素無法消化，食物中難消化性成分的總稱」。因為人體缺乏消化膳食纖維的酵素，從嘴巴吃下的膳食纖維可直接送到大腸加以排泄。而部分的膳食纖維透過腸道細菌變成短鏈脂肪酸後也可作為熱量使用；但因它只能產生零至兩大卡，不足以成為熱量的來源。適量攝取膳食纖維可降低罹患大腸癌、肥胖、二型糖尿病或心臟病的風險。

但是根據「國民健康與營養調查」的結果可得知，幾乎每個年齡層都無法達成一天應攝取的膳食纖維之目標量，因此是需要積極攝取的營養素之一，但過量的攝取會有礙礦物質吸收。

可分成 水溶性與非水溶性兩種

膳食纖維可分成可溶於水的水溶性膳食纖維，以及不溶於水的非水溶性膳食纖維（如左表）。水溶性膳食纖維有抑制血糖值上升等效果，而非水溶性膳食纖維有促進排便等效果。

膳食纖維1天的攝取量

	目標量（g/日）	
	男	女
0～5（月）	—	—
6～11（月）	—	—
1～2（歲）	—	—
3～5（歲）	—	—
6～7（歲）	11 以上	10 以上
8～9（歲）	12 以上	12 以上
10～11（歲）	13 以上	13 以上
12～14（歲）	17 以上	16 以上
15～17（歲）	19 以上	17 以上
18～29（歲）	20 以上	18 以上
30～49（歲）	20 以上	18 以上
50～69（歲）	20 以上	18 以上
70以上（歲）	19 以上	17 以上
孕婦		—
哺乳婦		—

富含膳食纖維的食品

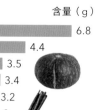

每一餐的標準量	含量（g）
西洋梨（1個360g）	6.8
地瓜（1/2個200g）	4.4
南瓜（1/16顆100g）	3.5
納豆（1包50g）	3.4
茼蒿（100g）	3.2
牛蒡（1/4根50g）	2.9
奇異果（1顆100g）	2.5

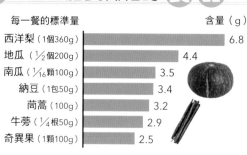

膳食纖維的分類

分類/作用	種類	富含的食品
水溶性膳食纖維 ● 減緩血糖值上升速度 ● 預防脂質異常症 ● 排除腸道有害物質 ● 預防高血壓與肥胖 ● 降低致癌率 ● 增加腸道益菌	果膠	蘋果、桃子、草莓等 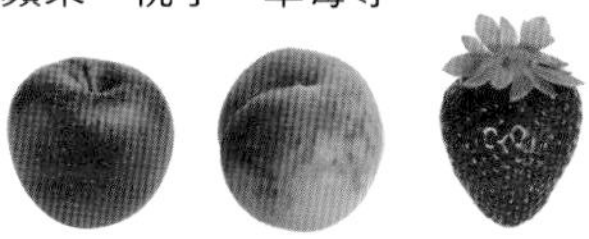
	關華豆膠 ＊當作食品添加物使用	豆科植物（瓜爾豆）
	藻酸鈉	裙帶菜、昆布等 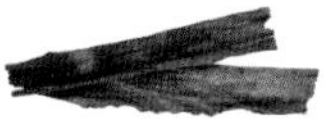
	瓊脂糖	寒天
	葡甘露聚糖	蒟蒻
	菊糖	白蘿蔔、牛蒡等 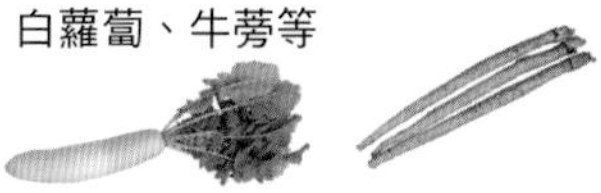
	β-葡聚糖	蕈菇類、大麥 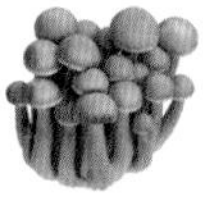
非水溶性膳食纖維 ● 增加排便量 ● 預防與消除便秘 ● 排除腸道有害物質 ● 降低大腸癌風險 ● 預防肥胖	纖維素	全穀類、蔬菜 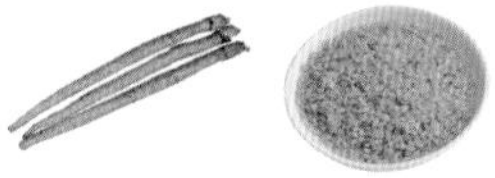
	半纖維素	全穀類、豆類、蔬菜、海藻類 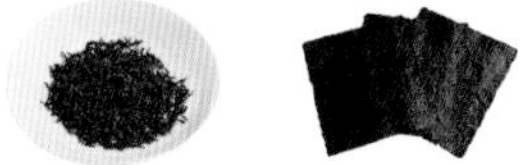
	木質素	豆類、全穀類的麩質、蔬菜、可可 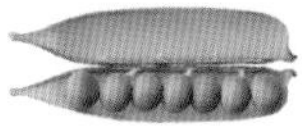
	甲殼素（幾丁質）	蝦、蟹的外殼 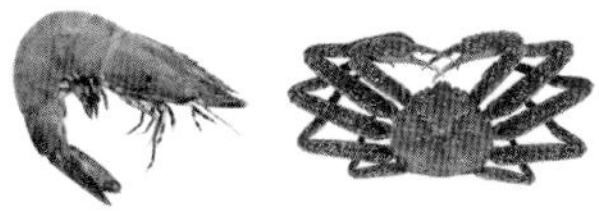

維生素的基本知識

可調節或維持身體的機能，攝取不足時會導致缺乏症。

幫助三大營養素代謝 調整身體的狀態

醣類、脂肪與蛋白質這三大營養素可作為熱量來源，也是構成身體組織的材料。

維生素則負責支持這三大營養素的運作，調整身體的狀態。體內的血管或黏膜、皮膚、骨骼等任何部位都有維生素的存在，與促進新陳代謝的各種功能有關。

其中有很多維生素（主要是維生素B群）還可作為輔助三大營養素代謝時之必要酵素。

雖然維生素的需求量很低，卻是維繫生命之必要功能的重要營養素。若無法從體內合成，或是合成量不足，一定得從食物攝取。一旦攝取不足會導致各維生素特有的缺乏症。

必需維生素有十三種 分成脂溶性與水溶性

維生素可依其功能加以分類，目前確認人體必需的維生素共有13種。

這13種維生素再依其化學特質，分成脂溶性維生素與水溶性維生素。

▶脂溶性維生素

有維生素A、D、E、K四種。

具有不溶於水，但可溶於油脂或酒精的特質。容易囤積於肝臟，攝取過量會導致過剩症。

▶水溶性維生素

有維生素B群（B_1、B_2、菸鹼酸、B_6、B_{12}、葉酸、泛酸、生物素）和維生素C九種。

具有易溶於水，不易溶於油脂的特質。這類維生素即使大量攝取，也不會囤積體內會被排除，必須每天從飲食攝取。

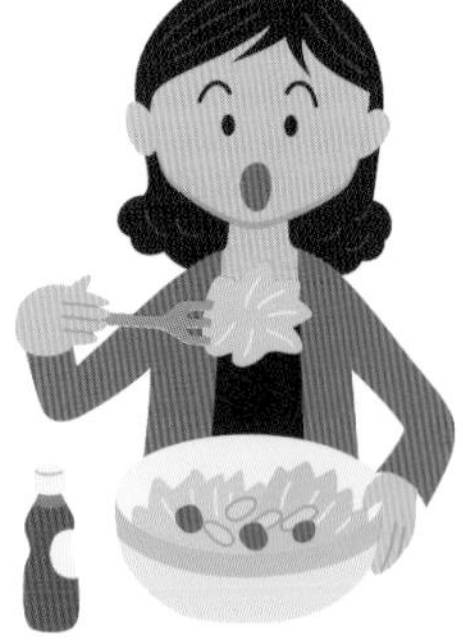

維生素的種類與作用

分類			功能	◆缺乏 ◇過剩
脂溶性維生素		維生素A	●預防眼睛疲勞、夜盲症 ●維護皮膚或指甲健康 ●維持免疫力 ●預防感染	◆乾眼症、夜盲症、對光過敏 ◇頭痛、噁心、皮膚病、畸形胎
脂溶性維生素		維生素D	●維護骨骼或牙齒健康 ●維持肌力	◆軟骨症、佝僂病、骨質疏鬆症 ◇高血鈣症、腎功能障礙、眼睛疼痛
脂溶性維生素		維生素E	●預防血管或細胞老化 ●具美肌效果 ●消除疲勞 ●減輕更年期障礙	◆血液循環不良、動脈硬化、神經功能不佳
脂溶性維生素		維生素K	●骨骼的再鈣化 ●凝血作用	◆新生兒黑糞症、骨質疏鬆症、凝血功能遲緩
水溶性維生素	維生素B群	維生素B_1	●消除疲勞 ●預防溽暑疲乏 ●穩定精神 ●促進醣類代謝	◆精神不穩、食慾不振、腳氣病
水溶性維生素	維生素B群	維生素B_2	●代謝脂肪 ●預防口腔潰瘍 ●維護毛髮、指甲或牙齒健康	◆口腔潰瘍、皮膚炎、生長障礙 ◇癢感、痲痺感
水溶性維生素	維生素B群	菸鹼酸	●具美肌效果 ●促進血液循環 ●預防宿醉	◆皮膚炎、神經障礙、下痢 ◇消化不良、皮膚炎
水溶性維生素	維生素B群	維生素B_6	●造血功能 ●預防經前症候群	◆脂漏性溼疹、口腔潰瘍、貧血 ◇神經系統障礙
水溶性維生素	維生素B群	維生素B_{12}	●造血功能 ●促進新陳代謝 ●維護中樞神經功能	◆惡性貧血、神經系統障礙
水溶性維生素	維生素B群	葉酸	●造血功能 ●預防口腔潰瘍 ●核酸合成	◆口腔潰瘍、惡性貧血、胎兒的神經管缺陷症
水溶性維生素	維生素B群	泛酸	●提升免疫力 ●具抗壓作用	◆頭痛、疲憊感
水溶性維生素	維生素B群	生物素	●舒緩肌肉痛 ●維護皮膚或毛髮健康	◆皮膚炎、掉髮、白髮
水溶性維生素		維生素C	●具美肌效果 ●消除疲勞 ●促進膠原蛋白生成 ●具抗壓作用	◆壞血病、皮下出血、肌膚粗糙、疲憊感 ◇下痢、頻尿、嘔吐

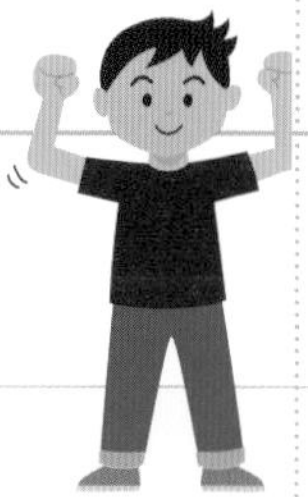

維生素A

可維護眼、喉、鼻等黏膜健康，並保護皮膚。

維生素A有何特徵？

色素成分β-胡蘿蔔素可於體內轉換成維生素A

維生素A是視黃醇或類胡蘿蔔素等可於體內轉換成維生素A發揮作用之營養素總稱。維生素A屬於脂溶性維生素，能維護眼睛或皮膚、喉嚨或鼻子等器官，是保護其黏膜健康所不可欠缺的營養素。

鰻魚或鮟鱇魚等魚貝類或是豬肝等肉類的動物性食品都富含視黃醇。不管怎麼食用，其吸收率都高達70～90%。而被吸收後的視黃醇有90%將會儲存於肝臟中，因此攝取過量時會容易導致過剩症的發生。

類胡蘿蔔素是類有機色素，包括β-胡蘿蔔素、α-胡蘿蔔素、玉米黃質等約五十種營養素。這些都是大家熟悉的營養素，它們可於體內轉換成維生素A。我們所攝取的維生素原A幾乎都來自β-胡蘿蔔素，常見於黃綠色蔬菜中。β-胡蘿蔔素只會把身體需要的量轉換成維生素A，即使攝取過量也無妨，但跟動物性所含有的視黃醇相比，吸收率較低，只有10～30%。

富含的食品

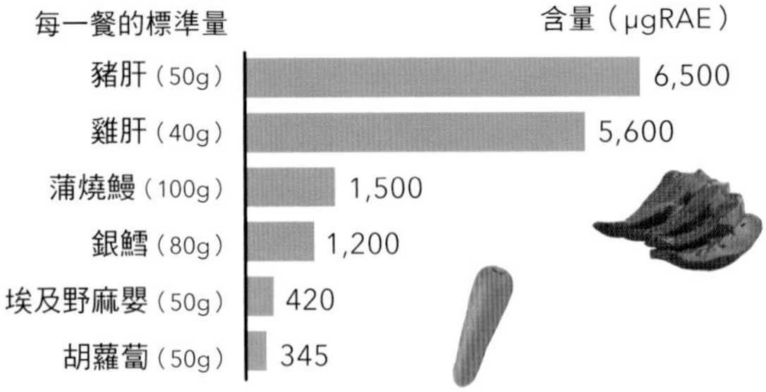

攝取的重點

相較於動物性食品裡所含的視黃醇，蔬菜類裡的β-胡蘿蔔素，腸道吸收率低，調理時要更用心。因屬於脂溶性，跟油脂類一起攝取效果比較好。

維生素A的1天攝取量

	建議量（μgRAE/日）		容許上限量（μgRAE/日）	
	男	女	男	女
0～5（月）	—	—	600	600
6～11（月）	—	—	600	600
1～2（歲）	400	350	600	600
3～5（歲）	500	400	700	700
6～7（歲）	450	400	900	900
8～9（歲）	500	500	1,200	1,200
10～11（歲）	600	600	1,500	1,500
12～14（歲）	800	700	2,100	2,100
15～17（歲）	900	650	2,600	2,600
18～29（歲）	850	650	2,700	2,700
30～49（歲）	900	700	2,700	2,700
50～69（歲）	850	700	2,700	2,700
70以上（歲）	800	650	2,700	2,700
懷孕初期、中期（附加量）		+0		—
懷孕後期（附加量）		+80		—
哺乳婦（附加量）		+450		—

維生素A有何作用？

維持皮膚、黏膜與眼睛的機能 預防感染

維生素A能維護皮膚或口腔、喉嚨、肺部、消化道等黏膜的健康，避免外界的病原菌等入侵體內。

人體若缺乏維生素A時，會使得皮膚或黏膜容易受傷，抵抗力也會變差，容易引發感染。

其次，因致癌物等物質容易入侵，因此容易罹患肺癌、胃癌以及子宮癌等上皮細胞癌。

維生素A為視網膜感受光線明暗或顏色之視紫質的主要成分，具有維護視覺或眼部健康的重要功能。而成為視紫質之成分的維生素A會逐漸被消耗掉，若未適時補充，一旦缺乏會導致視覺障礙。

再者，維生素A還有類似荷爾蒙的重要功能。它能控制細胞的分化與增殖，促進身體的生長。加上能讓皮膚的上皮細胞更替更為活化，也具美肌功效。

至於沒有在體內轉換成維生素A的β-胡蘿蔔素，可直接儲存於體內，發揮良好的抗氧化作用。

攝取過量的話

β-胡蘿蔔素只會轉換需要的量，不用擔心過剩症。但過量攝取視黃醇會引起頭痛、噁心、骨骼障礙或肝功能障礙等。孕婦還有導致畸形胎的疑慮。

攝取不足的話

在陰暗處識別物品的功能會變差（暗適應），甚至產生夜盲症。此外，讓皮膚或呼吸器官的黏膜也會變得乾燥，免疫力下降，容易出現皮膚炎或感染。孩童還會出現生長障礙。

說得更詳細！

將β-胡蘿蔔素換算為維生素A

類胡蘿蔔素中，植物性食品內含的β-胡蘿蔔素利用率特別好。β-胡蘿蔔素可於小腸上皮製造二分子的維生素A（視黃醇），其他的只可製造一分子的維生素A。所以，評估維生素A的攝取量時，也要考慮類胡蘿蔔素的吸收率。像這樣換算下來的數值，就用視黃醇活性當量（μgRAE）來表示。

視黃醇活性當量（μgRAE）
＝視黃醇（μg）
＋β-胡蘿蔔素（μg）× 1/12
＋α-胡蘿蔔素（μg）× 1/24
＋β-玉米黃質（μg）× 1/24
＋其他的維生素原A類胡蘿蔔素（μg）× 1/24

維生素D

可促進鈣或磷的吸收率，製造健康的骨骼。

維生素D有何特徵？

曬曬太陽 也能在體內合成維生素D

曬太陽有助皮膚合成維生素D。皮膚的維生素D前驅物——7-脫氫膽固醇一碰到紫外線，就會轉換成維生素D。所以，習慣夜生活或少有機會曬太陽者，要確實從食物補充維生素D。

透過食物攝取的維生素D，會先在肝臟與腎臟進行轉換成活性維生素D，可提升小腸對於鈣和磷的吸收率，讓鈣質確實的沉積於骨骼或牙齒，以增加骨質密度，並促進骨骼生長。

維生素D是任何年齡層都不可欠缺的營養素，尤其對孕婦、哺乳期或孩童的成長格外重要。維生素D與抑制致癌率或免疫調整的關係，目前仍然還在研究中。

據說一般在二十歲時骨質密度會達到巔峰，故從孩提時期就要確實補充維生素D與鈣質，才能製造強健的骨骼。

富含的食品

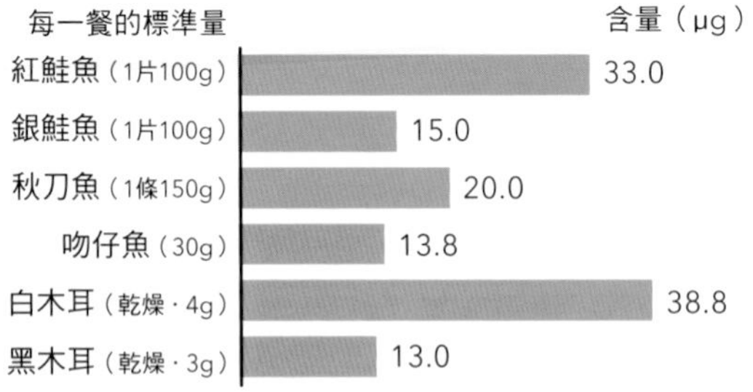

攝取的重點

曬過太陽的食品也可增加維生素D，即使是乾香菇等乾燥品，若能曬約30分鐘的太陽，也能增加裡面的維生素D含量。

維生素D的1天攝取量

	標準量（μg/日）		容許上限量（μg/日）
	男	女	男女
0～5（月）	5.0	5.0	25
6～11（月）	5.0	5.0	25
1～2（歲）	2.0	2.0	20
3～5（歲）	2.5	2.5	30
6～7（歲）	3.0	3.0	40
8～9（歲）	3.5	3.5	40
10～11（歲）	4.5	4.5	60
12～14（歲）	5.5	5.5	80
15～17（歲）	6.0	6.0	90
18～29（歲）	5.5	5.5	100
30～49（歲）	5.5	5.5	100
50～69（歲）	5.5	5.5	100
70以上（歲）	5.5	5.5	100
孕婦		7.0	—
哺乳婦		8.0	—

維生素D有何作用？

可調整血液裡的鈣質濃度與骨骼的形成有關

血液擁有一定濃度的鈣質，這跟神經傳導、肌肉收縮和骨骼成長等都有關係。而負責控制這種濃度的物質就是活性維生素D，它可促進小腸對於鈣質的吸收，讓鈣質沉積於骨骼。當攝取量不足時，它就會讓骨骼或牙齒的鈣質溶入血液裡，調整鈣質的濃度。

所以同時補充維生素D時、鈣和磷，可以製造更強健的骨骼。

如果幼童的維生素D攝取不足，會影響骨骼的發育，導致駝背、O型腿或X型腿，甚至出現佝僂病。再者，牙齒本身或支撐牙齒的下顎骨也會變脆弱，容易掉牙。

但若攝取過量，會引起嘔吐、下痢或脫水現象，嚴重時，血液裡的鈣質濃度上升，造成高血鈣症。加上血管壁或腎臟、肝臟等器官會有多餘鈣質沉積，也會導致軟組織鈣化或腎功能障礙。

值得慶幸的是，只要不是長期偏食的人，就不用過度擔心這些問題。

攝取過量的話

一般的飲食狀態下幾乎不會攝取過量。但若大量補充保健食品，可能導致噁心或下痢、肝腎功能障礙或動脈硬化。

攝取不足的話

成人可能產生軟骨症，成長期的孩童則容易出現佝僂病，高齡長輩或停經後的女性則會造成骨質疏鬆症。

說得更詳細！

要記得曬太陽

日照時間也會影響維生素D的合成量，像是冬天或日照時間短的地區，很常見維生素D不足的案例。再者，現在的孩子比較容易骨折的原因，有一說是因在外遊戲時間短，導致維生素D生成不足。所以，成長期的孩子要多曬太陽，只要骨骼強壯，長大就能預防骨質密度降低。

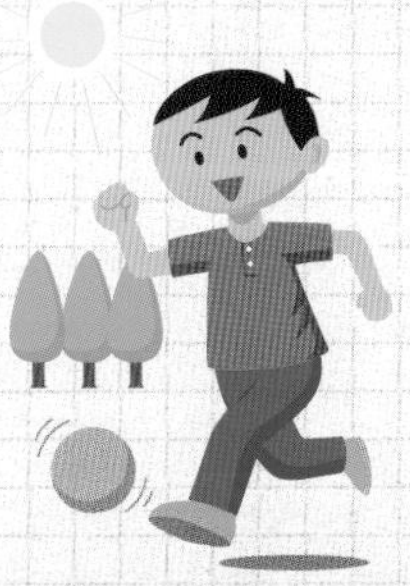

維生素E

具有超強的抗氧化作用，可調整荷爾蒙分泌，也有絕佳的抗老效果。

維生素E有何特徵？

具超強抗氧化力 可預防細胞老化

維生素E具有超強的抗氧化作用。人體如同食物有切口就會氧化一樣，在體內的細胞也會氧化並產生過氧化脂質，而過氧化脂質是影響老化或致癌的因素。而維生素E正可防堵過氧化脂質的生成，避免身體老化或癌化。再者，維生素E還能去除因大量日曬形成過多的活性氧，對促進血液循環與養顏美容都有良好功效。

此外，維生素E也跟荷爾蒙的代謝有關。它可針對腦下垂體發揮作用，促進荷爾蒙分泌改善經前焦慮、生理痛或生理期不順等困擾。

維生素E有何作用？

可防LDL氧化 促進血液循環

維生素E因可預防血液裡的LDL膽固醇（壞的膽固醇）氧化，因此可預防動脈硬化、腦梗塞、心肌梗塞等生活習慣病。

再者，它還可擴張末梢血管促進血液循環，故能調整自律神經。當血液循環得到改善時，即可解決畏寒、肩頸僵硬或頭痛等困擾，並且促進新陳代謝。

攝取過量的話

因維生素E屬脂溶性，一般的飲食並不太會攝取過量，如果是為預防老化或生活習慣病可多攝取的維生素。

攝取不足的話

體內容易產生過氧化脂質，成為細胞老化的因素，也會增加動脈硬化等疾病的風險。

富含的食品

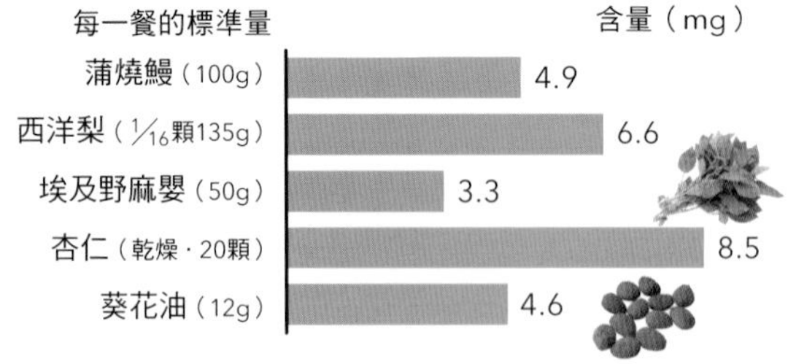

攝取的重點

從種子提煉的植物油富含維生素E，因容易氧化，若當作炸油，應儘早使用完畢。

維生素E的1天攝取量

	標準量（mg/日）		容許上限量（mg/日）	
	男	女	男	女
0～5（月）	3.0	3.0	—	—
6～11（月）	4.0	4.0	—	—
1～2（歲）	3.5	3.5	150	150
3～5（歲）	4.5	4.5	200	200
6～7（歲）	5.0	5.0	300	300
8～9（歲）	5.5	5.5	350	350
10～11（歲）	5.5	5.5	450	450
12～14（歲）	7.5	6.0	650	600
15～17（歲）	7.5	6.0	750	650
18～29（歲）	6.5	6.0	800	650
30～49（歲）	6.5	6.0	900	700
50～69（歲）	6.5	6.0	850	700
70以上（歲）	6.5	6.0	750	650
孕婦		6.5		—
哺乳婦		7.0		—

維生素K

為具有凝血功能的止血維生素。與骨骼的強化也有關係。

維生素K有何特徵？

葉菜類富含K_1、納豆含量多、腸內也能合成K_2

維生素K包括植物性食品富含的維生素K_1（葉綠醌），以及動物性食品或納豆等富含的維生素K_2（甲萘醌類）。雖然體內的腸內細菌也能合成維生素K_2，但因需求量不太夠，還是得由食品裡攝取。

所以，腸內細菌不夠活絡的新生兒，為避免因欠缺維生素K引發新生兒黑糞症，必須補充維生素K_2糖漿。

維生素K因具有凝血功能，被稱為「止血維生素」。

維生素K有何作用？

可防LDL氧化 促進血液循環

維生素K可於肝臟當作凝血酶原這種凝血因子的輔助酵素，幫忙止血。

此外，它還能促進骨骼再鈣化，幫助鈣質沉積於骨骼上，是強健骨骼不可缺的營養素。同時也有預防動脈硬化的效果。

攝取過量的話

目前尚無維生素K過剩症的報告，但正在服用凝血劑者，藥效可能會變差。

攝取不足的話

新生兒或正在服用抗生素者，因腸內的合成量少，血液比較不易凝固。

富含的食品

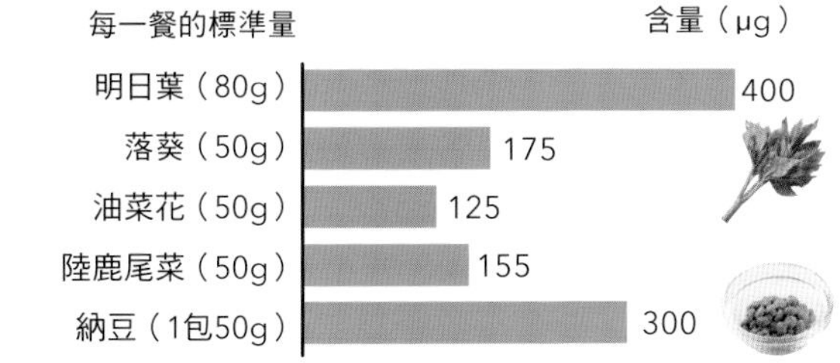

攝取的重點

若正在服用抗凝血藥華法林（warfarin），請不要吃富含維生素K的納豆等食品，以免影響藥效。

維生素K的1天的攝取量

	標準量（μg/日）	
	男	女
0～5（月）	4	4
6～11（月）	7	7
1～2（歲）	60	60
3～5（歲）	70	70
6～7（歲）	85	85
8～9（歲）	100	100
10～11（歲）	120	120
12～14（歲）	150	150
15～17（歲）	160	160
18～29（歲）	150	150
30～49（歲）	150	150
50～69（歲）	150	150
70以上（歲）	150	150
孕婦		150
哺乳婦		150

維生素B1

促進醣類代謝，為可消除疲勞，刺激食慾的維生素。

維生素B1有何特徵？

在醣類製造熱量時可作為輔助酵素

維生素B1是醣類轉換成熱量時不可欠缺的輔助酵素，一旦攝取不足，就無法從醣類獲得足夠的熱量。

再者，醣類攝取過剩，會增加維生素B1不足的風險。

所以，像冷飲、甜食或速食麵等食品，不僅醣類含量高，也幾乎不含維生素B1，因此常吃用這類食品者一定要特別小心。

此外，要分解酒精成分也少不了維生素B1。平常喜歡喝酒者，需要積極攝取富含維生素B1的食品。

維生素B1本身有易溶於水不耐熱的特質，有些調理方法可能會流失30～50％的維生素B1。

想有效攝取維生素B1的話，可跟韭菜、大蒜或青蔥類一起食用。這些蔬菜辛香料含蒜素，一跟維生素B1結合會形成蒜硫胺素，可促進身體的吸收率。

富含的食品

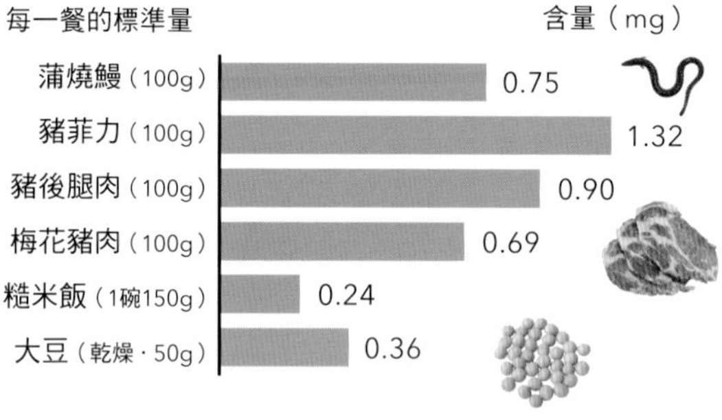

攝取的重點

維生素B1屬水溶性，最好做成可連湯汁一起食用的料理，再加入韭菜或大蒜提升其功能。維生素B1不會囤積於體內，可每天攝取。

維生素B1的1天攝取量

	建議量（mg/日）		標準量（mg/日）
	男	女	男女
0～5（月）	—	—	0.1
6～11（月）	—	—	0.2
1～2（歲）	0.5	0.5	—
3～5（歲）	0.7	0.7	—
6～7（歲）	0.8	0.8	—
8～9（歲）	1.0	0.9	—
10～11（歲）	1.2	1.1	—
12～14（歲）	1.4	1.3	—
15～17（歲）	1.5	1.2	—
18～29（歲）	1.4	1.1	—
30～49（歲）	1.4	1.1	—
50～69（歲）	1.3	1.0	—
70以上（歲）	1.2	0.9	—
孕婦（附加量）		+0.2	—
哺乳婦（附加量）		+0.2	—

維生素B_1有何作用？

維持大腦或神經的正常功能 消除疲勞或壓力

維生素B_1是大腦或神經不可欠缺的營養素，可維持中樞神經或四肢末梢神經的正常功能。因有助於大腦活動，可讓人集中專注力，提升記憶力。

對平常有大半的熱量都來自醣類含量多之米飯的人來說，這攸關醣類代謝的維生素B_1是非常重要的營養素。若攝取不足，醣類代謝不良，體內容易囤積乳酸等疲勞物質。進而引發肌肉痠痛、全身倦怠或浮腫、食慾不振、頭痛、暈眩、氣喘、四肢麻痺、疲憊、易感焦慮等症狀。所以，為讓吃下肚的醣類有效轉換成熱量，每一千大卡需要攝取〇．四五毫克的維生素B_1。

像米或麥等全穀類因富含維生素B_1，只要確實攝取主食，也能減輕慢性疲勞或壓力。

此外，胚芽裡也富含維生素B_1，記得儘量選擇精製度較低的食品。

攝取過量的話

有實驗數據顯示，長期每天大量食用保健食品可能導致頭痛、失眠或癢感等不適症狀。但維生素B_1屬水溶性，攝取過量也會排出體外，不用擔心過剩症。

攝取不足的話

慢性缺乏維生素B_1可能引發腳氣病或韋尼克氏腦病變。近年研究還發現缺乏維生素B_1可能跟阿茲海默症有關。

說得更詳細！

精製度低的米或麥富含維生素B_1

對以米飯為主食的人來說，維生素B_1是不可欠缺的營養素。因為過度精製的米少了胚芽的養分，因此維生素B_1含量會變少。只要把主食換成糙米或胚芽米，麵包換成全麥即可補充足量的維生素B_1。最近的五穀雜糧也增加了全麥粉或小麥麩質等營養素。所以，特別容易缺乏維生素B_1，有習慣菸酒者應需積極攝取這類食品。

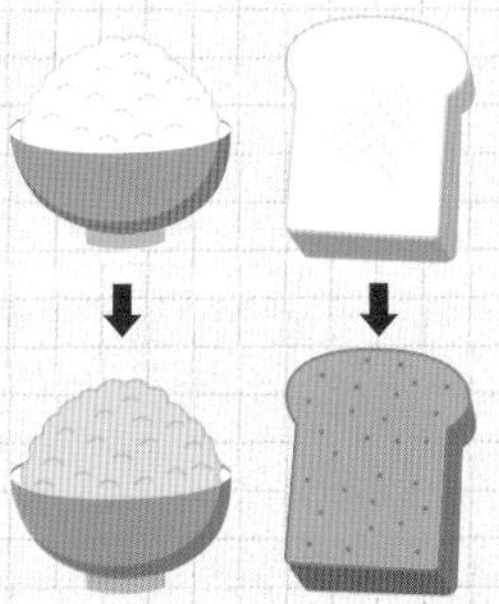

維生素B2

可代謝醣類，維持皮膚或毛髮健康。俗稱美容維生素。

維生素B2有何特徵？

可代謝醣類、蛋白質和脂肪打造健康的體魄。

維生素B2也被稱為「生長維生素」，是人體成長時不可欠缺的維生素，它可促進構成身體細胞的新陳代謝。

維生素B2可當作輔助酵素，有效分解醣類、蛋白質和脂肪這三大營養素，轉換成人體需要的熱量。而熱量攝取多者，對維生素B2的需求量也會增加，應積極攝取。再者，它會於體內和穀胱甘肽過氧化酶這種酵素結合，分解過氧化脂質。過氧化脂質這種有害物質乃動脈硬化或心肌梗塞等疾病的原因之一，除會加速細胞老化，還有致癌性。最好跟可以抑制過氧化脂質生成的維生素E一起食用。

而且維生素B2不耐光、容易變質，在存放食品時，可選擇不透光的包材，放在冰箱或暗處保存。

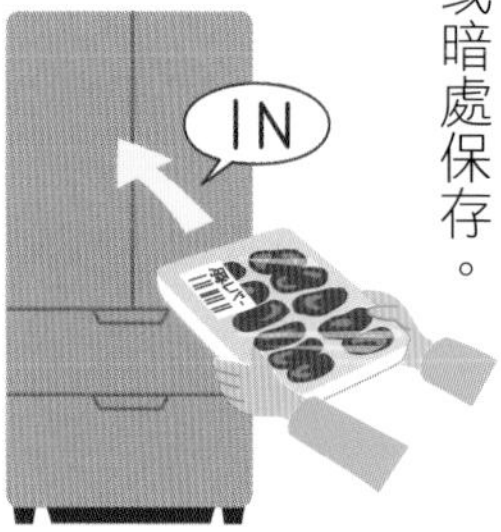

富含的食品

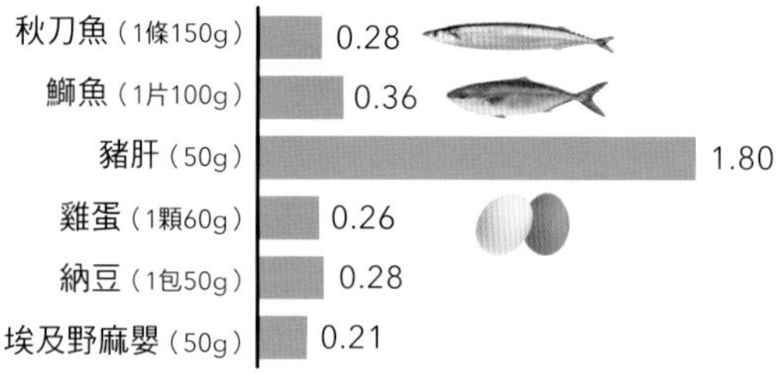

攝取的重點

豬肝、魚貝類，尤其是血合肉或魚皮、雞蛋等各種動物性食品都富含維生素B2。因本身很耐熱，適合快炒或煮物等加熱調理。

維生素B2的1天攝取量

	建議量（mg/日）		標準量（mg/日）
	男	女	男女
0～5（月）	—	—	0.3
6～11（月）	—	—	0.4
1～2（歲）	0.6	0.5	—
3～5（歲）	0.8	0.8	—
6～7（歲）	0.9	0.9	—
8～9（歲）	1.1	1.0	—
10～11（歲）	1.4	1.3	—
12～14（歲）	1.6	1.4	—
15～17（歲）	1.7	1.4	—
18～29（歲）	1.6	1.2	—
30～49（歲）	1.6	1.2	—
50～69（歲）	1.5	1.1	—
70以上（歲）	1.3	1.1	—
孕婦（附加量）		+0.3	—
哺乳婦（附加量）		+0.6	—

維生素B_2有何作用？

維持皮膚或毛髮健康。有助於瘦身減肥。

體內的維生素B_2有70～90％為活性的維生素B_2，吸收率好，可有效支持酵素發揮作用。

維生素B_2可促進身體發育，是成長期幼童不可欠缺的維生素；加上跟細胞再生有關，具養顏美容功效，可防肌膚粗糙乾裂、長痘痘，保持毛髮光澤。

但有些藥劑會妨礙維生素B_2的功效，如大量的抗生素、副腎皮質荷爾蒙劑（類固醇）、鎮定劑、口服避孕藥等。若長期服用這類藥劑，必須攝取比平常更多的維生素B_2。

再者，蛋白質含量少的減肥餐，維生素或礦物質等必需營養素的攝取量也會變少。因維生素B_2對於三大營養素的代謝效果良好，是正在減肥者應積極攝取的營養素。

維生素B_2還可保護黏膜，預防口腔潰瘍、嘴角炎、眼部充血或肌膚乾裂等，但因它屬於水溶性無法囤積於體內，必須每天攝取。

攝取過量的話

維生素B_2屬水溶性，攝取過量也會排出體外，不用擔心過剩症。但若長期大量食用保健食品，可能導致癢感或麻痺等不適症狀。

攝取不足的話

熱量代謝出現障礙，會妨礙生長，也可能導致口腔潰瘍、嘴角炎、眼部充血、頭皮屑或肌膚過油等問題。

說得更詳細！

維生素B群是「心靈維生素」

維生素B_1、維生素B_2、菸鹼酸、維生素B_6、維生素B_{12}、葉酸、泛酸、生物素總稱為「維生素B群」。

維生素B群因具有穩定精神的重要功能，也被稱作「心靈維生素」。

再者，維生素B群均可當成輔助酵素，促進體內營養素的代謝。主要是幫醣類轉換成熱量，故也能預防糖尿病。維生素B群合起來效果更好，能發揮更大的功效。

菸鹼酸（維生素B3）

可於體內合成，促進各種營養素的代謝。

菸鹼酸有何特徵？

可從色胺酸合成 體內含量多

菸鹼酸也被稱為維生素B3，屬維生素B群；為體內大量分布的水溶性維生素，肝臟裡特別多。食品的話，無論動物性或植物性都有。人體可從色胺酸這種必需胺基酸合成菸鹼酸，每六十毫升的色胺酸相當於一毫升的菸鹼酸。所以，只要飲食正常幾乎不會缺乏菸鹼酸。

此外，菸鹼酸還有擴張血管，促進血流，養成健康膚質的效果，有「肌膚的維生素」之稱。

菸鹼酸有何作用？

可促進乙醛分解 預防宿醉

跟其他的維生素B群一樣，菸鹼酸也跟三大營養素的代謝有關；它還能輔助多種酵素發揮作用，促進乙醛分解預防宿醉。但習慣大量喝酒者，會因消耗菸鹼酸導致食慾不振或嘴角炎。此外，它還能促進血液循環，可改善畏寒或頭痛困擾。

攝取過量的話

只要飲食正常，幾乎不用擔心過剩症；但偶爾會因食用過量的保健食品，導致消化不良或皮膚炎。

攝取不足的話

缺乏菸鹼酸的典型疾病就是糙皮症，主要症狀是四肢皮膚炎、胃腸功能障礙、憂鬱症等精神神經症狀。

富含的食品

每一餐的標準量	含量（mg）
鹹鱈魚子（1/2對40g）	19.8
鰹魚生魚片（1貫100g）	19.0
雞胸肉（去皮70g）	8.5
豬肝（50g）	7.0
鴻喜菇（50g）	2.6

攝取的重點

人體可從色胺酸合成菸鹼酸，合成時也需要維生素B1、B2和B6；所以，要一起攝取富含這些營養素的食品。

菸鹼酸的1天攝取量

	建議量（mgNE/日）		容許上限量[1]（mgNE/日）	
	男	女	男	女
0～5（月）	—	—	—	—
6～11（月）	—	—	—	—
1～2（歲）	5	5	60（15）	60（15）
3～5（歲）	7	7	80（20）	80（20）
6～7（歲）	9	8	100（30）	100（25）
8～9（歲）	11	10	150（35）	150（35）
10～11（歲）	13	12	200（45）	200（45）
12～14（歲）	15	14	250（60）	250（60）
15～17（歲）	16	13	300（75）	250（65）
18～29（歲）	15	11	300（80）	250（65）
30～49（歲）	15	12	350（85）	250（65）
50～69（歲）	14	11	350（80）	250（65）
70以上（歲）	13	10	300（75）	250（60）
孕婦（附加量）		—		—
哺乳婦（附加量）		+3		—

1 表烟酰胺（Nikotinamid）的mg量。括號內為菸酸（Nikotin酸）的mg量。參考體重加以計算。

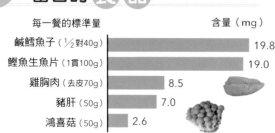

維生素B6

分解與合成蛋白質所不可欠缺的機能性維生素。

維生素B6有何特徵？

可促進蛋白質代謝 維持皮膚、毛髮與精神層面的健康

維生素B_6為促進蛋白質代謝的重要角色，可讓蛋白質的分解與合成更加順暢。當蛋白質能有效利用，自然能促進皮膚再生，維護毛髮健康。再者，維生素B_6也跟脂肪的代謝有關，據說能避免肝臟囤積太多的脂肪。

此外，維生素B_6跟神經傳導物質的生成很有關係。若蛋白質的分解與合成不順，代謝受阻，那腎上腺素、多巴胺或血清素等，可於神經細胞之間傳遞訊息的荷爾蒙也會分泌不足，影響精神狀態導致憂鬱或失眠等。

維生素B6有何作用？

可確保免疫正常 保護皮膚與黏膜的健康

維生素B_6可提升免疫力，預防幼童氣喘發作。它也能保護皮膚與黏膜的健康，避免肌膚乾裂或眼部乾燥，並減輕過敏的困擾。由於它可從腸內細菌合成，不容易缺乏，但若長期服用抗生素等藥物，會影響腸道環境導致匱乏。

攝取過量的話

屬水溶性，多餘的部分會排掉；只要飲食正常就不用擔心。

攝取不足的話

會引起鼻、眼、口等黏膜發炎或皮膚炎。加上荷爾蒙分泌失調，也會出現頭痛、腰痛或憂鬱等症狀。

富含的食品

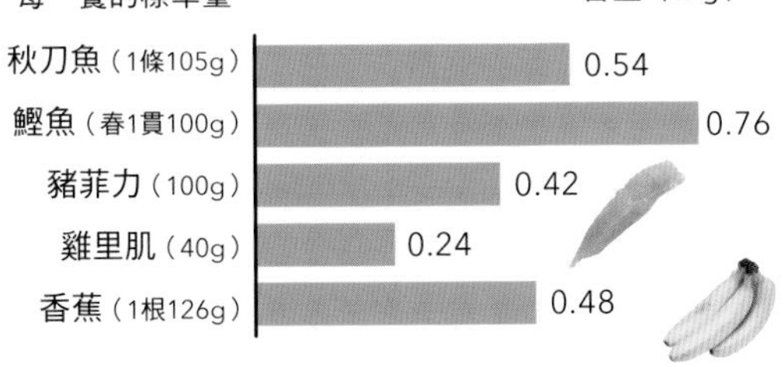

攝取的重點

屬水溶性。魚肉類等動物性食品富含維生素B6，雖然植物性食品裡也有，但使用率較差。

維生素B6的1天攝取量

	建議量（mg/日）		容許上限量（mg/日）	
	男	女	男	女
0～5（月）	—	—	—	—
6～11（月）	—	—	—	—
1～2（歲）	0.5	0.5	10	10
3～5（歲）	0.6	0.6	15	15
6～7（歲）	0.8	0.7	20	20
8～9（歲）	0.9	0.9	25	25
10～11（歲）	1.2	1.2	30	30
12～14（歲）	1.4	1.3	40	40
15～17（歲）	1.5	1.3	50	45
18～29（歲）	1.4	1.2	55	45
30～49（歲）	1.4	1.2	60	45
50～69（歲）	1.4	1.2	55	45
70以上（歲）	1.4	1.2	50	40
孕婦（附加量）		+0.2		—
哺乳婦（附加量）		+0.3		—

維生素B12

可舒緩肩頸僵硬或腰痛。
為可預防惡性貧血的紅色維生素。

維生素B12有何特徵？

與造血功能有關的維生素
可與葉酸一起預防貧血

維生素B12含有鈷這種礦物質，也被稱為鈷胺素或「紅色維生素」。相較於其他維生素，需求量雖少，但仍可當作輔助酵素促進各種代謝。尤其是在骨髓幫忙製造紅血球是它最重要的功能。維生素B12和葉酸都是造血必要的維生素，可協助紅血球之血紅素的合成，無論缺少哪一種都可能導致惡性貧血。

此外，它還能幫助核酸合成，讓神經傳導物質順利抵達末梢神經，舒緩肩頸僵硬或腰痛。

維生素B12有何作用？

可維持神經系統正常運作
調整生理節奏

維生素B12有促進蛋白質合成，維護神經系統的功能。並可調節褪黑激素的分泌，讓睡眠等生理節奏維持正常運作。透過飲食攝取的維生素B12，與胃壁分泌的內在因子結合後由小腸吸收，所以，若是胃部曾做過手術使得內在因子不足的話，容易缺乏維生素B12。

攝取過量的話

目前還沒有過剩症的報告數據；因屬水溶性，過剩的部分會排出體外。

攝取不足的話

會引起惡性貧血、動脈硬化、全身倦怠、專注力變差、四肢麻痺、運動機能降低等神經系統方面的症狀。

富含的食品

每一餐的標準量	含量（µg）
牛肝（50g）	26.4
雞肝（40g）	17.8
秋刀魚（1條105g）	16.2
蛤蜊（6顆50g）	26.2
牡蠣（生鮮・3顆60g）	16.9

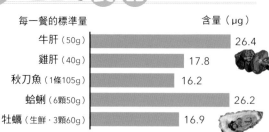

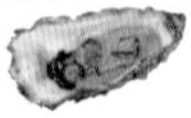

攝取的重點

維生素B12主要存於動物性食品裡，一般的飲食不會攝取不足；但若是素食者有可能缺乏。

維生素B12的1天攝取量

	建議量（µg/日）		標準量（µg/日）
	男	女	男女
0～5（月）	—	—	0.4
6～11（月）	—	—	0.5
1～2（歲）	0.9	0.9	—
3～5（歲）	1.0	1.0	—
6～7（歲）	1.3	1.3	—
8～9（歲）	1.5	1.5	—
10～11（歲）	1.8	1.8	—
12～14（歲）	2.3	2.3	—
15～17（歲）	2.5	2.5	—
18～29（歲）	2.4	2.4	—
30～49（歲）	2.4	2.4	—
50～69（歲）	2.4	2.4	—
70以上（歲）	2.4	2.4	—
孕婦（附加量）		+0.4	—
哺乳婦（附加量）		+0.8	—

葉酸（維生素B_9）

葉酸有何特徵？

可促成核酸的合成 幫助胎兒正常發育

葉酸和維生素B_{12}都是製造紅血球所必要的營養素，故也被稱為「造血維生素」。黃綠色蔬菜中多含有豐富的葉酸。

葉酸可促成核酸的合成與細胞的新生。所以，像懷孕婦女或是成長期幼童這類正值細胞分裂與增殖活絡的時期，更少不了葉酸這種營養素。

若從懷孕初期即攝取適量的葉酸，能降低胎兒的神經管缺陷症（孕婦）這種先天異常的罹患風險。

葉酸有何作用？

細胞的新生與增殖不可欠缺。為製造紅血球的造血維生素。

可保護黏膜增強抵抗力 預防惡性貧血

可保護消化道的黏膜，或口腔、舌頭等的黏膜，增強抵抗力預防疾病。若缺乏葉酸，尤其是成長期的幼童，容易出現惡性貧血要特別注意。

再者，缺乏葉酸會讓血液裡的同胱胺酸濃度上升，增加動脈硬化或心血管疾病的風險。

攝取過量的話

因屬水溶性，一般的飲食不用擔心過剩症；但若大量食用保健食品，可能導致胃腸炎或神經功能障礙。

攝取不足的話

免疫力會下降，引發口腔潰瘍、胃潰瘍、長痘痘等肌膚粗糙或惡性貧血。懷孕初期攝取適量對胎兒的發育非常重要。

富含的食品

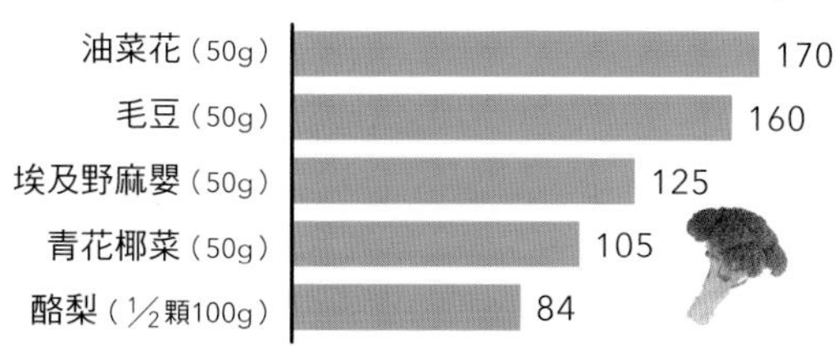

攝取的重點

跟維生素B_{12}一起攝取有造血功效。因不耐光線或空氣，因此需置入密閉容器，放冰箱保存。

葉酸的1天攝取量

	建議量（μg/日）		容許上限量（μg/日）
	男	女	男女
0～5（月）	—	—	—
6～11（月）	—	—	—
1～2（歲）	90	90	200
3～5（歲）	100	100	300
6～7（歲）	130	130	400
8～9（歲）	150	150	500
10～11（歲）	180	180	700
12～14（歲）	230	230	900
15～17（歲）	250	250	900
18～29（歲）	240	240	900
30～49（歲）	240	240	1,000
50～69（歲）	240	240	1,000
70以上（歲）	240	240	900
孕婦（附加量）		+240	—
哺乳婦（附加量）		+100	—

泛酸（維生素B5）

很多食品都含有泛酸。可促進熱量生成，減輕壓力。

泛酸有何特徵？

幫助三大營養素代謝 促進荷爾蒙的合成

泛酸這名稱的語源來是自希臘語，意指「廣泛存在」，亦即很多食品都含泛酸。加上腸道可自行合成泛酸，體內幾乎不會匱乏，對身體各個組織來說，是不可欠缺的維生素。

泛酸為輔酶A這種輔助酵素的構成成分，可促進蛋白質、糖、脂肪的熱量生成或荷爾蒙的合成，對全身的許多反應都具有重要的影響。此外，它也能增加HDL（好的膽固醇），而且還有預防心血管等疾病的效果。

泛酸有何作用？

具有抗壓性 促進膠原蛋白生成

身體感受到壓力時，副腎皮質會釋出抗壓力荷爾蒙；因泛酸可促成這種荷爾蒙的合成，故也被稱為「抗壓力維生素」。

再者，它還能幫助維生素C生成膠原蛋白，維護毛髮或肌膚的健康。

此外，泛酸也跟神經細胞或免疫抗體的合成等作用有關。

攝取過量的話

目前沒有攝取過量的報告，即使攝取過量也會隨著尿液排出。

攝取不足的話

幾乎不會匱乏。但長期服用抗生素恐會引起疲憊感、知覺障礙、麻痺感等症狀。

富含的食品

每一餐的標準量	含量（mg）
雞肝（40g）	4.04
豬肝（50g）	3.6
牛肝（50g）	3.2
帶卵鰈魚（1片100g）	2.41
鹹鱈魚子（½對40g）	1.47
銀鮭（1片100g）	1.37

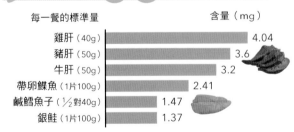

攝取的重點

即使攝取過量也不用擔心過剩症，可積極攝取。若跟葉酸或維生素B6一併攝取，可增強免疫力。

泛酸的1天攝取量

	標準量（mg/日）		容許上限量（mg/日）
	男	女	男女
0～5（月）	4	4	—
6～11（月）	3	3	—
1～2（歲）	3	3	—
3～5（歲）	4	4	—
6～7（歲）	5	5	—
8～9（歲）	5	5	—
10～11（歲）	6	6	—
12～14（歲）	7	6	—
15～17（歲）	7	5	—
18～29（歲）	5	4	—
30～49（歲）	5	4	—
50～69（歲）	5	5	—
70以上（歲）	5	5	—
孕婦		5	—
哺乳婦		5	—

生物素（維生素H）

屬於維生素B群，可預防皮膚炎，滋養健康的毛髮。

生物素有何特徵？

因可預防皮膚發炎而被發現的維生素

生物素因可預防皮膚炎而被發現，因德語的皮膚為「Haut」，故也被稱為「維生素H」。生物素與皮膚或毛髮的健康有關，具有可抑制皮膚炎的組織胺生成作用。據說，它也跟胺基酸合成蛋白質的過程有關，一旦缺乏便容易掉髮或長出白髮。魚肉類、蛋類、鮮奶或蔬菜等，很多食品都含有生物素。但要注意避免和生蛋白中的蛋白質「抗生物素蛋白」結合，因會妨礙腸道吸收，所以，吃大量蛋白容易欠缺生物素。

生物素有何作用？

可促成醣類代謝或脂肪酸的合成 預防過敏性皮膚炎

生物素為羧化酶這種酵素的輔助酵素，可促進醣類代謝或脂肪酸的合成。若缺乏生物素，醣類無法順利代謝，容易堆積乳酸引發肌肉痠痛或疲憊感。

此外，它還能抑制組織胺的生成，預防脂漏性或過敏性皮膚炎、掉髮或長白髮。

攝取過量的話

因屬水溶性，攝取過量的部分會排出體外，不必擔心攝取過量。

攝取不足的話

會出現皮膚炎、疲憊感或食慾不振等症狀。一般的飲食不至於缺乏生物素，但若長期服用抗生素偶爾會引起匱乏。

富含的食品

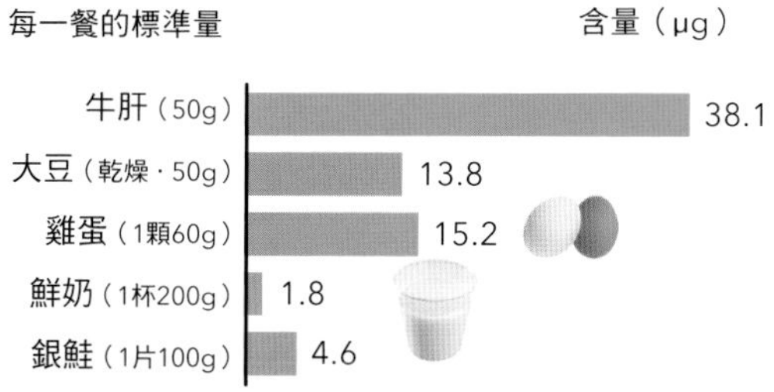

攝取的重點

若跟生蛋白中的抗生物素蛋白結合會妨礙吸收，所以，想吃大量蛋白時，記得加熱後再吃。

生物素的1天攝取量

	標準量（μg/日）		容許上限量（μg/日）
	男	女	男女
0～5（月）	4	4	—
6～11（月）	10	10	—
1～2（歲）	20	20	—
3～5（歲）	20	20	—
6～7（歲）	25	25	—
8～9（歲）	30	30	—
10～11（歲）	35	35	—
12～14（歲）	50	50	—
15～17（歲）	50	50	—
18～29（歲）	50	50	—
30～49（歲）	50	50	—
50～69（歲）	50	50	—
70以上（歲）	50	50	—
孕婦		50	—
哺乳婦		50	—

維生素C

可預防肌膚老化，讓細胞更有元氣。

維生素C有何特徵？

具抗氧化能力可防動脈硬化 一有壓力就會補充

維生素C是因可預防壞血病而被發現，意味著可抗（anti）壞血病（scorbutic）的酸（acid），故其化學名被稱為抗壞血酸。維生素C雖然容易被吸收，但即使過量攝取也會被排出體外，且無法於體內合成，所以每天都要補充維生素C。

維生素C具有良好的抗氧化作用，可清除活性氧，抑制會引起老化或癌症的過氧化脂質生成。尤其可避免血液裡的LDL（壞的膽固醇）氧化，有效預防動脈硬化等生活習慣病。

再者，維生素C也跟一受到壓力，就大量分泌的副腎皮質荷爾蒙——醣類皮質激素，或副腎髓質荷爾蒙——腎上腺素的合成有關。一有精神壓力或寒冷壓力或抽菸都會消耗大量的維生素C。所以，抽菸者或受到壓力時，記得要多多補充維生素C。

富含的食品

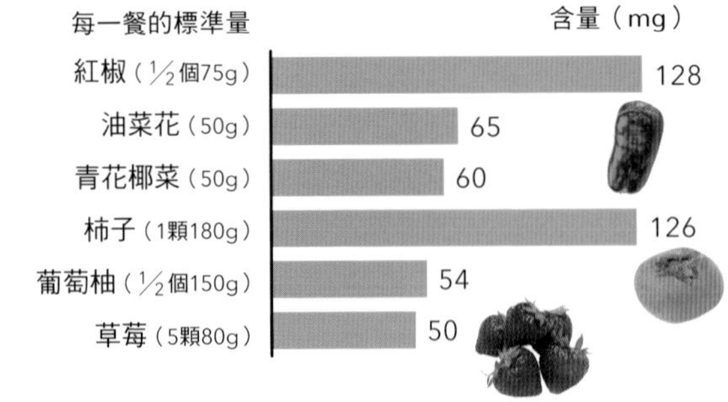

攝取的重點

因溶於水又不耐光或熱，保存或調理時容易流失，有時光是水洗就會流失一半以上的養分。攝取重點是趁新鮮時儘早料理。

維生物C的1天的攝取量

	建議量（mg/日）		標準量（mg/日）
	男	女	男女
0～5（月）	—	—	40
6～11（月）	—	—	40
1～2（歲）	35	35	—
3～5（歲）	40	40	—
6～7（歲）	55	55	—
8～9（歲）	60	60	—
10～11（歲）	75	75	—
12～14（歲）	95	95	—
15～17（歲）	100	100	—
18～29（歲）	100	100	—
30～49（歲）	100	100	—
50～69（歲）	100	100	—
70以上（歲）	100	100	—
孕婦（附加量）		+10	—
哺乳婦（附加量）		+45	—

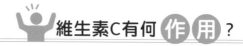

維生素C有何作用？

合成膠原蛋白必需的維生素可增強免疫力預防感染

維生素C與約占體內蛋白質30%的膠原蛋白合成很有關係。

膠原蛋白乃骨骼或肌膚的主要成分，可強化細胞間的結合，維護血管、黏膜或骨骼的健康。若缺乏膠原蛋白，微血管會變的脆弱，引起牙齦或臟器出血的壞血病。

再者，膠原蛋白可形成細胞的堅固屏障，防堵各種病毒入侵體內。

而維生素C與避免身體受到病毒攻擊之干擾素這種蛋白質的合成有關，可支持白血球與入侵體內的病毒或細菌奮戰，對於免疫力的維護非常重要。由於體內無法事先儲存維生素C，若想預防感冒或感染，平常就要多攝取維生素C。

維生素C還能抑制與斑點形成有關之黑色素的生成，故有養顏美容的效果。此外，它也可以強化腸道的鐵質吸收率，預防缺鐵性貧血。

攝取過量的話

因屬水溶性，不必擔心攝取過量。但若持續每天攝取十公克以上的保健食品，可能會出現下痢、頻尿、長疹子或嘔吐等不適症狀。

攝取不足的話

除了容易疲憊、長痘痘或肌膚嚴重乾裂外，還會因免疫力下降容易感冒或感染。一旦長期缺乏，微血管會變的鬆脆，引起牙齦或皮下出血等壞血病的症狀。

說得更詳細！了解可讓功效倍增的一併攝取法

維生素C和其他的維生素或礦物質一併攝取，更能促進健康。比如鐵質。跟動物性食品裡的血紅素鐵相比，植物性食品裡的非血紅素鐵不易被吸收。而維生素C正可以增加腸道之非血紅素鐵的吸收率。

除此之外，維生素C若跟鈣質一併攝取，可提升骨質密度，跟膠原蛋白一併攝取，有養顏美容的效果。若是跟葉酸或維生素B_{12}，更有預防貧血的效果。

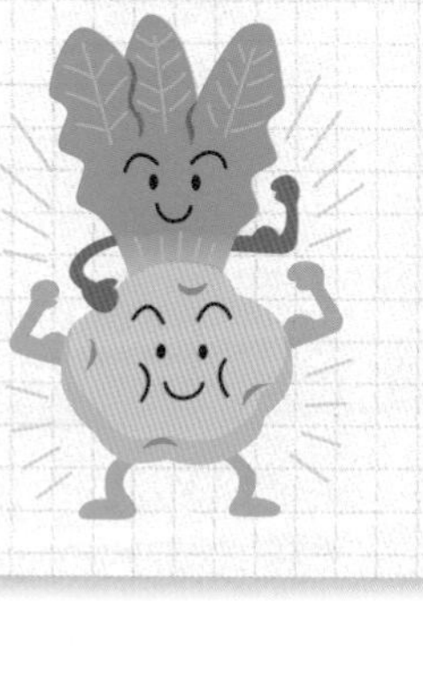

礦物質的基本知識

身體的構成成分。為調整功能的單一元素。應透過飲食每天適量攝取。

構成人體4%的必需礦物質有十六種

構成人體的元素約有六十種，而其中氧、碳、氫、氮這四種元素就占了整體的96%，剩下4%的元素被稱為礦物質（無機質）。

目前已知維持人體健康必要且不可欠缺的礦物質有十六種，統稱為必需礦物質，可分成體內主要的多量礦物質，以及分量極少的微量礦物質。多量礦物質一天的必要量為一百毫升以上，共有七種；而微量礦物質一天的必要量為一百毫升以下，共有九種。

為構成人體維持正常機能的必要營養素

礦物質裡的鈣、磷或鎂等元素，可構成骨骼或牙齒等身體的組織。鈉、鉀或磷等元素，可溶於體液調節滲透壓，平衡酸鹼值，幫助神經的傳導。而鎂、錳、銅或鋅等元素，可作為酵素成分促進代謝。

礦物質無法於體內合成，故從食品中均衡攝取非常重要。

由於礦物質適當的攝取量，以及有害健康的攝取量之範圍非常狹窄，容易造成過剩症或缺乏症，請參考飲食攝取標準，確定容許上限量或目標量等數值。

現代人普遍有鈣、鐵、鋅等攝取不足，鈉攝取過量的傾向。從預防生活習慣病的觀點來看，適量攝取為不二法則。

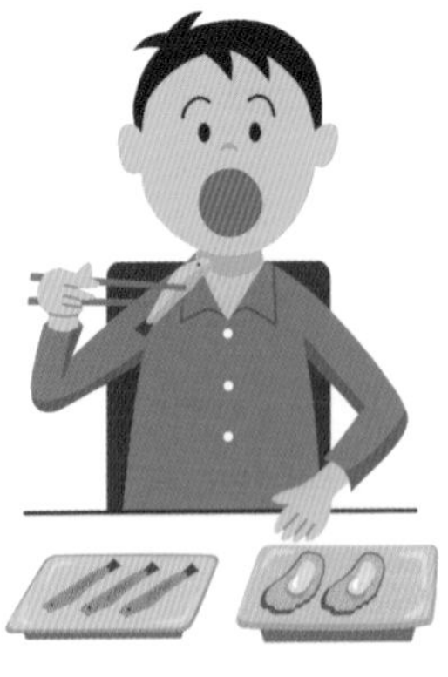

礦物質的種類與作用

分類	功能	◆缺乏 ◇過剩
鈉	●調整細胞滲透壓 ●調整體液酸鹼值 ●讓血壓上升	◆疲憊、低血壓、食慾不振 ◇浮腫、高血壓
氯	●胃液的主要成分 ●調整體液酸鹼值 ●促進消化	◆食慾不振、消化不良
磷	●維護牙齒或骨骼健康 ●促進生長 ●維持滲透壓	◆骨骼弱化、牙周病 ◇腎功能障礙、鈣質吸收不良
鉀	●消除浮腫 ●支持肌肉收縮 ●排出鹽分 ●預防高血壓	◆浮腫、高血壓、肌肉痙攣
鈣	●強化骨骼或牙齒 ●穩定情緒 ●預防高血壓、動脈硬化	◆骨質疏鬆症、抑制生長、動脈硬化 ◇高血鈣症
鐵	●運送血液裡的氧氣 ●造血作用 ●維持免疫功能	◆貧血、暈眩、抑制生長 ◇鐵質沉積症
鋅	●傳達遺傳因子 ●保持正常味覺 ●形成細胞	◆皮膚炎、味覺障礙、生長障礙、貧血、下痢
銅	●造血作用 ●強化骨骼或牙齒 ●與膠原蛋白的生成有關	◆貧血、暈眩、毛髮或膚色變淡
錳	●抗氧化作用 ●構成部分輔助酵素 ●與中樞神經的功能有關	◆骨骼生長障礙、生殖器官功能障礙
碘	●甲狀腺荷爾蒙的主要成分	◆甲狀腺腫瘤、生長障礙 ◇甲狀腺腫瘤、甲狀腺機能低下
硒	●抗氧化作用 ●抗癌作用 ●抑制過氧化脂質的生成	◆加速老化、心臟疾病 ◇掉髮、嘔吐、下痢、指甲變形
鎂	●調整血壓 ●維持體溫 ●維持骨骼健康 ●與熱量的生成有關	◆心臟疾病、肌肉收縮異常、骨骼或牙齒生長障礙 ◇下痢
鉻	●預防糖尿病 ●預防高血壓 ●與代謝有關	◆醣類、蛋白質代謝功能低下 ◇嘔吐、下痢
鉬	●尿酸的代謝 ●促進鐵質的利用率	◆貧血、痛風
硫磺	●預防有害礦物質囤積 ●調整酸鹼值 ●與骨骼、皮膚或指甲的生成有關	◆皮膚炎、解毒功能低下
鈷	●維生素B_{12}的構成成分 ●與紅血球的生成有關	◆貧血 ◇甲狀腺機能低下

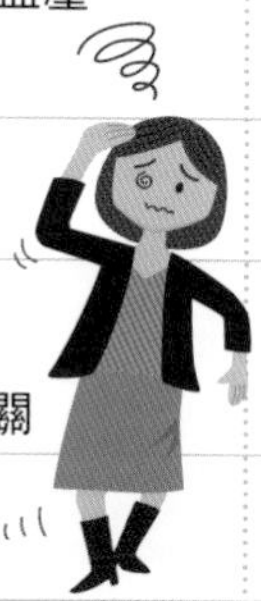

鈉

可調整體內的水分含量與礦物質平衡。可透過食鹽攝取。

鈉有何特徵？

鈉幫浦可以調節細胞內外的水分含量

人體的體液由細胞外液與細胞內液構成，而鈉和鉀可以調節其滲透壓。細胞外液含大量的鈉，但體內只有體重的0.15%。所以，當細胞內的鈉含量增加，鈉幫浦就會發揮調節功能，將鈉排出體內的同時，把細胞外的鉀帶進體內。透過這個運作機制，讓細胞內外的鈉和鉀經常維持一定比例，以調節體內的水分含量，或其他礦物質成分的濃度。

而鈉和氯一結合就成了我們日常食用的食鹽（氯化鈉）。精製鹽含99%以上的氯化鈉，但精製度低的天然鹽，其他礦物質含量也很豐富。所以，食用天然鹽除了鈉，還能均衡攝取所有的礦物質。

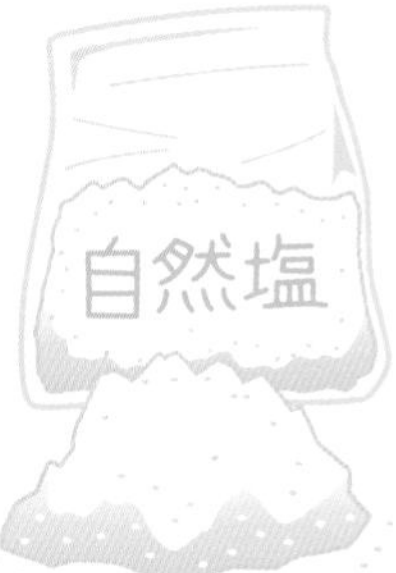

富含的食品

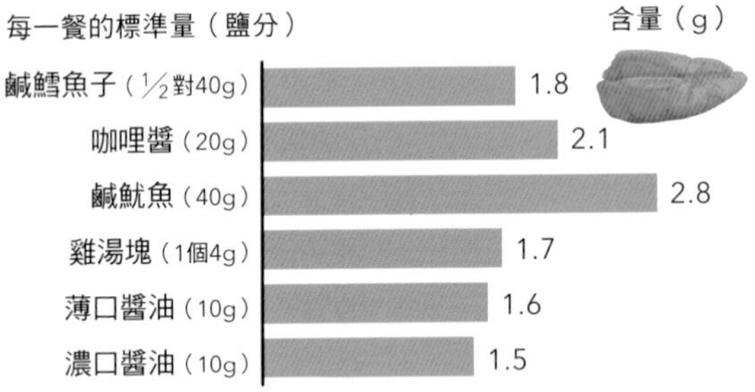

攝取的重點

幾乎每道料理都會加鹽，所以容易攝取過量。尤其是口味偏重及外食者要多加留意，可利用辛香料或昆布高湯製作減鹽料理。

鈉的1天攝取量

	標準量（mg/日）		目標量（g/日）	
	男	女	男	女
0～5（月）	100（0.3）	100（0.3）	—	—
6～11（月）	600（1.5）	600（1.5）	—	—
1～2（歲）	—	—	（<3.0）	（<3.5）
3～5（歲）	—	—	（<4.0）	（<4.5）
6～7（歲）	—	—	（<5.0）	（<5.5）
8～9（歲）	—	—	（<5.5）	（<6.0）
10～11（歲）	—	—	（<6.5）	（<7.0）
12～14（歲）	—	—	（<8.0）	（<7.0）
15～17（歲）	—	—	（<8.0）	（<7.0）
18～29（歲）	—	—	（<8.0）	（<7.0）
30～49（歲）	—	—	（<8.0）	（<7.0）
50～69（歲）	—	—	（<8.0）	（<7.0）
70以上（歲）	—	—	（<8.0）	（<7.0）
孕婦		—		—
哺乳婦		—		—

＊括號內為食鹽適合量（g/日）

鈉有何作用？

過剩的鈉會增加體內的水分造成浮腫

一般來說，過量攝取的鹽分會從腎臟排除。但若長期攝取過量，或腎功能不佳時，體內（血液和組織間液）的鈉會變多。於是，血液的滲透壓上升，這時要讓水留在血液裡才能讓滲透壓下降。結果導致血液裡的水分增加，血管滲出水分，組織間液也會增加，形成所謂的「浮腫」。當血液裡的水分增加，血管壁承受的壓力也會上升。

加上鈉也有收縮血管的作用，如此一來就容易引發高血壓。

鈉也跟神經傳導有關。透過細胞膜，交換細胞內外的鈉與鉀時，兩者的離子電信號成為刺激，傳到神經組織。當大腦透過神經組織，給肌肉下達命令時也會出現這種刺激，結果導致肌肉細胞緊繃收縮。再者，鈉也能調整體液的酸鹼值。人體體液因鈉的緩衝作用，才能維持在一定的狀態。

攝取過量的話

容易造成浮腫、腎功能障礙、高血壓、動脈硬化、心肌梗塞等各種疾病；據說也會增加罹患胃癌風險。

攝取不足的話

對習慣沾醬重口味料理的人來說，幾乎不會有攝取不足的問題。但是，大量流汗或持續下痢、嘔吐會流失體內的鈉離子，導致抽筋或肌肉痛等症狀。

說得更詳細！

從鈉計算食鹽的適合量

大部分的鈉都是從跟氯結合的食鹽（氯化鈉）裡攝取而來。所以，食品中的鈉含量大多也要考慮食鹽的適合量，並以食鹽適合量表示一天之飲食攝取標準裡的目標量。用以下公式即可計算食鹽的適合量。

食鹽適合量（g）＝鈉含量×2.54

＊係數2.54是由食鹽的分子量58.5（鈉原子量23+氯原子量35.5），除以鈉原子量所得的結果。

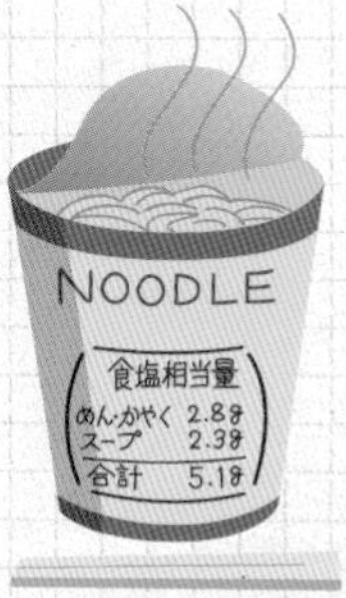
NOODLE
食塩相当量
めん・かやく 2.8g
スープ 2.3g
合計 5.1g

氯（chlor）

食鹽成分之一。可促進體內消化，調整血液及體液的平衡。

氯有何特徵？

作為胃液裡的鹽酸 協助殺菌與消化

氯在胃液裡如同鹽酸，可幫助消化蛋白質的酵素——胃蛋白酶發揮作用，為進入胃裡的食物殺菌與消化。也能與其他礦物質一起合作，維持並調節血液或體液的酸鹼平衡與滲透壓。

氯和鈉都是食鹽（氯化鈉）的成分，我們主要是從食鹽裡攝取氯，故一般的飲食幾乎不會攝取不足。即使攝取過量也會隨汗水或尿液排出，不用擔心過剩症。

氯有何作用？

可調節體液的滲透壓 自來水裡也含氯

氯跟鈉一樣存在細胞外的體液裡，負責調節滲透壓。並可透過鹽酸的分泌，活化胃蛋白酶，促進小腸的維生素吸收。再者，它還可促進胰液分泌。

氯的氧化力很強，可用來消毒自來水，或於體內幫忙胃裡的食物殺菌。

攝取過量的話

不用擔心攝取過量，但若喝太多含有氯的自來水，也可能破壞腸道細菌的平衡。

攝取不足的話

基本上不會攝取不足，但嘔吐或下痢會讓體內的氯大量流失。

富含的食品

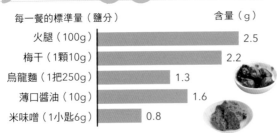

每一餐的標準量（鹽分）	含量（g）
火腿（100g）	2.5
梅干（1顆10g）	2.2
烏龍麵（1把250g）	1.3
薄口醬油（10g）	1.6
米味噌（1小匙6g）	0.8

攝取的重點

除了食鹽或醬油等調味料，梅干或火腿等加工食品也富含氯。再者，氯可用來消毒自來水，自來水裡也含微量的氯。

氯的1天攝取量

只要飲食正常，不用擔心氯會過剩或不足，故不用設定氯的飲食攝取標準。

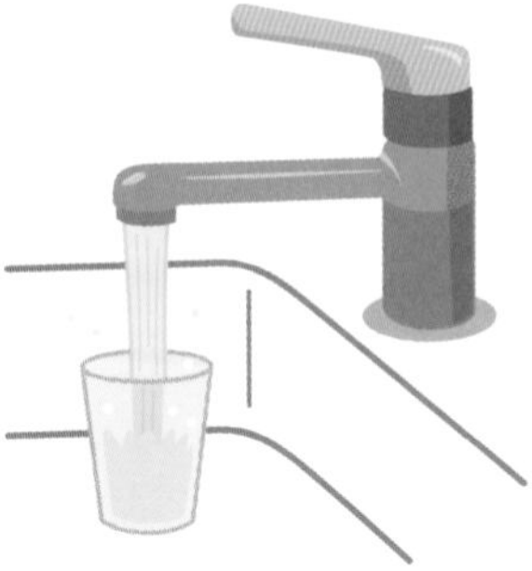

磷

為構成骨骼、牙齒、細胞膜的重要成分。也跟熱量的代謝有關。

磷有何特徵？

可跟鈣質一起合作強化骨骼或牙齒

磷僅次於鈣為體內含量多的礦物質。體內的磷約80％可跟鈣結合形成磷酸鈣，構成骨骼或牙齒。剩下的磷成為磷脂質，可當作DNA或RNA等核酸成分，存在於所有細胞中。

一般來說，磷與鈣的攝取量最好是等量的一比一，若磷過量會阻礙鈣質的吸收。而且，若血液裡的磷增加太多，骨骼裡的鈣必須釋出於血液裡才能保持平衡，會導致骨質疏鬆。

磷有何作用？

可儲存熱量維持酸鹼平衡

磷的構成成分為三磷酸腺苷（ATP），可儲存熱量，也能作為維生素B_1或B_6的輔助因子，幫助糖分或脂肪代謝。磷以磷酸鹽的模式，調節血液或體液的酸鹼平衡，或細胞內外的滲透壓。

攝取過量的話

食品添加物裡的磷含量特別多，幼兒如攝取過量會妨礙生長。腎功能不佳者也要小心不要攝取過量。

攝取不足的話

只要飲食正常幾乎不會攝取不足，但若攝取不足會出現肌力下降等症狀。

富含的食品

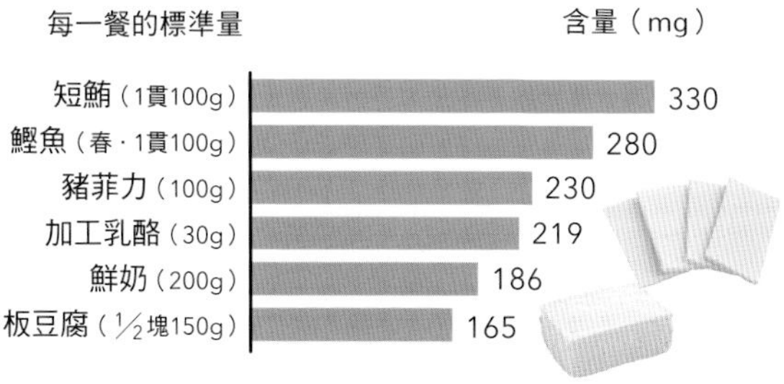

攝取的重點

冷飲、加工食品或甜點零食等都會添加磷，小心不要攝取過量。

磷的1天攝取量

	標準量（mg/日）		容許上限量（mg/日）
	男	女	男女
0～5（月）	120	120	—
6～11（月）	260	260	—
1～2（歲）	500	500	—
3～5（歲）	800	600	—
6～7（歲）	900	900	—
8～9（歲）	1,000	900	—
10～11（歲）	1,100	1,000	—
12～14（歲）	1,200	1,100	—
15～17（歲）	1,200	900	—
18～29（歲）	1,000	800	3,000
30～49（歲）	1,000	800	3,000
50～69（歲）	1,000	800	3,000
70以上（歲）	1,000	800	3,000
孕婦		800	—
哺乳婦		800	—

鉀

促進鈉的排泄。
穩定血壓值。
也跟肌肉收縮有關。

鉀有何特徵？

調節細胞內外的滲透壓排除鈉與水分

鉀和鈉都是體液的主要成分，鉀主要在細胞內液，鈉則在細胞外液。

鉀和鈉彼此維持一定濃度取得平衡，讓細胞內外的滲透壓保持穩定，以調節血壓。鉀能幫助鈉從尿液排出體外，預防鈉再次被腎臟吸收。透過這種機制，鉀能降血壓，預防高血壓上身。

再者，當身體浮腫時，表示鈉跟水分過度滲入細胞裡，導致細胞膨脹。而鉀有將鈉排出細胞的效果，可防水腫。

蔬菜或海藻類等食物都富含鉀，但因易溶於水的特性，最好生食或煮湯，連同湯汁一起食用才不會浪費。若平日烹調常以食鹽調味的話，要多攝取鉀，才能有效排除多餘的鈉。

富含的食品

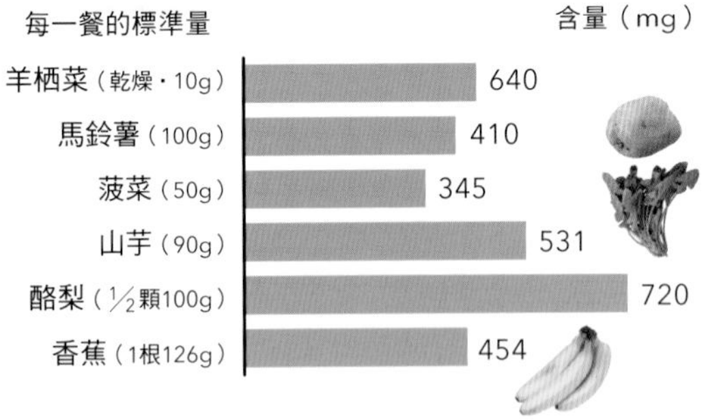

攝取的重點

平常所吃的植物性食品都含有鉀。但因易溶於水，調理時會大量流失，據說光是泡到水就會從切口流出，烹煮完後更會減少30%含量。

鉀的1天攝取量

	標準量（mg/日）		目標量（mg/日）	
	男	女	男	女
0～5（月）	400	400	—	—
6～11（月）	700	700	—	—
1～2（歲）	900	800	—	—
3～5（歲）	1,100	1,000	—	—
6～7（歲）	1,300	1,200	>1,800	>1,800
8～9（歲）	1,600	1,500	>2,000	>2,000
10～11（歲）	1,900	1,800	>2,200	>2,000
12～14（歲）	2,400	2,200	>2,600	>2,400
15～17（歲）	2,800	2,100	>3,000	>2,600
18～29（歲）	2,500	2,000	>3,000	>2,600
30～49（歲）	2,500	2,000	>3,000	>2,600
50～69（歲）	2,500	2,000	>3,000	>2,600
70以上（歲）	2,500	2,000	>3,000	>2,600
孕婦		2,000		—
哺乳婦		2,200		—

鉀有何作用？

可抑制鈉的再次吸收 如過剩會出現高血鉀症

鉀可抑制腎臟的細尿管再次吸收鈉，讓鈉隨尿液一起排出體外。所以，可減少體內多餘的鈉和水分。

鉀也能舒緩肌肉的收縮，若攝取不足會增加心臟病發的風險，或導致腸道麻痺引發腸阻塞。

攝取過量則會增加高血鉀症的可能性，要多加留意。

跟其他營養素一樣，鉀幾乎都由小腸吸收。

小腸吸收的鉀送往全身的組織，其中近乎98％儲存於細胞內液，只有微量出現在細胞外液。

鉀的排泄跟腎臟以及副腎皮質荷爾蒙有關。所以，這方面的功能較差者，因排泄力不佳，若過量攝取鉀會導致高血鉀症。

高血鉀症會出現低血壓、心搏過緩、心律不整等心血管疾病的徵兆，嚴重的話還會導致心跳停止。

攝取過量的話

多餘的鉀會隨尿液排出體外，不用擔心攝取過量；但腎功能不佳者，可能會導致高血鉀症。

攝取不足的話

鈉若排泄不順，可能引發高血壓。肌肉的收縮或鬆弛都會受到阻礙，出現乏力感。此外，還會出現心律不整、浮腫等各種症狀。

說得更詳細！

使用鉀鹽以減少鹽分攝取

目前市面上推出各種減鹽食品，雖然降低了內含的鹽分量，卻不失原有的鮮鹹味。其中之一就是，除了氯化鈉也用氯化鉀提出食材的鹹度。

使用氯化鉀的食品因可大幅降低鈉的攝取，可有效的減少鹽分量。但要注意，腎功能不佳者不適用。因為腎功能不好的話，無法順利排出鉀，血液裡的鉀濃度上升，恐會因「高血鉀症」引發心臟疾病。

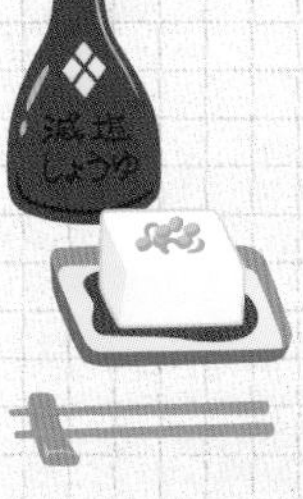

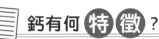

鈣

製造強健的骨骼與牙齒，調節肌肉或神經的功能，調整荷爾蒙分泌。

鈣有何特徵？

骨骼是鈣質的儲存庫 血液裡的血鈣濃度要維持穩定狀態

體內最多的礦物質是鈣，約占成人體重的1～2%。

而體內的鈣有99%，都儲存於骨骼或牙齒等堅硬組織中，剩下的1%稱為機能鈣，儲存於肌肉或神經等組織。機能鈣也能溶入血液裡，除了加速血液凝固，也能透過神經傳導收縮肌肉保持心臟的跳動，抑制神經的亢奮或緊張感以穩定情緒，跟調整各種荷爾蒙分泌，促進細胞分裂等各種生理機能有關。

而骨骼正是鈣質的儲存庫，當機能鈣不足，骨骼所儲存的鈣就會溶入血液中，藉由這樣的運作機制讓血液裡的血鈣濃度經常維持穩定狀態。

再者，構成骨骼或牙齒時，也少不了維生素D或維生素K。維生素D可促進小腸的鈣質吸收率，將鈣送往骨骼裡；而維生素K有助於鈣質沉積於骨骼上。

富含的食品

每一餐的標準量	含量（mg）
櫻花蝦（乾燥・10g）	200
柳葉魚（3條60g）	198
羊栖菜（乾燥・10g）	100
埃及野麻嬰（50g）	130
鮮奶（200g）	220
板豆腐（1/2塊150g）	129

攝取的重點

無論是動物性食品或植物性食品都富含鈣質，但不易為人體吸收為其特徵。因各種食品的鈣質吸收率不同，攝取時要多多注意。

鈣的1天攝取量

	建議量（mg/日）		容許上限量（mg/日）
	男	女	男女
0～5（月）	—	—	—
6～11（月）	—	—	—
1～2（歲）	450	400	—
3～5（歲）	600	550	—
6～7（歲）	600	550	—
8～9（歲）	650	750	—
10～11（歲）	700	750	—
12～14（歲）	1,000	800	—
15～17（歲）	800	650	—
18～29（歲）	800	650	2,500
30～49（歲）	650	650	2,500
50～69（歲）	700	650	2,500
70以上（歲）	700	650	2,500
孕婦		—	—
哺乳婦		—	—

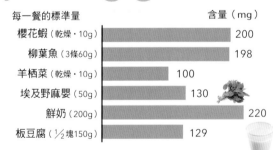

鈣有何作用？

為體內不易吸收的礦物質 不同食品或年齡層的吸收率也不一樣

骨骼和皮膚一樣，會不斷的更新重製，反覆進行骨形成「製造新骨骼」與骨吸收「破壞老舊骨骼」。而鈣與骨骼代謝密切相關。

一般來說，骨質密度於二十歲到達顛峰，故二十歲前的飲食或生活習慣非常重要。尤其要注意，在骨骼的生長期或懷孕與哺乳期，要多補充鈣質。

不過，鈣也是不易為人體吸收的營養素之一，腸道的吸收率會因食品出現很大的差異。像鈣質吸收率最好的是鮮奶或乳製品約50%，小型魚約30%、黃綠色蔬菜約20%。而小型魚內臟所含的維生素D有助於鈣質吸收，應多多攝取。

再者，鈣質吸收率也會隨著年齡增長而下降，記得搭配可促進吸收的營養素，才能有效攝取鈣質。

此外，豆類或全穀類常見的植酸鈣鎂鹽、咖啡或菠菜裡的草酸、過量的磷、膳食纖維等等，都會妨礙鈣質吸收。

攝取過量的話

一般的飲食不用擔心攝取過量，多餘的鈣會隨尿液排出體外。但若大量食用保健食品，可能會讓鈣質沉積導致泌尿器官結石或高血鈣症。

攝取不足的話

若骨形成受阻，恐會導致骨量減少、軟骨症或骨質疏鬆症。到了生長期，牙齒也會變差。此外，還可能因為血液循環不良引起腰痛、肩頸僵硬等症狀，或出現焦慮等神經敏感狀態。

說得更詳細！

喝鮮奶有助補充鈣質

年輕時若鈣的攝取量或運動量不足，到了高齡期，罹患骨質疏鬆症的風險就會大幅增加。

根據日本厚生勞動省所公布的「國民健康、營養調查」可知，日本人長期的鈣質平均攝取量都未達到必要量。所以，最好從幼年期積極攝取需要的鈣質。

乳製品即富含鈣質，日常的飲食也很容易取得。特別是鮮奶，因含有可促進鈣質吸收的酪蛋白磷酸肽或乳糖，可有效補充鈣質。

鐵

製造紅血球的必需營養素。女性容易缺乏的礦物質。

鐵有何特徵？

紅血球或肌肉、肝臟裡都含鐵 可運送或儲存氧氣

成人體內的鐵約有三至四公克，可負責運送與儲存氧氣，功能很重要。這些鐵約有70％可與紅血球裡的血紅素結合運送氧氣，約10％可與肌肉裡的肌紅蛋白結合運送與儲存氧氣。而剩下微量的0.3％，則跟酵素結合幫助熱量代謝。這些鐵統稱為「機能鐵」。

至於剩下30％的鐵，則被儲存在肝臟、骨髓或脾臟中，被稱為「儲存鐵」。當因為出血等因素導致機能鐵減少時，它會結合運鐵蛋白，將鐵送到血液裡加以利用。

食品中所含的鐵分為血紅素鐵（血基質鐵）與非血紅素鐵（非血基質鐵）。但血紅素鐵的人體吸收率高出非血紅素鐵好幾倍。非血紅素鐵不易為腸道吸收，可跟維生素C一起攝取增加吸收率。

●血紅素鐵
（動物性食品含量多）

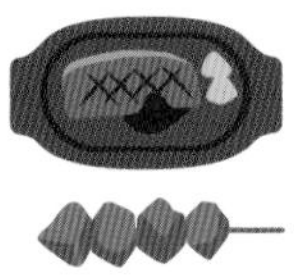

●非血紅素鐵
（植物性食品含量多）

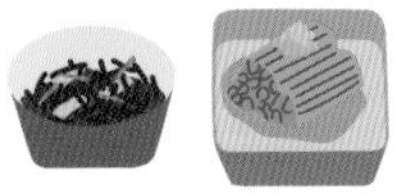

富含的食品

每一餐的標準量	含量（mg）
豬肝（50g）	6.5
雞肝（40g）	3.6
羊栖菜（乾燥・10g）	5.8
蛤蜊（6顆50g）	1.9
油菜花（50g）	1.5
納豆（1包50g）	1.7

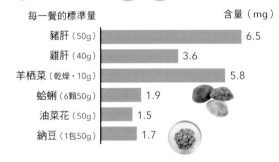

攝取的重點

為增加非血紅素鐵的吸收率，可跟水果等富含維生素C的食品一起食用。若攝取動物性的魚肉類，也可因裡面的蛋白質促進吸收率。

鐵的1天攝取量

	建議量（mg/日）		容許上限量（mg/日）	
	男	女（生理期）	男	女
0～5（月）	—	—	—	—
6～11（月）	5.0	4.5	—	—
1～2（歲）	4.5	4.5	25	20
3～5（歲）	5.5	5.0	25	25
6～7（歲）	6.5	6.5	30	30
8～9（歲）	8.0	8.5	35	35
10～11（歲）	10.0	10.0（14.0）	35	35
12～14（歲）	11.5	10.0（14.0）	50	50
15～17（歲）	9.5	7.0（10.5）	50	40
18～29（歲）	7.0	6.0（10.5）	50	40
30～49（歲）	7.5	6.5（10.5）	55	40
50～69（歲）	7.5	6.5（10.5）	50	40
70以上（歲）	7.0	6.0	50	40
懷孕初期（附加量）		+2.5		—
懷孕中後期（附加量）		+15.0		—
哺乳婦（附加量）		+2.5		—

鐵有何作用？

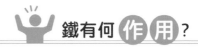

若缺乏儲存鐵會引起缺鐵性貧血

體內吸收的鐵大多被送往骨髓，用來合成紅血球。當紅血球老化，會由脾臟破壞，再把裡面的鐵質回收到骨髓裡，重新合成新的紅血球。體內吸收的鐵就像這樣可多次利用，會被排出體外的鐵僅有一毫升左右。

但鐵是不易為人體吸收的營養素，儲存鐵得調整腸道的吸收狀況，更不易被吸收。所以，一般的飲食不會有攝取過量的疑慮。加上鐵能重複利用，基本上只要補充排除的一毫升，也不會引起缺乏症。

不過，女性會因月經或懷孕流失血液，容易缺鐵。

再者，當體內的機能鐵不足，氧氣無法運抵全身，會引起暈眩、頭痛或食欲不振等症狀。這時若連儲存鐵也用盡，就會變成缺鐵性貧血了。

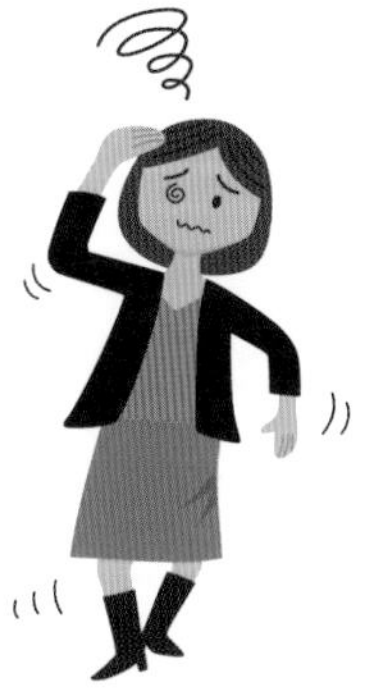

攝取過量的話

一般的飲食不用擔心攝取過量，但若大量食用保健食品，可能會影響肝功能。成人容易出現鐵質沉積症，幼童容易鐵中毒。

攝取不足的話

會引發缺鐵性貧血，出現頭痛、心悸、食慾不振、倦怠感等症狀。生長期的幼童或有月事的女性容易缺鐵；而曾做過胃切除手術者，鐵質吸收率變差要特別注意。

說得更詳細！

可促進或妨礙鐵質吸收的物質

從食品攝取的鐵質，體內的吸收率只有15%，故平常的飲食要多用心。血紅素鐵以肉（尤其是肝臟類）或魚等動物性食品含量較多；非血紅素鐵，則以植物性食品含量較多。

為增加非血紅素鐵的吸收率，可一併攝取維生素C，讓鐵更容易被吸收。而動物性蛋白質也有促進鐵質吸收的效果。

再者，像紅酒或茶葉裡的單寧酸，或是咖啡裡的咖啡因易與鐵結合，影響鐵質吸收率。而會隨著糞便一起排出體外的膳食纖維也得小心攝取。

此外，據說用鐵質平底鍋或湯鍋料理食物，可讓鐵質滲入料理中補充鐵質。

鋅

可維持正常的味覺，提高新陳代謝率並促進生長。

鋅有何特徵？

傳遞遺傳因子訊息 促進細胞再生

鋅在體內雖只有微量的兩公克，但在骨骼、皮膚、肝臟、胰臟、攝護腺等許多部分均可發現鋅的存在。針對生物體內超過兩百種的酵素反應，鋅都是重要的輔助因子。

其中最重要的功能就是，傳遞遺傳因子訊息或合成蛋白質。所以細胞的形成、新陳代謝或生長都少不了鋅。再者，它還能合成胰島素調節血糖值、代謝糖分，預防細胞氧化，維持與增加免疫力。

鋅對於生殖機能的維護也很重要，可促進精子的形成或女性荷爾蒙的分泌。

鋅有何作用？

維持味蕾的新陳代謝

鋅能讓味覺維持正常。我們舌頭表面的味蕾可以品嘗味道。而味蕾細胞要活化，或想形成新的細胞，都不能缺少鋅；否則會導致味覺異常。

體內的十二指腸或迴腸可以吸收鋅，但若攝取過量的膳食纖維或草酸等物質，將會妨礙鋅的吸收。

攝取過量的話

鋅跟銅具有拮抗作用，若長期過量攝取鋅會妨礙銅的吸收，導致缺銅性貧血。

攝取不足的話

正常飲食不容易攝取不足，但若過量攝取加工食品會缺乏鋅，引起味覺障礙或皮膚炎等症狀。

富含的食品

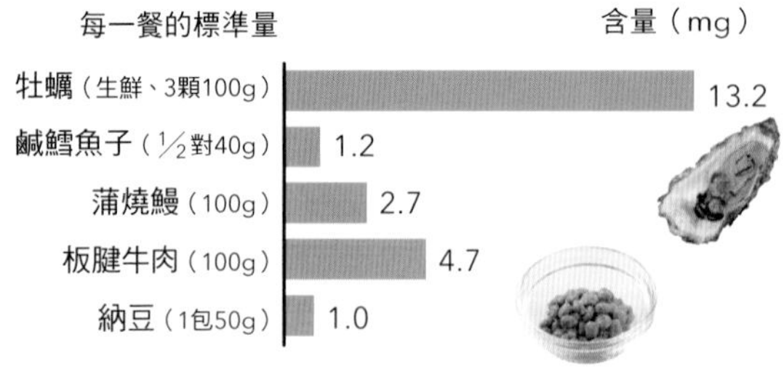

攝取的重點

動物性蛋白與維生素C可提升鋅的吸收率。

鋅的1天攝取量

	建議量（mg/日）		容許上限量（mg/日）	
	男	女	男	女
0～5（月）	—	—	—	—
6～11（月）	—	—	—	—
1～2（歲）	3	3	—	—
3～5（歲）	4	4	—	—
6～7（歲）	5	5	—	—
8～9（歲）	6	5	—	—
10～11（歲）	7	7	—	—
12～14（歲）	9	8	—	—
15～17（歲）	10	8	—	—
18～29（歲）	10	8	40	35
30～49（歲）	10	8	45	35
50～69（歲）	10	8	45	35
70以上（歲）	9	7	40	35
孕婦（附加量）		+2		—
哺乳婦（附加量）		+3		—

銅

可促進鐵質吸收，預防貧血，還能抗氧化。

銅有何特徵？

可幫助血紅素合成 去除活性氧

鐵內的銅主要儲存於肝臟，跟負責運送銅的蛋白質——血漿銅藍蛋白結合後，被送往身體各組織。

銅可作為約十種酵素的構成成分，支持各種功能正常運作。當在骨髓製造血紅素時，含銅的血漿銅藍蛋白，可幫助鐵與血紅素結合。因銅也能促進鐵質吸收，即使鐵很多但缺銅的話，也會引起缺鐵性貧血。再者，銅可作為清除有害活性氧之超氧化物歧化酶（SOD）的構成成分，避免體內過氧化脂質增加。

銅有何作用？

維護健康皮膚、骨骼或血管 不可欠缺的礦物質

含銅的血漿銅藍蛋白，可合成黑色素保護肌膚避免紫外線傷害，或促進膠原蛋白或彈性蛋白酶的生成強健血管或骨骼。乃維持健康皮膚、骨骼或血管不可欠缺的礦物質。

不過，若大量攝取鋅、鋇、維生素C會阻礙銅的吸收，要多加注意。

攝取過量的話

可能引起遺傳性的威爾森氏病，但正常飲食不用擔心攝取過量。有時會因金屬中毒出現嘔吐或下痢等症狀。

攝取不足的話

有時會出現貧血、毛髮或膚色變淡、缺鐵性貧血等症狀，但正常飲食不用擔心攝取不足。

富含的食品

每一餐的標準量　含量（mg）

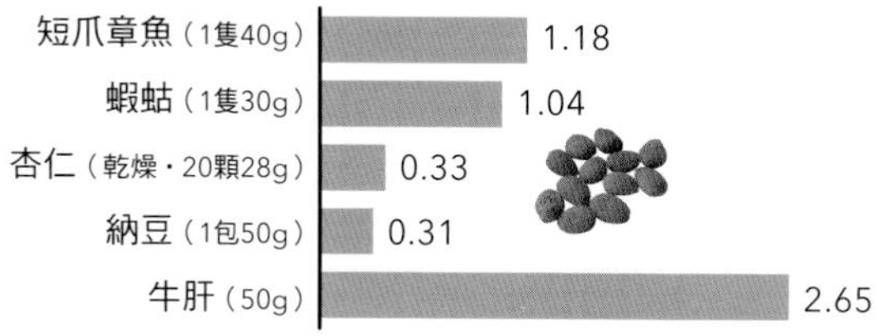

攝取的重點

有報告指出，用銅製品調理或保存酸性食材，有銅中毒的疑慮，或者是會溶出銅導致攝取過量。

銅的1天攝取量

	建議量（mg/日）		容許上限量（mg/日）	
	男	女	男	女
0～5（月）	—	—	—	—
6～11（月）	—	—	—	—
1～2（歲）	0.3	0.3	—	—
3～5（歲）	0.4	0.4	—	—
6～7（歲）	0.5	0.5	—	—
8～9（歲）	0.6	0.5	—	—
10～11（歲）	0.7	0.7	—	—
12～14（歲）	0.8	0.8	—	—
15～17（歲）	1.0	0.8	—	—
18～29（歲）	0.9	0.8	10	10
30～49（歲）	1.0	0.8	10	10
50～69（歲）	0.9	0.8	10	10
70以上（歲）	0.9	0.7	10	10
孕婦（附加量）		+0.1		—
哺乳婦（附加量）		+0.5		—

錳

作為酵素的構成成分，可增加細胞的活性。

錳有何特徵？

構成酵素的成分 可幫助代謝、製造熱量

成人體內的錳約有十二至二十毫升，其中25％儲存於骨骼裡。錳是軟骨形成時必要的礦物質，跟鈣或磷一樣都跟骨骼的形成很有關係。

再者，錳可作為酵素的構成成分，促進糖分、脂肪或蛋白質的代謝，與蛋白質的合成或熱量的生成有關。此外，它還能幫助凝血因子合成，是造血必要的礦物質。其他像生殖所需的荷爾蒙或胰島素的合成，更少不了錳。錳也可作為分解活性氧之超氧化物歧化酶（SOD）的構成成分，避免組織或細胞膜氧化。

錳有何作用？

促進骨骼發育 也跟生殖機能有關

跟鈣或磷一樣，錳可促進骨骼鈣化。生長期若缺錳，會導致骨骼形成異常或發育不全。錳除了活化肝臟或神經細胞的酵素作用外，還能提升腦下垂體的功能。加上它也跟生殖機能很有關係，一旦缺乏，據說女性的受孕率會下降，或造成性冷感。

攝取過量的話

正常飲食不用擔心攝取過量，但工作上跟錳常接觸者可能會中毒。

攝取不足的話

正常飲食不用擔心攝取不足。但若缺錳會導致骨骼生長障礙或血糖值上升，出現生殖機能障礙等症狀。

富含的食品

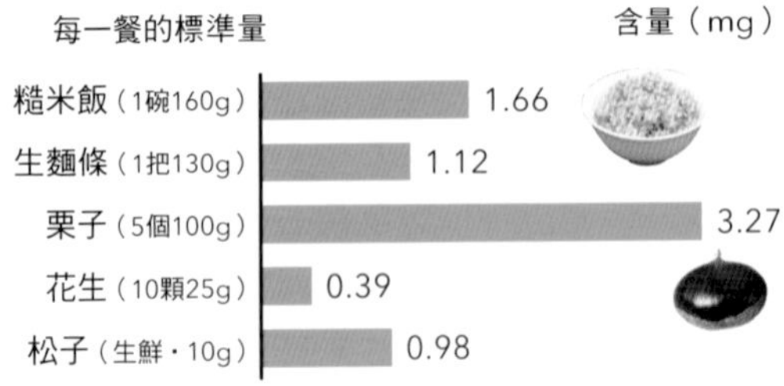

攝取的重點

因土壤含錳，故錳主要存於植物性食品裡，尤其是全穀類或種子類，動物性食品含量很少。

錳的1天攝取量

	標準量（mg/日）		容許上限量（mg/日）	
	男	女	男	女
0～5（月）	0.01	0.01	—	—
6～11（月）	0.5	0.5	—	—
1～2（歲）	1.5	1.5	—	—
3～5（歲）	1.5	1.5	—	—
6～7（歲）	2.0	2.0	—	—
8～9（歲）	2.5	2.5	—	—
10～11（歲）	3.0	3.0	—	—
12～14（歲）	4.0	4.0	—	—
15～17（歲）	4.5	3.5	—	—
18～29（歲）	4.0	3.5	11	11
30～49（歲）	4.0	3.5	11	11
50～69（歲）	4.0	3.5	11	11
70以上（歲）	4.0	3.5	11	11
孕婦		3.5		—
哺乳婦		3.5		—

碘

為甲狀腺荷爾蒙的成分。可促進代謝，幫助發育與生長。

碘有何特徵？

促進氧氣消耗量 活絡新陳代謝

碘也被稱為沃素，體內約含十五至二十毫升，幾乎都集中在甲狀腺，可作為甲狀腺荷爾蒙甲狀腺素和三碘甲狀腺胺酸的構成成分。其中甲狀腺荷爾蒙可刺激交感神經，促進三大營養素的代謝，增加氧氣消耗量，提升全身的基礎代謝率。碘可促進幼童的正常發育，也跟蛋白質的合成有關，還能維持肌膚或毛髮的健康。

海藻類富含碘，所以，若常吃昆布等海藻類，幾乎不會有匱乏的問題。

碘有何作用？

過量或不足都會導致甲狀腺機能低下

腸道對於碘的吸收率很高，從飲食所攝取的碘幾乎可全數吸收，再排入尿液中。所以，尿液中的碘含量可當作攝取狀況的指標。缺少碘會促進甲狀腺荷爾蒙的合成，導致甲狀腺肥大，機能低下。但若過剩，甲狀腺一樣會肥大形成甲狀腺腫。

攝取過量的話

若攝取過量，甲狀腺荷爾蒙就無法合成，造成甲狀腺腫或甲狀腺機能障礙。

攝取不足的話

造成甲狀腺肥大、甲狀腺腫、甲狀腺機能低下或生長障礙等問題。懷孕時若缺碘也可能引發佝僂病，要多加留意。

富含的食品

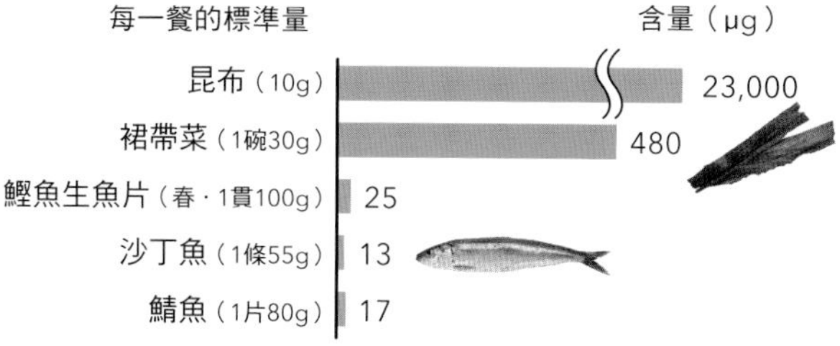

攝取的重點

主要存於魚類或海產類中。

碘的1天攝取量

	建議量（μg/日）		容許上限量（μg/日）	
	男	女	男	女
0～5（月）	—	—	250	250
6～11（月）	—	—	250	250
1～2（歲）	50	50	250	250
3～5（歲）	60	60	350	350
6～7（歲）	75	75	500	500
8～9（歲）	90	90	500	500
10～11（歲）	110	110	500	500
12～14（歲）	140	140	1,200	1,200
15～17（歲）	140	140	2,000	2,000
18～29（歲）	130	130	3,000	3,000
30～49（歲）	130	130	3,000	3,000
50～69（歲）	130	130	3,000	3,000
70以上（歲）	130	130	3,000	3,000
孕婦（附加量）		+110		—
哺乳婦（附加量）		+140		—

硒

具備優質抗氧化力。可促進細胞活性，預防老化。

硒有何特徵？

幫助過氧化物質分解 增加免疫力預防癌症

硒在體內可與蛋白質結合，約有十三毫升。硒可作為具備優質抗氧化力之酵素——穀胱甘肽過氧化酶的構成成分，分解因細胞膜氧化而形成的過氧化物質，避免身體組織日趨老化。也有報告指出，硒攝取量不足的地區，某種癌症的致死率偏高。

以前大家認為硒是一種有害金屬，但近年來確認它是人體必需的礦物質。它能降低體內水銀、砷或鎘的毒性，減輕人體被放射線影響的程度。

硒有何作用？

具有抗氧化作用 可跟維生素E一起作用

人體消化道對硒的吸收率超過50%，在體內的硒含量可排入尿液中進行調節。

硒可幫助腦下垂體裡的輔酶Q10生成，跟維生素E一起發揮作用，增強抗氧化力與免疫力。再者，它還能提升生長或發育不可欠缺之甲狀腺荷爾蒙的生理活性。

攝取過量的話

硒因毒性較強，若服用過量的錠劑會中毒，症狀有掉髮、指甲變形或疲憊感等。

攝取不足的話

會出現免疫力或抵抗力下降、動脈硬化、性功能衰退、克山病（心肌梗塞的一種）等症狀，但一般正常飲食不會攝取不足。

富含的食品

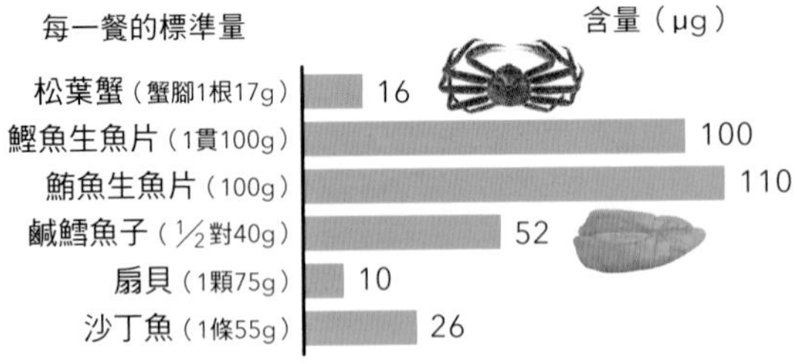

攝取的重點

土壤裡的硒濃度會影響食品的硒含量。硒濃度若高就不會匱乏。但要注意，保健食品可能會讓人攝取過量。

硒的1天攝取量

	建議量（μg/日）		容許上限量（μg/日）	
	男	女	男	女
0~5（月）	—	—	—	—
6~11（月）	—	—	—	—
1~2（歲）	10	10	80	70
3~5（歲）	15	10	110	110
6~7（歲）	15	15	150	150
8~9（歲）	20	20	190	180
10~11（歲）	25	25	240	240
12~14（歲）	30	30	330	320
15~17（歲）	35	25	400	350
18~29（歲）	30	25	420	330
30~49（歲）	30	25	460	350
50~69（歲）	30	25	440	350
70以上（歲）	30	25	400	330
孕婦（附加量）		+5		—
哺乳婦（附加量）		+20		—

鎂

可支持各種酵素反應。調節肌肉或神經的功能。對骨骼形成也很重要。

鎂有何特徵？

跟儲存於骨骼裡的三百種酵素反應有關

跟鈣或磷一樣，鎂也是骨骼或牙齒形成必要的營養素。成人體內約有二十至二十五公克的鎂，其中50～60％儲存於骨骼裡。若血液裡的鎂不夠，骨骼就會釋出鎂以維持一定的濃度。鎂於體內可作為酵素的輔助因子，跟熱量代謝等三百種以上的酵素反應有關，功能非常重要。再者，控管遺傳的核酸代謝或蛋白質的合成也需要鎂。但要注意，若鈣質攝取過量會妨礙鎂的吸收，理想的鎂鈣攝取比例為一比二。

鎂有何作用？

幫助肌肉收縮 穩定血壓

鎂可抑制體內神經的亢奮感，用來製造熱量或維持血壓穩定。再者，它也能幫助鈣調整肌肉的收縮。若缺少鎂，血管會收縮，血壓容易上升。

此外，鎂也能跟維生素B群一起幫助糖分、脂肪或蛋白質進行代謝。

攝取過量的話

一般正常飲食不會攝取過量，但若作為緩瀉劑使用，大量攝取會引發下痢。

攝取不足的話

長期缺鎂會增加食慾不振、心律不整、動脈硬化、心臟疾病、肌肉痙攣、小腿抽筋等風險。

富含的食品

每一餐的標準量	含量（mg）
沙丁魚乾（10g）	10
羊栖菜（乾燥・10g）	64
杏仁（乾燥・20顆28g）	81
菠菜（50g）	34.5
大豆（乾燥・50g）	110
板豆腐（½塊150g）	195
栗子（5個100g）	40

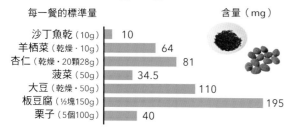

攝取的重點

酒會使鎂在尿液裡的排泄量增加，故嗜酒者容易缺鎂。此外，壓力大者也要增加鎂的攝取量。

鎂的1天攝取量

	建議量（mg/日）		容許上限量（mg/日）	
	男	女	男	女
0～5（月）	—	—	—	—
6～11（月）	—	—	—	—
1～2（歲）	70	70	—	—
3～5（歲）	100	100	—	—
6～7（歲）	130	130	—	—
8～9（歲）	170	160	—	—
10～11（歲）	210	220	—	—
12～14（歲）	290	290	—	—
15～17（歲）	360	310	—	—
18～29（歲）	340	270	—	—
30～49（歲）	370	290	—	—
50～69（歲）	350	290	—	—
70以上（歲）	320	270	—	—
孕婦（附加量）		+40		—
哺乳婦（附加量）		—		—

鉻

可促進胰島素分泌，提升糖分代謝率，預防糖尿病。

鉻有何特徵？

可促進糖分的代謝 穩定血糖值

鉻在成人體內約有二至六毫升，但不具毒性的三價鉻才能被當成礦物質利用。至於金屬電鍍廠等使用的六價鉻為環境汙染物，毒性強，對人體尤其有害。

鉻可促進糖分代謝不可欠缺之胰島素的分泌，成為俗稱鉻調素這種物質的構成成分，穩定血糖值。所以，若缺乏鉻，糖分代謝容易異常。目前專家正在研究，積極補充故能否有效預防糖尿病或改善血糖。

鉻有何作用？

可促進胰島素分泌 讓葡萄糖容易被吸收

從飲食攝取的鉻之吸收率不到3％，為身體不易吸收的礦物質之一。由小腸吸收的鉻透過血液送往肝臟，其餘的鉻大多會透過尿液排出。

據說鉻能促進胰島素分泌，幫助細胞吸收葡萄糖，也跟脂質代謝有關。

攝取過量的話

恐會出現頭痛或嘔吐等症狀，但因鉻的吸收率偏低，一般的飲食不用擔心攝取過量。

攝取不足的話

一般的飲食不會攝取不足，但缺少鉻的話，會出現高血糖或動脈硬化等症狀。

富含的食品

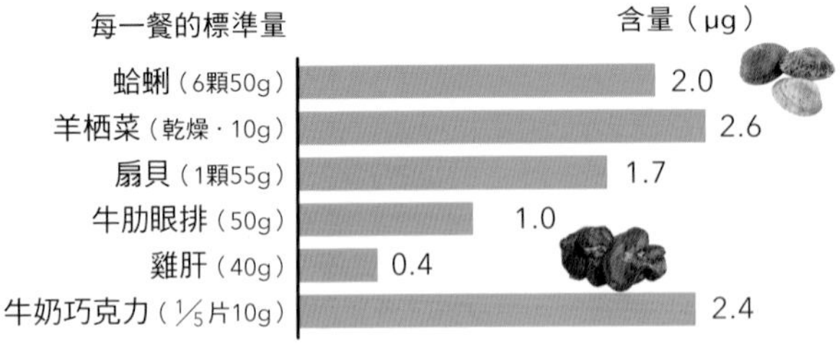

攝取的重點

魚貝類、海藻類、肉類、蔬菜、全穀類等眾多食品都含鉻，且需要量很少，不用擔心過多與不足。

鉻的1天攝取量

	標準量（μg/日）	
	男	女
0～5（月）	0.8	0.8
6～11（月）	1.0	1.0
1～2（歲）	—	—
3～5（歲）	—	—
6～7（歲）	—	—
8～9（歲）	—	—
10～11（歲）	—	—
12～14（歲）	—	—
15～17（歲）	—	—
18～29（歲）	10	10
30～49（歲）	10	10
50～69（歲）	10	10
70以上（歲）	10	10
孕婦		10
哺乳婦		10

鉬

對尿酸的生成過程很重要。能幫助糖分與脂質代謝，有效利用鐵質。

鉬有何特徵？

與尿酸的分解和處理過程有關

鉬在成人體內約有九毫升，儲存於肝臟、腎臟或副腎等臟器中，可作為多種酵素或輔助酵素的成分，跟人體的代謝有關。

其中一種代謝就是老舊廢物尿酸的代謝。鉬可幫助黃嘌呤氧化酶這種氧化酵素，將嘌呤分解為尿酸，排入尿液中。

再者，鉬也跟糖分或脂肪的代謝或造血功能有關。

有報告指出，土壤裡的鉬濃度較低的地區，食道癌的發生率偏高，故鉬也有防癌的功效。

鉬有何作用？

大量攝取易引發痛風

身體對於鉬的吸收率很高，攝取的鉬90%可由胃與小腸吸收，多餘的鉬則排入尿液裡，讓體內的鉬含量維持一定。鉬對於尿酸的代謝非常重要，若攝取過量，血中尿酸值會上升，引發痛風。再者，它也會增加銅的排泄量，導致缺銅性貧血。

攝取過量的話

恐引發高尿酸血症、關節疼痛或腫大等症狀，但因即使攝取過量也會排掉，幾乎不用擔心過剩症。

攝取不足的話

出現頻尿、頭痛或夜盲症等症狀，一般的飲食不會攝取不足。

富含的食品

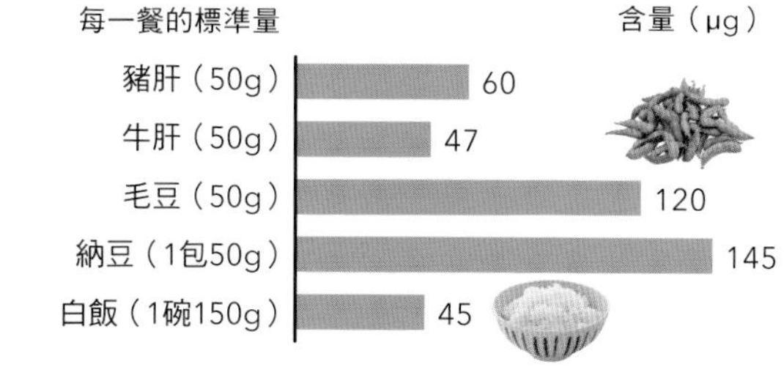

攝取的重點

無論動物性食品或植物性食品都含鉬，從一般的飲食即可自然攝取，可預防貧血，或增強抗癌力。

鉬的1天攝取量

	建議量（μg/日）		容許上限量（μg/日）	
	男	女	男	女
0～5（月）	—	—	—	—
6～11（月）	—	—	—	—
1～2（歲）	—	—	—	—
3～5（歲）	—	—	—	—
6～7（歲）	—	—	—	—
8～9（歲）	—	—	—	—
10～11（歲）	—	—	—	—
12～14（歲）	—	—	—	—
15～17（歲）	—	—	—	—
18～29（歲）	25	20	550	450
30～49（歲）	30	25	550	450
50～69（歲）	25	25	550	450
70以上（歲）	25	20	550	450
孕婦（附加量）		—		—
哺乳婦（附加量）		+3		—

硫磺

構成胺基酸的成分。可製造皮膚、骨骼或指甲，幫助人體抗氧化或解毒。

硫磺有何特徵？

可作為含硫胺基酸調節身體的機能

硫磺為胱胺酸或蛋胺酸等含硫胺基酸的構成成分，成人體內約有一百一十至一百一十五公克。蛋白質的角蛋白富含硫磺，可製造健康毛髮、指甲或皮膚。

硫磺可作為硫酸軟骨素，乃製造軟骨、骨骼或肌腱等重要組織不可欠缺的營養素。

而可防止血液凝固的抗凝血藥——肝素（肝磷脂），或對肝臟的再生或活化都很重要的牛磺酸等也都含硫磺，功能非常重要。

此外，它可結合維生素B_1或泛酸，當作輔助酵素促進糖分或脂肪的代謝。

硫磺有何作用？

可促進肝臟功能幫助膽汁分泌與解毒

硫磺是蛋胺酸這種胺基酸的構成成分，功能很重要。蛋胺酸能促進膽汁分泌，調整血中膽固醇值，也跟鉛或水銀等有害礦物質的解毒有關。動物性蛋白質富含硫磺，一般的飲食不會攝取不足，但長期素食者可能會缺少。

攝取過量的話

只要攝取適量的蛋白質，一般的飲食不用擔心過剩症。

攝取不足的話

只要適量攝取富含蛋白質的食品，不用擔心攝取不足。缺少硫磺會使指甲脆化，容易掉髮。

富含的食品

蛋類、乳酪、鮮奶、肉類、魚貝類

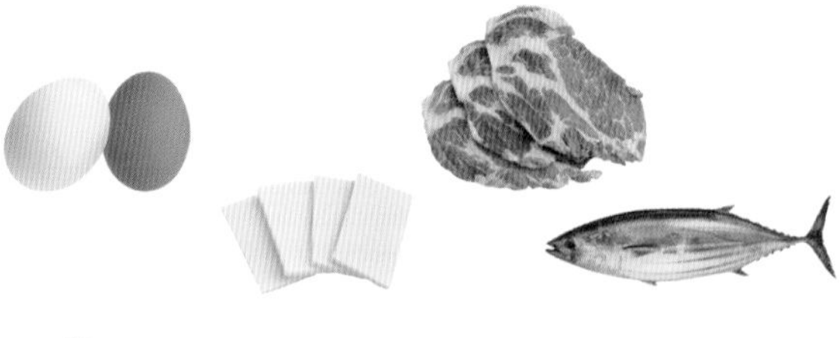

硫磺的1天攝取量

按照蛋白質的攝取標準即可，正常攝取硫磺，不會過多也不會過少。

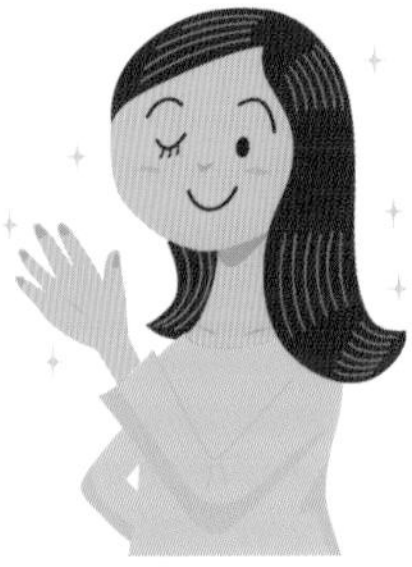

攝取的重點

富含含硫胺基酸的高蛋白動物性食品含量豐富。其他像洋蔥或大蒜等機能成分也含硫磺。

氟、鈷

氟可製造健康的牙齒或骨骼。
鈷與紅血球的合成有關。

氟、鈷有何特徵？

儲存於骨骼或牙齒裡（氟）維生素B_{12}的成分（鈷）

氟：體內的氟有95%都儲存於骨骼或牙齒等堅硬組織裡，可作為羥基磷灰石的成分，幫助牙齒形成琺瑯質或骨骼的礦物質化。

鈷：鈷為維生素B_{12}的構成成分，成人體內約有兩毫升。鈷可作為維生素B_{12}的成分，幫助骨髓吸收鐵質，也跟紅血球或血紅素的合成有關。至於其他的功能目前還不是很清楚，但也可能跟調整中樞神經或生物節律有關。

氟、鈷有何作用？

預防蛀牙（氟）缺乏會引發貧血（鈷）

氟：可促進牙齒的再鈣化，製造堅固健康的牙齒；也具有殺菌功效，可預防蛀牙。

鈷：可作為維生素B_{12}的成分，儲存於肝臟，排入膽汁裡。若缺少鈷，會導致惡性貧血、專注力變差、神經敏感、免疫力下降等症狀。

攝取過量的話

氟若攝取過量，牙齒會出現斑點或紋路形成斑狀齒。至於鈷的過剩症，目前並不是很清楚。

攝取不足的話

飲用水會加氟，不用擔心匱乏。但缺少鈷的話，會出現惡性貧血、知覺異常或神經障礙等症狀。

富含的食品

氟

小魚乾、櫻花蝦、綠茶

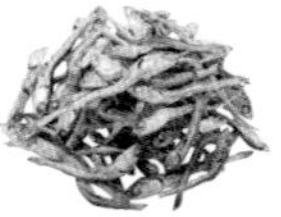

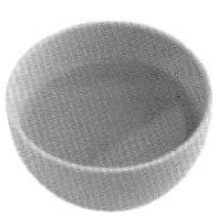

鈷

牛肝、蛤蜊、文蛤、鹽漬鮭魚卵、乳製品

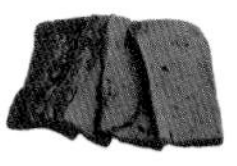

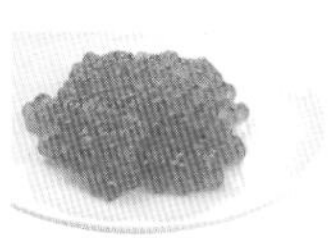

攝取的重點

飲用水會加氟。綠茶裡含量豐富，但一沖泡量就會變少。鈷的話，可從肝臟類、肉類或貝類等富含維生素B_{12}的食品攝取。

氟、鈷的1天攝取量

氟從一般的飲食即可攝取足以預防蛀牙的量，不用設定飲食攝取標準。

鈷只要按照維生素B_{12}的攝取標準即可。動物性食品富含鈷，所以素食者可能會缺乏鈷。

植化素

具有絕佳的抗氧化力，也含有可抗老化的機能性成分。

植化素有何特徵？

植物的色素、氣味、辣味或苦味等都含有植化素成分

植化素（phytochemicals）是蔬菜、水果、豆類、根莖類、海藻類等都有的化學成分，也稱為植物化學物質。

其中的phyto，是希臘語「植物」的意思；而chemicals意思是「化學物質」。

植化素是植物為了保護自己免於紫外線、有害物質或害蟲等危害而製造的。其色素、氣味、辣味或苦味等都含有植化素。「要維持一般的生理機能或許不需要植化素，但它卻是可能影響健康的化合物」。近年來植化素的議題也備受矚目。

植化素大多具有絕佳的抗氧化力，可預防老化，也有促進代謝、增強免疫力、強化腦功能等效果。

據說植化素的種類多達數千種。可大致分為多酚化合物、類胡蘿蔔素、氣味成分的萜烯類、有機硫化物、多醣類等（詳見下表）。

植化素的分類

多酚化合物（類黃酮素）

以絕佳的抗氧化力為其特徵。因幾乎都溶於水，攝取後三至四小時即可排出。

類胡蘿蔔素

為具有絕佳抗氧化力的天然脂溶性色素，可大致分成胡蘿蔔素類和葉黃素類。

萜烯類

植物精油常見的成分。具有抗氧化力或增強免疫力等功能。

有機硫化物

帶有刺鼻的氣味為其特徵。因具有殺菌效果，可防食物中毒或作為藥味。

多醣類

為碳水化合物之一，海藻或蕈菇、根莖類含量豐富。

植化素的成分

多酚化合物（類黃酮素）

種類	功能	食品
花青素	紅、青、紫等的水溶性色素。可促進視網膜裡的視紫質這種色素成分再次合成。	莓果類、葡萄、茄子、紅紫蘇、梅干、黑豆、紅豆等 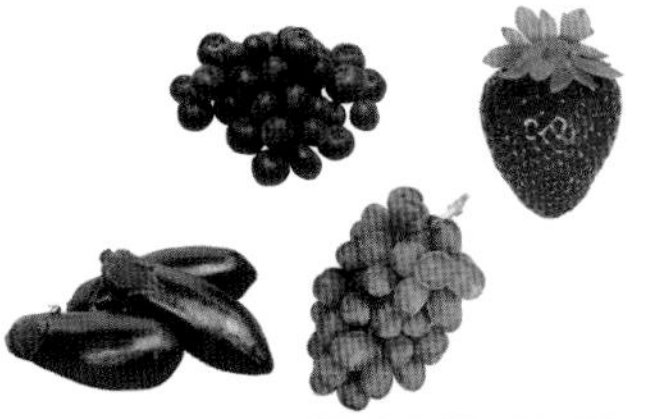
薑黃素	黃色色素。可促進膽汁分泌，強化肝臟的功能。	生薑、山葵、薑黃 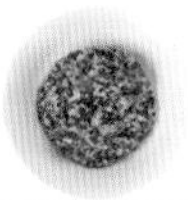
兒茶素	茶葉裡的苦澀成分。除具有抗氧化力與抗菌作用，還能抑制血壓上升，降低血中膽固醇值。	綠茶、紅茶等茶類 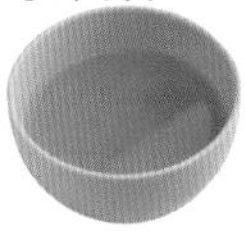
綠原酸	苦味成分。除具有抗氧化力，還能抑制脂肪囤積或控制血糖值上升。	咖啡等飲品 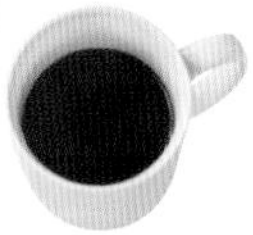
生薑精油	氣味與辛辣味成分。除具有絕佳的殺菌力，還有抑制腫脹或疼痛的消炎作用。	生薑 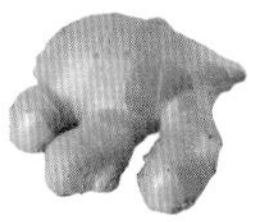
大豆異黃酮	因功能類似女性荷爾蒙雌激素，可舒緩更年期的不適症狀，預防骨質疏鬆症。	大豆或大豆製品等 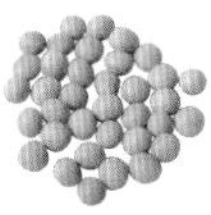
芝麻素	具有絕佳的抗氧化力。可降低膽固醇或血壓值，提高肝功能。	芝麻 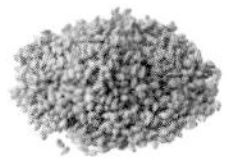
橙皮苷	除具有抗氧化力，因可強化末梢血管，可預防畏寒或高血壓，並降低膽固醇值。	溫州柑橘、八朔橘的果皮等 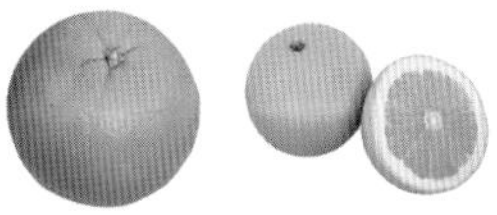

類胡蘿蔔素

	種類	功能	食品
胡蘿蔔素類	β-胡蘿蔔素	黃色或橙色的色素。可於體內轉換成維生素A。可維持夜間視力，維持肌膚或黏膜健康。	胡蘿蔔、南瓜、菠菜等 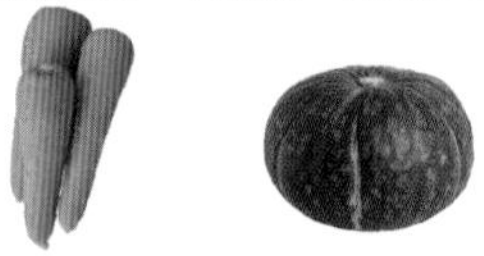
	茄紅素	紅色色素成分。具有絕佳的抗氧化力，可抑制壞膽固醇氧化，改善血液循環。	番茄、西瓜、粉紅葡萄柚、杏等 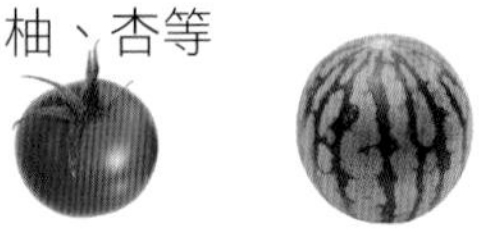
葉黃素類	蝦青素	存在於甲殼類外殼的類胡蘿蔔素，具有抗氧化力。與蛋白質結合時無色，但加熱後，蛋白質改變呈現紅色。	蝦、蟹、鮭魚等 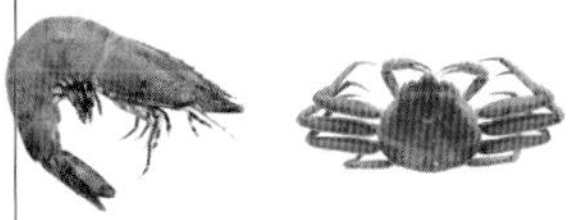
	葉黃素	黃色色素成分。具有絕佳的抗氧化力，可保護眼睛的健康。	黃綠色蔬菜、蛋黃等 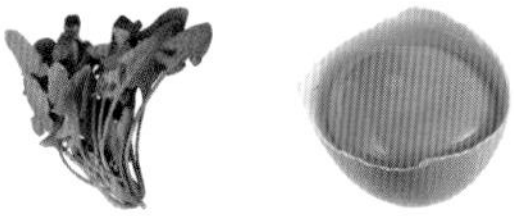
	β-隱黃質	黃色色素成分。具有絕佳的抗氧化力，可預防高血壓、糖尿病、動脈硬化、骨質疏鬆症等疾病。皮膚裡也含此成分，具有美肌效果。	溫州柑橘、椪柑等 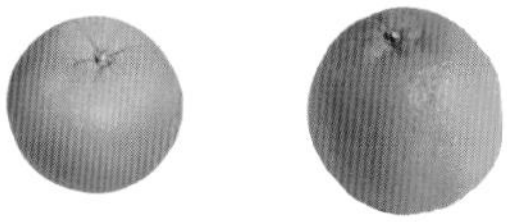
	辣椒素	紅色色素成分。具有絕佳的抗氧化力，有預防動脈硬化、防癌、幫助脂肪燃燒等效果。	紅辣椒等 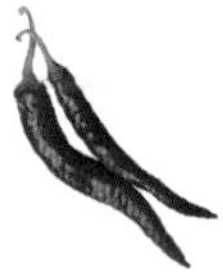

萜烯類

種類	功能	食品
檸檬油	氣味成分。具放鬆，活絡交感神經的血管，改善血液循環的功能。	柑橘類（尤其是外皮） 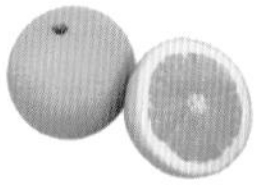
薄荷腦	氣味成分。可增加免疫力。	薄荷等香草類 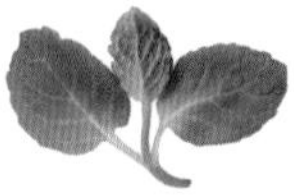

有機硫化物

種類	功能	食品
蒜素	將大蒜等剁碎，俗稱蒜胺酸酶的酵素發揮作用形成的成分。蒜素不穩定變成的硫化烯丙基是蒜臭味的來源。除具有抗癌與抗菌作用，還可結合維生素B1變成蒜硫胺素，可消除疲勞。	大蒜、韭菜、洋蔥等 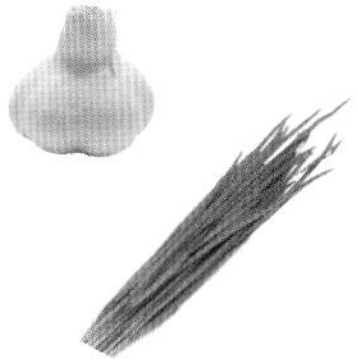
異硫氰酸酯	無味的配糖體黑芥子苷被破壞時，黑芥子酶會發揮作用進行氧化分解，生成辛辣味成分。可增加免疫力，具抗癌作用。	油菜科的蘿蔔、芥子菜、山葵等 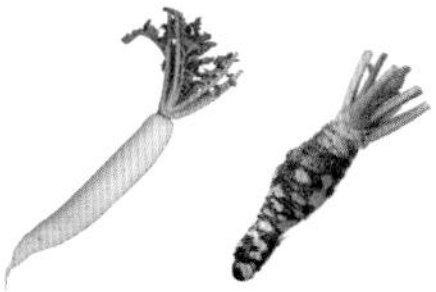
蘿蔔硫素	異硫氰酸酯的一種，具有抗氧化與抗癌的效果。	青花椰菜、芽菜類、高麗菜、白花椰菜、蘿蔔等 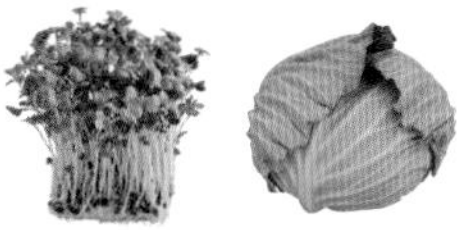

多糖類

種類	功能	食品
褐藻糖膠	海藻類黏液部分所含的細胞間黏質多醣。除具有抗癌效果，還能穩定血壓值。	海藻類等 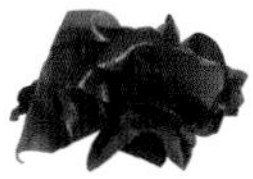
黏蛋白	黏液部分所含的物質。為糖蛋白的混合物，可保護細胞或胃壁。	山藥、秋葵、樸蕈等 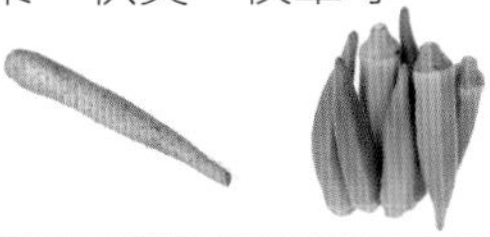
菊糖	多種果糖的結合物。可抑制血糖上升，降低血液裡的中性脂肪。	牛蒡、菊苣、洋蔥等 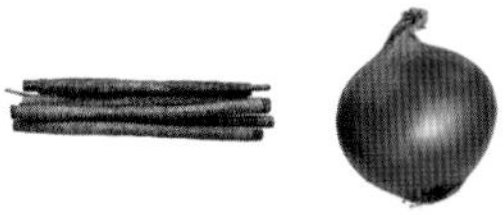
β-葡聚糖	增強免疫力，抑制膽固醇上升。	蕈菇類 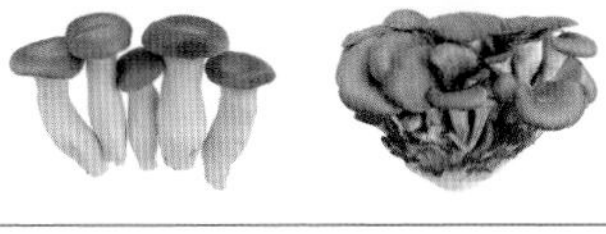

水分

可調節體液的滲透壓。將營養素送往身體組織裡，將老舊廢物排出體外。

水分有何特徵？

人體含量最多的成分 一天的攝取量與排出量幾乎一樣

就人體的構成成分來看，水分所占的比例最大。

體內的水分含量依男女而有不同，成年男性約占60%，而成年女性因脂肪較多，約占55%。

而水分含量也依年齡而有不同，像胎兒、新生兒約占80～90%，幼兒約占70～75%，高齡者則減至45～50%，亦即年紀越小，身體水分占比越高。

體內的水分（體液）約有三分之二在細胞裡面，剩下的三分之一在細胞外的血液與細胞間液之間。

水分主要的供給來源是飲用水，剩下的來源有食物裡的水，以及攝取之熱量於體內代謝時所生成的水（代謝性水分）。至於水分的排除，除了透過尿液或糞便，還有藉由吐氣或皮膚表面等管道進行（無感蒸發：未顯現感覺的水分蒸發）。

健康者體內的水分會保持一定，一天攝取多少水分就會排除同量的水分（詳見下表）。

如果水喝太多，排出量自然會增加，體溫一上升就會流汗，透過水的收支機制維持體內的水分平衡。

水分的收支量

假設1天的水分收支為2,500mL時，那成人的水分收支量如下所示。

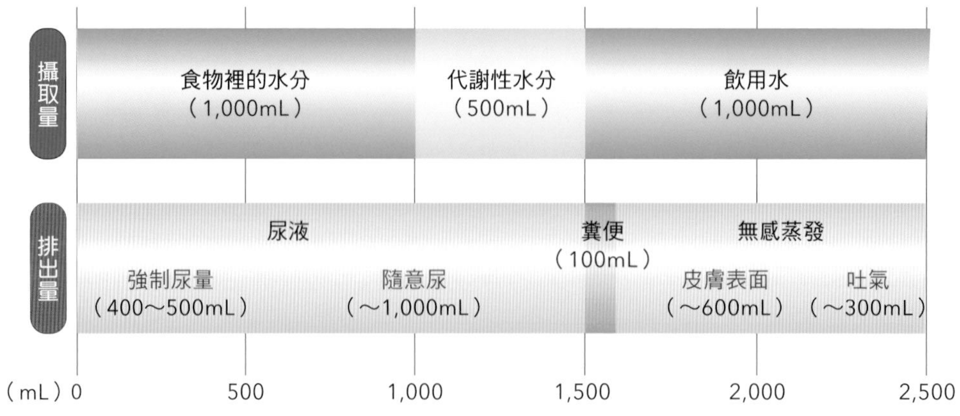

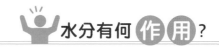

若水分流失10%將危及性命

水分可當作身體的溶媒，如溶解營養素，幫助消化或吸收，將養分帶到各個組織。再者，水分也能溶解老舊廢物，將其排出體外。或透過汗水、尿液或吐氣排出水分，以調節體溫。

當鈉或鉀等元素溶於水中，會成為帶著正電與負電的離子。這類物質稱為電解質，可調節體內的滲透壓或體液量。

人只要體內的水分缺少2%，就會出現強烈的口渴感；若脫水流失10%即危及性命。由此可知，水分是維繫生命不可欠缺的物質。

當體內的水分失衡，細胞外的細胞間液等水分異常增加的狀態稱為水腫。水腫的主要症狀是患部會腫不會痛，也可能是內臟疾病所導致，要特別注意。

●足部水腫

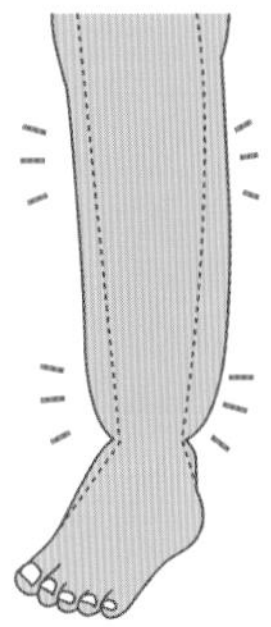

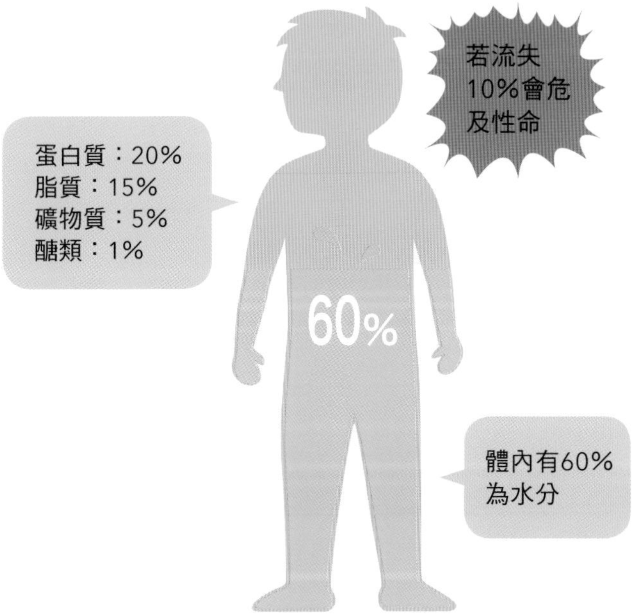

體重1kg 1天必要的水分量

嬰兒	120～150mL
幼兒	90～125mL
學童	50～90mL
成人	40～70mL

年齡越小需求量越多，故嬰幼兒容易脫水要多注意。成人1天的水分量需求大約是2～3L。

（根據MSD《默克診療手冊》第18版部分修正）

營養數據活用法

活用食品成分表！

「日本食品標準成分表（食品成分表）」為文部科學省科學技術與學術審查會資源調查分科會所公布，每十年進行改訂，二〇一五年版為最新版本。表示食品之可食部分（去除食品之不可食部分後）每一百公克的成分，可用來計算營養素。

食品成分表的概要

包含全穀類、蔬菜、魚貝類等生鮮食品、甜點或飲品等加工食品、調味料等等，總計2,191種食品。

●食品成分表所列出的成分等項目

❶熱量（大卡）	—
❷一般成分（g）	水分、蛋白質、脂肪、碳水化合物、灰質
❸無機質（mg或μg）	鈉、鉀、鈣、鎂、磷、鐵、 鋅、銅、錳、碘、硒、鉻、鉬
❹維生素（mg或μg）	維生素A、維生素D、維生素E、維生素K、 維生素B_1、菸鹼酸、維生素B_6、維生素B_{12}、葉酸、 泛酸、生物素、維生素C
❺脂肪酸（g）	飽和脂肪酸、單元不飽和脂肪酸、多元不飽和脂肪酸
❻膽固醇（mg）	—
❼膳食纖維（g）	水溶性、非水溶性、總量
❽食鹽適合量（g）	—

原文見日本文部科學省的官方網頁。

http://www.mext.go.jp/b_menu/shingi/gijyutu/gijyutu3/houkoku/1298713

也有表示食品成分數據基礎的網頁。

http://fooddb.mext.go.jp/

在此鍵入欲搜索的食品名稱，即可找到營養素一覽表。其公克（g）數等不見得要一百公克才能計算，而是會自行計算；並且能針對多種食品，依序由多到少排出特別營養素的含量，使用上非常方便，請多加利用。

PART
5

食材圖鑑

主要介紹全穀類、根莖類、蔬菜類、水果類、肉類、魚類等料理或甜點常用之一百六十種左右的食材之營養成分與功能。還有這些食材主要營養成分的含量、如何食用與保存方法。

主要的營養成分與含量以文部科學省「五訂增補日本食品標準成分表」為基準。

成人一天的需求量以厚生勞動省制定之「日本人的飲食攝取標準2015年版」為基準。

全穀類、根莖類的營養價值

富含碳水化合物，為熱量的來源。

營養素的特徵

越是精製過的米 維生素、礦物質含量就越少

全穀類或根莖類的主要成分是碳水化合物，也是重要的熱量供應來源，並含有蛋白質、維生素、鈣等營養素。

穀物的粗糠、表皮或胚芽等富含維生素和礦物質，故越是精製過的米，維生素、礦物質的含量會變少。

精製過的白米或吐司口感很好，但也表示其GI值（詳見14頁）偏高。而糙米或全麥麵包類含維生素或礦物質，GI值較低。

根莖類裡的維生素則因有澱粉保護，所以即使加熱也不易流失。

白米的維生素B_1分布

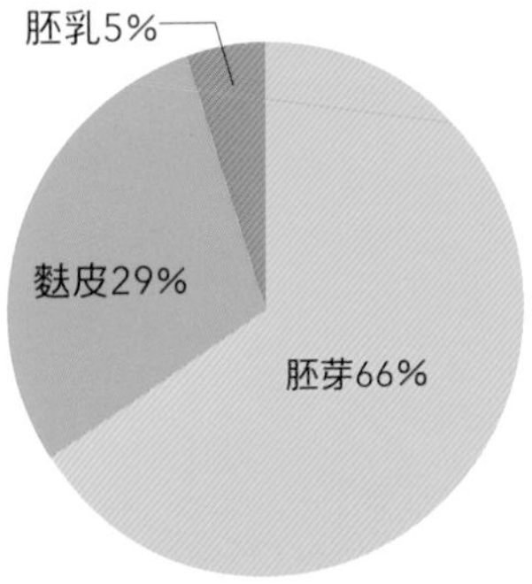

選購方法

白米以精製日期越新越好

白米經過精製就會急速劣化，故精製日期越新越好。而賞味標準以夏季二至三周，冬季二個月左右吃完最美味。

保存方法

小麥要置於陰涼處保存

未開封的小麥以製造日期的六個月至一年為保存期限。開封後為避免潮掉或蟲蛀，要置於陰涼處保存，儘早食用完畢。

精製後營養成分的變化（每100g）

	維生素B1	維生素B2
糙米	0.41	0.04
5分精製米	0.30	0.03
7分精製米	0.24	0.03
白米	0.08	0.02
低筋麵粉	0.11	0.03
全麥麵粉	0.34	0.09

全穀類、根莖類每一份的營養成分比較

	熱量（kcal）	醣類（g）	蛋白質（g）	膳食纖維（g）
白飯（1碗150g）	252	55.7	3.8	0.5
麻糬（2個/100g）	234	50.8	4.0	0.5
吐司（6片裝1片/60g）	158	28.0	5.6	1.4
烏龍麵（煮熟1把/240g）	252	51.8	6.2	1.9
蕎麥麵（煮熟1把/170g）	224	44.2	8.2	3.4
馬鈴薯（中1顆/150g）	114	26.4	2.4	2.0

蔬菜類、水果類的營養價值

維生素、礦物質、膳食纖維可提升身體的各種機能。

營養素的特徵

黃綠色蔬菜富含胡蘿蔔素 淺色蔬菜富含維生素C

蔬菜類含有維生素、礦物質、膳食纖維與多酚化合物等機能性成分，可調節器官的功能。按照胡蘿蔔素的含量，可分為黃綠色蔬菜與淺色蔬菜。

蔬菜等內含的水溶性維生素之特徵是，容易在料理過程流失。不光是加熱，有些蔬菜光是沖洗也會流失，所以要縮短料理的時間。

富含水溶性膳食纖維果膠的水果類，可利用果膠製成果醬。果膠除了整腸，還能降低血中膽固醇值。

選購方法

以顏色鮮艷者為宜

蔬菜或水果以色彩鮮豔帶有光澤，果皮緊實有重量的為首選。而當令的食品營養價值較高，也比較便宜。

保存方法

應儘早食用完畢

據說高麗菜的維生素C於常溫保存兩周左右，即流失50%；應置於適當的地點存放，並儘早食用完畢。

黃綠色蔬菜	淺色蔬菜
富含胡蘿蔔素	富含維生素C、膳食纖維
秋葵、南瓜、油菜、扁豆、番茄、韭菜、胡蘿蔔、青椒、青花椰菜、菠菜	蕪菁、白花椰菜、高麗菜、小黃瓜、蘿蔔、洋蔥、茄子、大白菜、萵苣、蓮藕

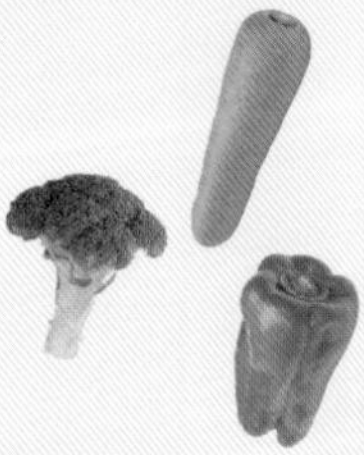

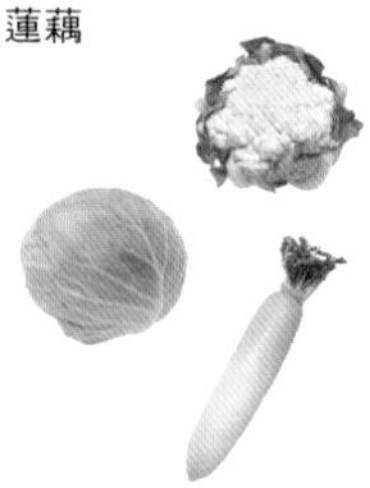

不同料理方式的維生素C流失率

蔥料理	流失率(%)[1]
泡水	38
燙	44
炒	21

茄子料理	流失率(%)
燙	75
炒	62
炸	60

1 流失率（%）= 100 - 成分變化率

不同料理方式的維生素B1流失率

料理方式	泡水	燙	煮	蒸	烤
葉菜類	50	50	—	—	—
根菜類	0	22	—	—	—
果菜類	—	13	—	—	0
芋薯類	—	—	20	12	—

（根據2015年日本食品標準成分表）

富含果膠的水果

蘋果、檸檬、柑橘、蜜柑、無花果、葡萄

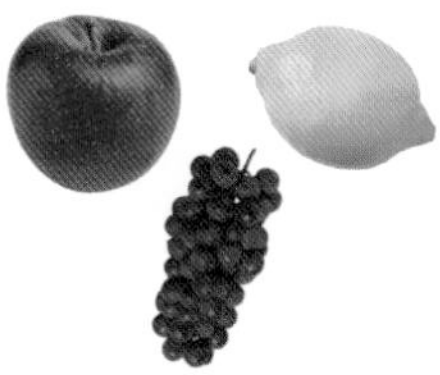

肉類的營養價值

為構成血液或肌肉之動物性蛋白質的供應來源。

營養素的特徵

豬肉富含維生素B_1 胸肉或里肌脂肪含量低

肉類為動物性蛋白質重要的供應來源，可構成血液或肌肉等身體的基礎。

肉類所含的營養素因動物種類而不同，像豬肉富含維生素B_1，是牛肉的十倍以上。而牛肉的紅肉部分或雞肉則富含鐵質。根據肉類的部位，營養素的含量也各有差異。如里肌或胸肉屬高蛋白低脂肪，很適合作為減肥餐。腱肉、五花肉或帶皮雞肉脂肪含量較高。肝臟的營養素則差不多，都富含維生素A、維生素B_2或鐵質。

肉類所含的營養素　（每100g）

	蛋白質（g）	脂肪（g）	鐵質（mg）	視黃醇（μg）	維生素B_1（mg）	維生素B_2（mg）
板腱牛肉	13.8	37.4	0.7	3	0.06	0.17
牛菲力	19.1	15.0	2.5	1	0.09	0.24
板腱豬肉	17.1	19.2	0.6	6	0.63	0.23
五花豬肉	14.4	35.4	0.6	11	0.51	0.13
雞腿肉	17.3	19.1	0.9	47	0.07	0.23
雞胸肉	24.6	1.1	0.6	9	0.09	0.12

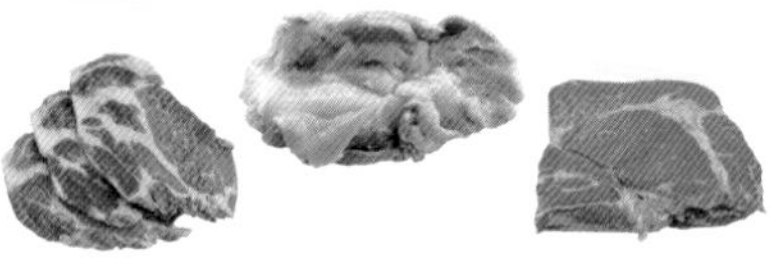

關於肉類的熟成

肉類一經保存，內含的酵素會發揮作用自行消化，增加甘甜味成分的胺基酸等讓味道變得更好。這時肉類的組織會變軟，風味更好，這就是熟成。不過，一般在市場購買的肉類已經過熟成，要特別注意。

熟成期間（保存於0～1℃）	牛肉　5～10日 豬肉　3～5日 雞肉　1～2日

選購方法

確認有無發黏感

宜選肉色鮮豔帶有光澤的肉品。若已經發黏滲出肉汁，表示不太新鮮。

保存方法

一個月內食用完畢

按照雞肉→豬肉→牛肉；絞肉→薄切→厚切→塊肉的順序，保存期限越來越短。

需要冷藏或冷凍時，請用保鮮膜重新包裹置於夾鏈袋裡，放冰箱存放。即使有冷凍，請在一個月內食用完畢。

魚貝類的營養價值

屬優質蛋白質，可防生活習慣病的脂肪酸含量豐富。

營養素的特徵

迴游魚肌肉量較多富含鐵質

魚貝類除了有優質蛋白質，也含有不飽和脂肪酸EPA和DHA，可以改善血液循環，預防動脈硬化或血栓等疾病。尤其是青魚類（背部為青色的魚）的竹筴魚、沙丁魚、鯖魚、鮪魚、秋刀魚、鰤魚等等含量更是豐富。

魚類又依每一百公克之血液色素蛋白質——血紅素，以及肌肉色素蛋白質——肌紅蛋白的含量，分成紅肉魚和白肉魚。

跟蔬菜一樣，魚類也有盛產期。一般產卵期前儲備體力的時期以紅肉魚油脂多，白肉魚更美味，貝類的膠原蛋白也會增加。

紅肉魚	因每100g之色素蛋白質含量超過10mg，故肉呈紅色。
	遠洋與近海的迴游魚，肌肉量多，富含鐵質。多油脂，味道濃郁。
	鮪魚、鰹魚、旗魚、鮍鯛、秋刀魚、脂魚、竹筴魚、沙丁魚、鯖魚
白肉魚	因色素蛋白質含量少，故肉呈白色。
	生長於沿岸、海底或砂地等地區。肌肉量少，味道清淡，熱量低。
	海鰻、鮟鱇魚、鰈魚、比目魚、鱈魚、鰻魚、河豚、鯛魚、梭子魚、鱸魚、遠東多線魚、鮭魚、鱒魚、鰻魚

選購方法

確認魚身有無發黏感

先確認魚身有無發黏滲汁。白肉魚的切片魚肉有透明感，紅肉魚顏色深透才是良品。

至於蛤蜊等貝類，以嘴巴緊閉或一碰嘴巴就會闔上的為首選。

要如何挑魚？

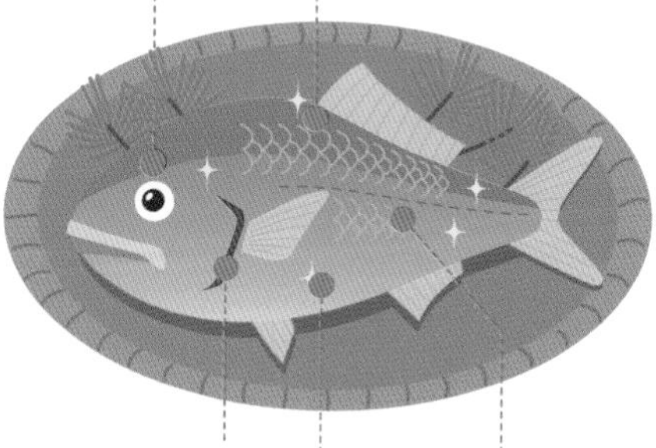
魚身要緊實帶光澤
魚眼睛烏黑發亮
魚鰓呈鮮紅色
魚肚有彈性、沒有傷口
魚鱗整齊沒有脫落閃爍著銀光

保存方法

充分洗淨後擦乾

如果是一片一片的魚，要洗乾淨擦乾，用保鮮膜包裹置於夾鏈袋裡冷凍保存。如果是整條魚，先清除內臟鱗片，充分沖洗乾淨再保存。

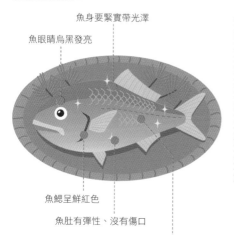

米類

為優質的熱量來源，支持著國人的飲食與健康。

盛產的月份

1 2 3 4 5 6 7 8 **9 10 11** 12（9～11月）

選購方法

米粒完整、渾圓有光澤、具透明感。

熱量

（白米）每100g 365kcal

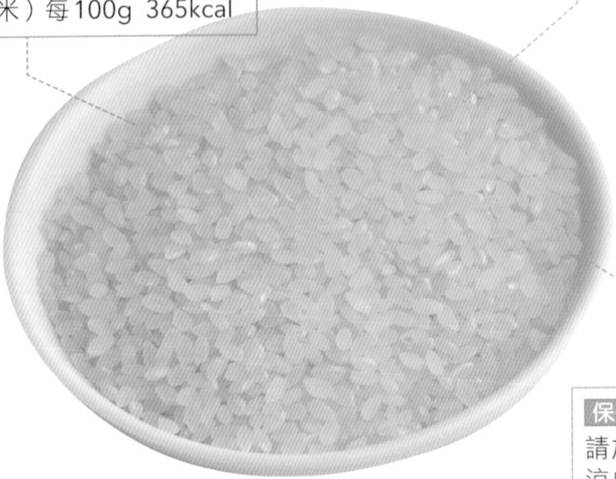

保存方法

請放入密閉容器，置於陰涼處或冰箱的生鮮蔬菜盒保存，以防溼氣或蟲蛀。白米一氧化容易變質，一次不要買太多。

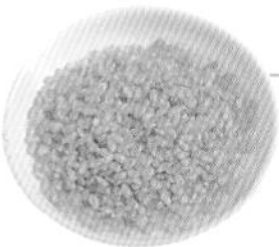

糙米

只去除籾殼的米，比白米營養，尤其是維生素B群或E、鈣、鎂等營養素含量豐富。本身不易消化，需要充分咀嚼。

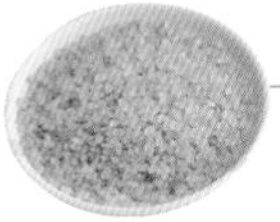

胚芽米

只去除米糠層保留胚芽的精白米，富含維生素B_1或亞油酸。比糙米好消化，口感也比較好。

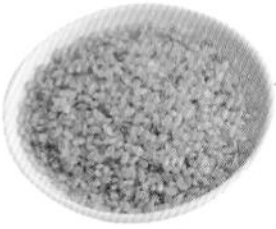

發芽米

用糙米的胚芽發芽就是發芽米。在發芽過程中，γ-胺基丁酸（GABA）增加，可穩定血壓。

主要的營養成分與含量（每100g白米）

蛋白質 6.1g （男60g／女50g）
碳水化合物 77.6g （男381g／女288g）
維生素B_1 0.08mg （男1.4mg／女1.1mg）
鋅 1.4mg （男10mg／女8mg）
膳食纖維 0.5g （男20g／女18g）
＊括號內為成人一天應該攝取的建議量

營養成分與功能

剛收成的稻米稱為籾（稻穀），從籾去除籾殼、米糠層、胚芽後就是白米（精白米）。其主要的營養成分為碳水化合物，也含蛋白質、脂肪、維生素B_1、E、鋅、膳食纖維等。其中占七成以上的澱粉吸收力好，為最佳的熱量來源。這些熱量還能跟維生素B_1一起活絡腦部的機能。

怎麼吃最好

米類的澱粉含抗性澱粉成分，可抑制血糖值快速上升，預防糖尿病；但因這種成分要冷飯才有，故建議多吃飯糰或壽司。

小麥

可磨成粉製作麵包或麵條。全麥麵粉營養價值高。

盛產的月份

1 2 3 4 5 6 7 8 9 10 11 12（全年）

選購方法

選擇製造日期較新的。

熱量

（低、中筋麵粉）
每100g 368kcal
（高筋麵粉）
每100g 366kcal
（全麥麵粉）
每100g 328kcal

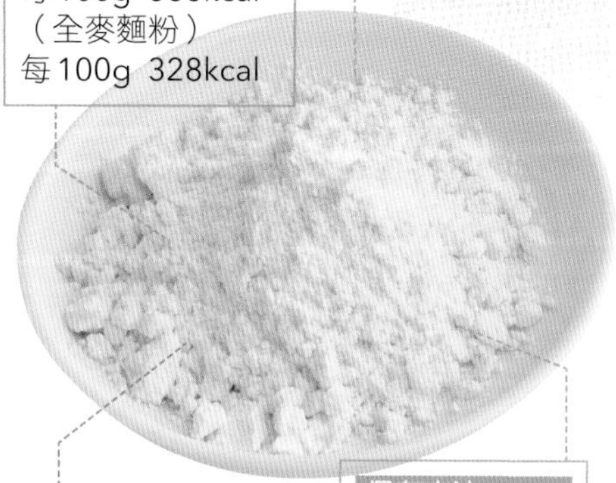

怎麼吃最好

麵粉裡的胺基酸含量較低，可搭配肉類、蛋類或乳製品。

保存方法

請放入密閉容器，置於陰涼處以防溼氣或蟲蛀。全麥麵粉需冷藏。

營養成分與功能

去除小麥的外皮或胚芽，將胚乳磨成粉後即為麵粉。主要的營養素為醣類，也含有促進代謝的維生素B_1、消除疲勞的維生素B_2，以及強健骨骼的鈣質。全麥麵粉則富含亞油酸、維生素E與膳食纖維。

主要的營養成分與含量（每100g低筋麵粉）

蛋白質 8.3g（男60g / 女50g）
脂肪 1.5g（男74g / 女56g）
碳水化合物 75.8g（男381g / 女288g）
維生素B_1 0.11mg（男1.4mg / 女1.1mg）
維生素B_2 0.03mg（男1.6mg / 女1.2mg）
＊括號內為成人一天應該攝取的建議量

大麥

含量豐富的水溶性膳食纖維，可降低膽固醇值。

盛產的月份

1 2 3 4 5 6 7 8 9 10 11 12（全年）

選購方法

米粒完整，沒有發霉或參雜蟲子、異物。

熱量

（麥片）
每100g 340kcal
1杯（140g）
476 kcal

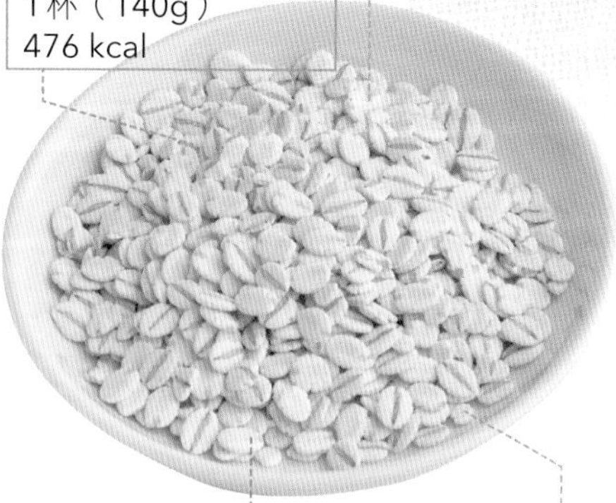

怎麼吃最好

除了煮成麥飯，也能加入湯裡或沙拉增加口感。

保存方法

請放入密閉容器，置於陰涼處保存，以防溼氣或蟲蛀。

營養成分與功能

大麥去除外皮以蒸汽加熱、碾碎即為麥片，可跟白米一起煮。大麥富含膳食纖維，尤其水溶性膳食纖維β-葡聚糖含量多，可降低膽固醇，預防動脈硬化或脂質異常症等。

主要的營養成分與含量（每100g麥片）

蛋白質 6.2g（男60g / 女50g）
脂肪 1.3g（男74g / 女56g）
碳水化合物 77.8g（男381g / 女288g）
鈣 17mg（男800mg / 女650mg）
膳食纖維 9.6g（男20g / 女18g）
＊括號內為成人一天應該攝取的建議量

蕎麥、雜糧

以強化微血管的芸香素為首，營養價值極高

盛產的月份（日本產秋蕎麥）

1	2	3	4	5	6	7	8	9	10	11	12
									⟷	⟷	

選購方法

確認蕎麥粉裡有無麩皮或蟲子等異物，選擇製造年月日較新的。

熱量

（蕎麥內層粉）每100g 359kcal
1杯（110g）395 kcal

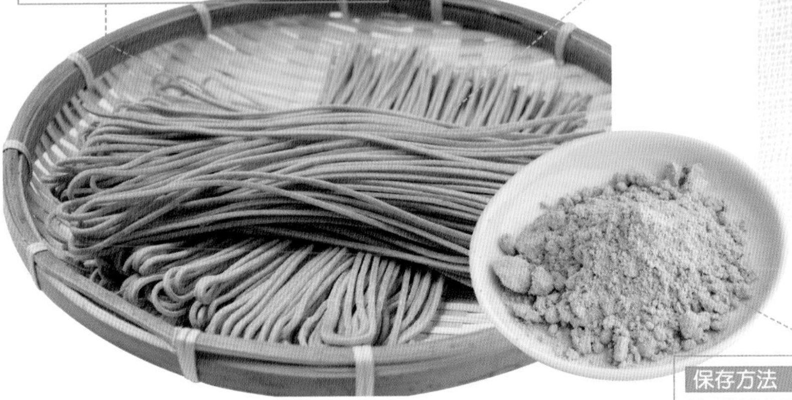

保存方法

生鮮蕎麥要冷藏。蕎麥粉則放入密閉容器，置於通風的陰涼處，以防溼氣發霉。

營養成分與功能

日本從彌生時代的遺址，即可驗證自古即栽種蕎麥這種穀物。秋季盛產的新蕎麥風味佳，頗具人氣。除了醣類，也富含蓖麻蛋白含量多的優質蛋白質或脂肪，有強化微血管的多酚化合物——芸香素，可預防高血壓或動脈硬化。

可促進醣類代謝的維生素B1、調整腸道環境的膳食纖維，或強健骨骼的鈣質等營養素的含量也很多。

怎麼吃最好

煮完生鮮蕎麥的湯，會溶出作用類似維生素的水溶性芸香素，最好連湯一起食用，或泡成蕎麥茶。

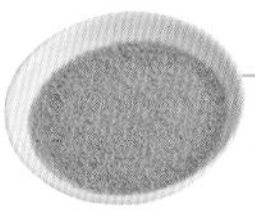

莧籽

原產自南美洲的莧菜科植物，可食用其種子。富含鈣或鐵等礦物質與膳食纖維，可預防貧血或骨質疏鬆。

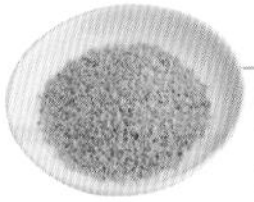

小米

跟米一樣，也分成梗米種和糯米種；但兩者均富含蛋白質、脂肪、膳食纖維與礦物質。尤其可強化肝功能的必需胺基酸──白胺酸含量豐富。

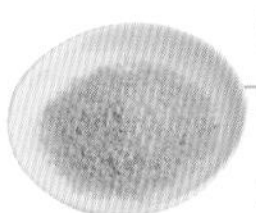

稗

可跟米一起煮成稗飯。小米或稗均可增加好的膽固醇，預防動脈硬化。

主要的營養成分與含量（每100g蕎麥內層粉）

蛋白質 6.0g （男60g / 女50g）
碳水化合物 77.6g （男381g / 女288g）
維生素B1 0.16mg （男1.4mg / 女1.1mg）
鈣 10mg （男800mg / 女650mg）
膳食纖維 1.8g （男20g / 女18g）
＊括號內為成人一天應該攝取的建議量

地瓜

含量豐富的膳食纖維與維生素C，可以改善便秘，具有美肌效果。

盛產的月份：9～11月

選購方法
以表皮光滑帶光澤，顏色勻稱外型飽滿的為首選。

熱量
每100g 132kcal
中 型¼ 顆（70g）
92 kcal

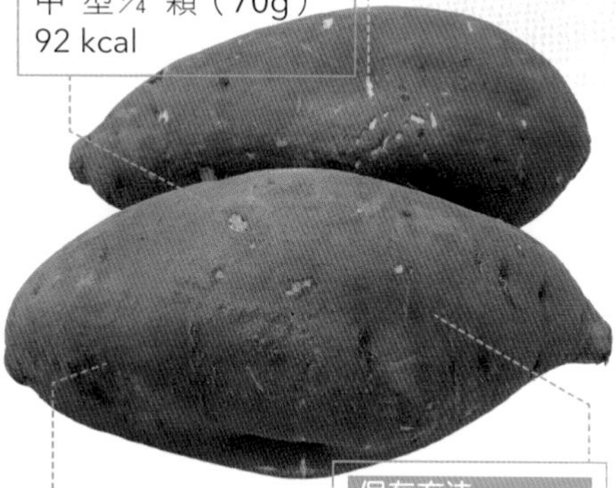

怎麼吃最好
外皮含鈣質，可帶皮吃；慢慢加熱的甜度更高。

保存方法
用報紙包起來，置於通風處。因不耐低溫，不能放冰箱。

營養成分與功能

主要成分為醣類，但可增強免疫力的維生素與鈣、鉀等礦物質含量很高。尤其加熱後維生素C是蘋果的四倍，可養顏美容和預防感冒。從切口流出的白色汁液「紫茉莉苷」有緩瀉作用，可和膳食纖維一起改善便秘。

主要的營養成分與含量
β-胡蘿蔔素 28μg
維生素C 29mg （100mg）
鉀 480mg（男3,000mg / 女2,600mg）
鈣 36mg （男800mg / 女650mg）
膳食纖維 2.2g （男20g / 女18g）
＊括號內為成人一天應該攝取的建議量

馬鈴薯

內含耐熱的維生素C可防癌，預防生活習慣病。

盛產的月份：3～5月、8～10月

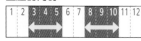

選購方法
以表皮Q彈沒有外傷，有重量感的為首選，但要避開發芽或綠色的外皮。

熱量
每100g 76kcal
小 型 1顆（70g）
53 kcal

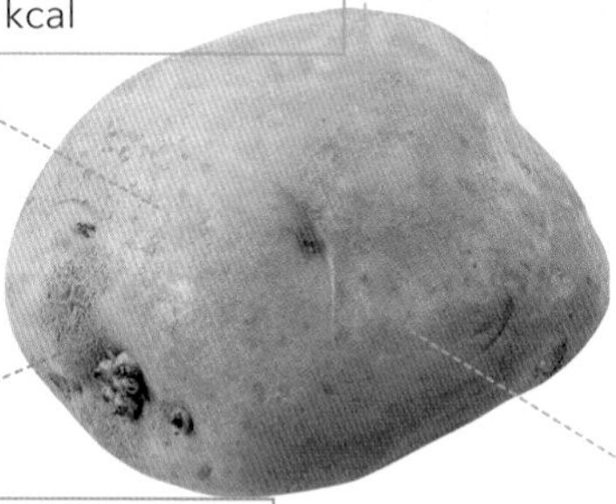

怎麼吃最好
內含的維生素C可促進鐵質吸收，可搭配含鐵食品。

保存方法
置於陰涼處，和蘋果擺一起比較不會發芽。

營養成分與功能

屬於芋薯類的馬鈴薯熱量低，富含維生素C、鉀或膳食纖維，尤其它的維生素很耐熱。馬鈴薯可促進膠原蛋白生成，透過抗氧化作用預防動脈硬化。而其機能成分滲透蛋白可預防生活習慣病。

主要的營養成分與含量
鉀 410mg （男3,000mg / 女2,600mg）
鐵 0.4mg （男7.5mg / 女10.5mg）
維生素B_1 0.09mg （男1.4mg / 女1.1mg）
維生素C 35mg （100mg）
膳食纖維 1.3g （男20g / 女18g）
＊括號內為成人一天應該攝取的建議量

山藥

消化酵素可保護胃腸，黏液可增強體力。

盛產的月份

1	2	3	4	5	6	7	8	9	10	11	12

（盛產：11月至2月）

選購方法

以表皮Q彈帶光澤，沒有黑斑或傷口的為首選。一經切開，切口呈白皙鮮嫩感。

熱量

每100g 65kcal
中型 5cm（80g）
52 kcal

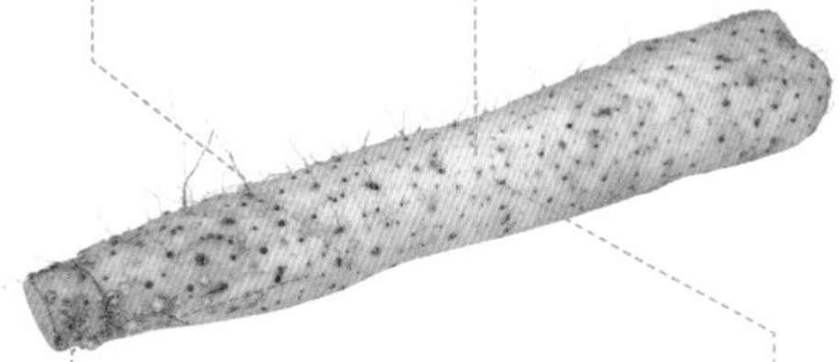

怎麼吃最好

因酵素類不耐熱，最好磨成泥或剁碎後生食。若要加入高湯裡，要等湯冷了再放進去。

保存方法

用報紙包起來置於通風陰涼處。一經切開要包上保鮮膜，避免切口接觸空氣氧化。

營養成分與功能

內含的澱粉酶等消化酵素高達蘿蔔的三倍，可幫助澱粉消化吸收保護胃腸，也可生食。而其內含的黏蛋白，可有效活用蛋白質，讓人消除疲勞、滋養強身。此外，也有穩定血糖或血壓的效果。

主要的營養成分與含量

泛酸 0.61mg（男5mg / 女4mg）
生物素 2.2μg（50μg）
鉀 430mg（男3,000mg / 女2,600mg）
鈣 17mg（男800mg / 女650mg）
膳食纖維 1.0g（男20g / 女18g）
＊括號內為成人一天應該攝取的建議量

芋頭

其黏液成分可保護胃部或肝臟，可降血壓或膽固醇。

盛產的月份

1	2	3	4	5	6	7	8	9	10	11	12

（盛產：9月至12月）

選購方法

以外型渾圓，表皮有溼潤感的為首選。

熱量

每100g 58kcal
中型 1顆（50g）
29 kcal

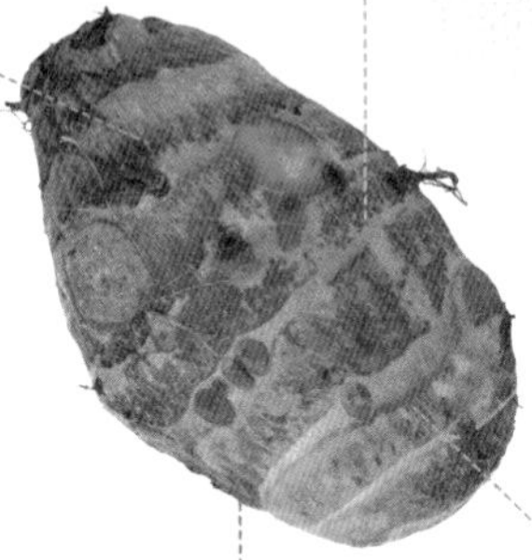

怎麼吃最好

削皮泡鹽水或者是煮熟後水洗，均可去除其黏性；但洗過頭反而會失去有效成分。

保存方法

用溼報紙包起來置於陰涼處。

營養成分與功能

芋頭有84%都是水分，醣類只占11%，熱量低且富含膳食纖維，很適合減肥。其特有的黏蛋白或半乳糖膠等黏液成分，前者可促進肝功能，後者可整腸健胃，以降血壓或膽固醇。

主要的營養成分與含量

維生素B_1 0.07mg（男1.4mg / 女1.1mg）
維生素B_2 0.02mg（男1.6mg / 女1.2mg）
維生素C 6mg（100mg）
鉀 640mg（男3,000mg / 女2,600mg）
膳食纖維 2.3g（男20g / 女18g）
＊括號內為成人一天應該攝取的建議量

大豆

是可以每天攝取的「田中肉」。

盛產的月份（國產）

1	2	3	4	5	6	7	8	9	10	11	12
								←	↔	→	

選購方法

以表皮帶有光澤，外型渾圓顆粒完整，外皮沒有受損或蟲蛀的為首選。

熱量

（整粒、國產）
每100g 417kcal
1.5大匙（17g）
71kcal

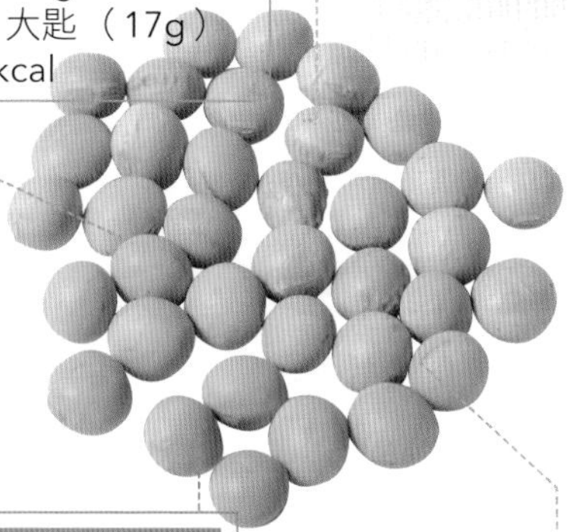

怎麼吃最好

大豆一經泡水，就會溶出營養成分，故泡過的水不要浪費。

保存方法

放入密閉容器，以防溼氣，置於通風的陰涼處。

營養成分與功能

富含優質蛋白質與脂肪，被稱為「田中肉」。內含的苦味成分皂素具有抗氧化功能，可以預防癌症或生活習慣病。豐富的亞油酸或卵磷脂可降低血中膽固醇。而功能類似女性荷爾蒙的大豆異黃酮可緩解更年期障礙。

主要的營養成分與含量（整粒、每100g國產）

蛋白質 33.8g（男60g / 女50g）
維生素B_1 0.71mg（男1.4mg / 女1.1mg）
葉酸 260μg（240μg）
鉀 1,900mg （男3,000mg / 女2,600mg）
鐵 6.8mg （男7.5mg / 女10.5mg）
＊括號內為成人一天應該攝取的建議量

紅豆

具有利尿、通便，可消除疲勞，預防高血壓。

盛產的月份

1	2	3	4	5	6	7	8	9	10	11	12
								←	↔	→	

選購方法

以表皮薄帶光澤，外型渾圓顆粒完整的為首選。

熱量

（整粒、乾燥）
每100g 339kcal
2大匙（28g）
95kcal

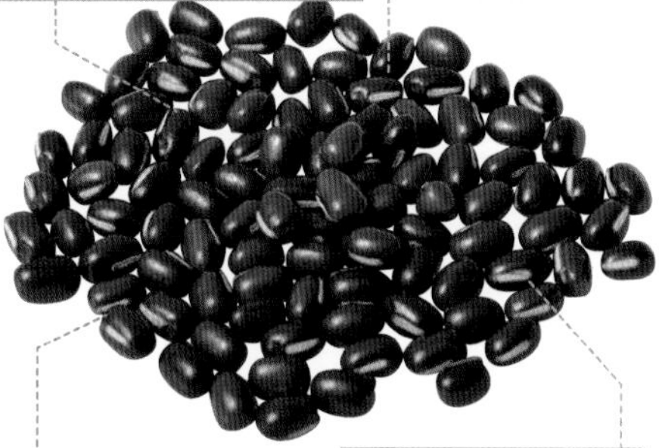

怎麼吃最好

煮熟化開後會釋出皂素，所以要連湯一起食用。

保存方法

放入密閉容器，置於通風的陰涼處，以防溼氣或蟲蛀。

營養成分與功能

外皮含有紅豆皂素與豐富的膳食纖維，利尿與通便效果絕佳。這種皂素還有清血或防宿醉的效果。加上維生素B_1含量也多，可促進代謝，消除疲勞。可預防高血壓的鉀含量也很豐富。

主要的營養成分與含量（整粒、乾燥每100g）

蛋白質 20.3g（男60g / 女50g）
維生素B_1 0.45mg（男1.4mg / 女1.1mg）
鉀 1,500mg （男3,000mg / 女2,600mg）
鐵 5.4mg （男7.5mg / 女10.5mg）
膳食纖維 17.8g （男20g / 女18g）
＊括號內為成人一天應該攝取的建議量

豆腐

可有效攝取大豆原有的營養成分。
為世界高人氣的健康食品。

盛產的月份

1	2	3	4	5	6	7	8	9	10	11	12

選購方法

確認包裝上的成分標示，以製造日期新的為首選。

熱量

（板豆腐）每100g 72kcal
（嫩豆腐）每100g 56kcal
板豆腐½塊（150g）108kcal

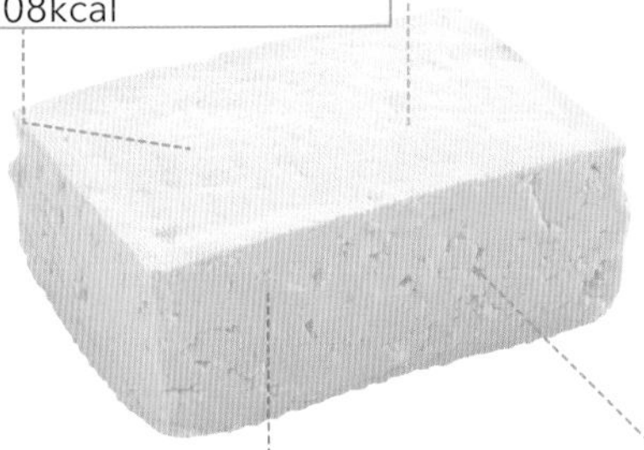

怎麼吃最好

豆腐含水量多，容易有飽足感，加上營養很均衡，最適合減肥。

保存方法

請放入裝水的容器內，加蓋放冰箱保存。

營養成分與功能

跟製作的原料大豆一樣，豆腐富含優質蛋白質、可降膽固醇的亞油酸或大豆皂素，以及可防骨質疏鬆的異黃酮等營養素。因豆腐比大豆容易消化吸收，能有效調整偏弱的胃腸。加上熱量低，為世界高人氣的健康食品。

主要的營養成分與含量（板豆腐 每100g）
蛋白質 6.6g（男60g / 女50g）
脂肪 4.2g（男74g / 女56g）
維生素B_1 0.07mg（男1.4mg / 女1.1mg）
鈣 86mg（男800mg / 女650mg）
鐵 0.9mg（男7.5mg / 女10.5mg）
＊括號內為成人一天應該攝取的建議量

納豆

黏液成分為健康的力量來源。
納豆酶可溶解血栓。

盛產的月份

1	2	3	4	5	6	7	8	9	10	11	12

選購方法

確認包裝上的成分標示，以製造日期新的為首選，賞味期三天最佳。

熱量

（牽絲納豆）
每100g 200kcal
1小包（50g）
100kcal

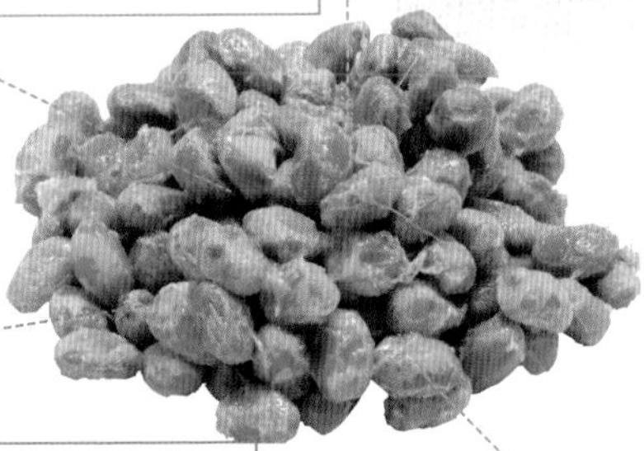

怎麼吃最好

把納豆拌飯吃，可用納豆補充米飯缺少的蓖麻蛋白，用米飯補充納豆缺少的含硫胺基酸。

保存方法

不能讓它乾掉，請放冰箱保存。

營養成分與功能

透過發酵，多了很多製作原料大豆所沒有的有效成分。尤其是納豆酶這種酵素，具有食品中最好的防血栓效果。而其維生素B2含量也是大豆的兩倍，可促進脂肪代謝，養顏美容。納豆菌則有整腸作用。

主要的營養成分與含量（牽絲納豆 每100g）
蛋白質 16.5g（男60g / 女50g）
維生素K 600μg（150μg）
維生素B_2 0.56mg（男1.6mg / 女1.2mg）
鉀 660mg（男3,000mg / 女2,600mg）
膳食纖維 6.7g（男20g / 女18g）
＊括號內為成人一天應該攝取的建議量

芝麻

可強化血管，預防身體氧化。為具有抗氧化效果的健康食品。

盛產的月份

1	2	3	4	5	6	7	8	9	10	11	12
								←→	←→		

熱量
（乾燥）每100g 578kcal
1大匙（9g）52kcal

選購方法
以顆粒完整，果粒緊實充分乾燥的為首選。

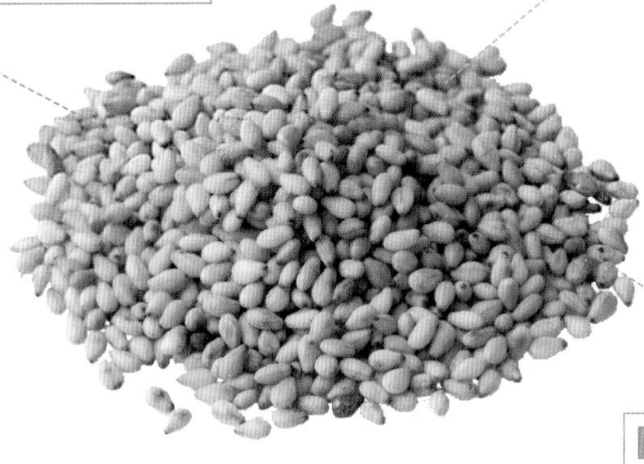

保存方法
放入密閉容器，以防溼氣，置於冰箱保存。

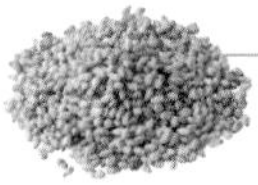

白芝麻
含油量高，為製作芝麻油的原料。

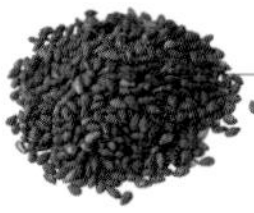

黑芝麻
多為食用。表皮含花青素或木質素，營養價值高。

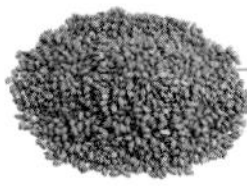

金芝麻（褐芝麻）
氣味濃郁，常用於懷石料理。含具有抗氧化作用的類黃酮。

營養成分與功能

成分超過半數以上的脂肪幾乎都是亞油酸或油酸等不飽和脂肪酸，可降低血中膽固醇。而可抗氧化的芝麻素或芝麻木酚素含量也多，可預防癌症或動脈硬化。此外，也富含維生素或礦物質，如可抗老化的維生素E、可消除疲勞的維生素B1、可強健骨骼的鈣質、可防貧血的鐵質等等，堪稱是滋養強身的理想食品。

怎麼吃最好

整顆芝麻無法釋出裡面的消化酵素，也不好消化，必須在食用前磨碎，以促進營養素的消化與吸收。

主要的營養成分與含量（乾燥 每100g）

脂肪 51.9g（男74g / 女56g）
維生素B1 0.95mg（男1.4mg / 女1.1mg）
維生素B2 0.25mg（男1.6mg / 女1.2mg）
鈣 1,200mg （男800mg / 女650mg）
鐵 9.6mg （男7.5mg / 女10.5mg）
＊括號內為成人一天應該攝取的建議量

杏仁果

在食品中含量特別高的維生素E，可讓人保持年輕與健康。

盛產的月份

1 2 3 4 5 6 7 8 9 10 11 12（全年）

選購方法

盡量選帶殼的；若是去殼的加工品，要確認成分標示，以無添加物、無農藥為首選。

熱量

每100g 598kcal
10粒（10g）60kcal

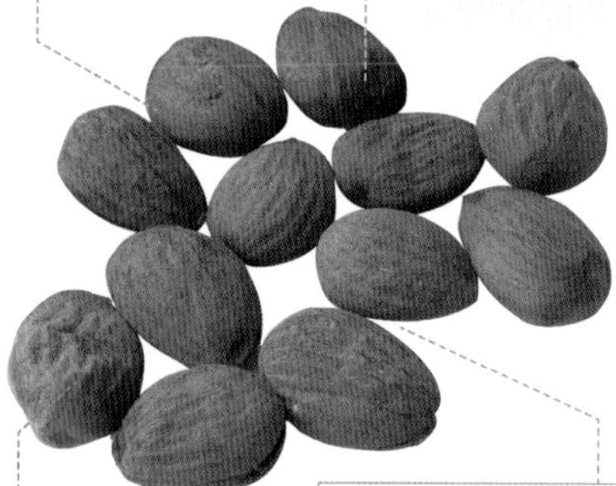

怎麼吃最好

種皮含可抗氧化的類黃酮，最好帶皮吃。

保存方法

一氧化效果會變差，請放入密閉容器，置於冰箱或陰涼處保存。

營養成分與功能

維生素E的含量在食品中名列前茅，可防細胞老化，預防癌症或生活習慣病。如堅果類一樣富含不飽和脂肪酸，可抑制血中膽固醇，預防動脈硬化。可改善骨質疏鬆或貧血的鈣或鐵的含量也很高。

主要的營養成分與含量（每100g）

脂肪 51.8g（男74g／女56g）
維生素E 30.3mg（男6.5mg／女6.0mg）
維生素B_2 1.06mg（男1.6mg／女1.2mg）
鈣 250mg （男800mg／女650mg）
鐵 3.6mg （男7.5mg／女10.5mg）
＊括號內為成人一天應該攝取的建議量

花生

可預防動脈硬化或高血壓。做成小菜可防宿醉。

盛產的月份

1 2 3 4 5 6 7 8 9 10 11 12（9～10月）

選購方法

盡量選帶殼、果粒完整的；若是加工品，以製造年月日較新的為首選。

熱量

（乾燥）
每100g 562kcal
20粒（18g）101kcal

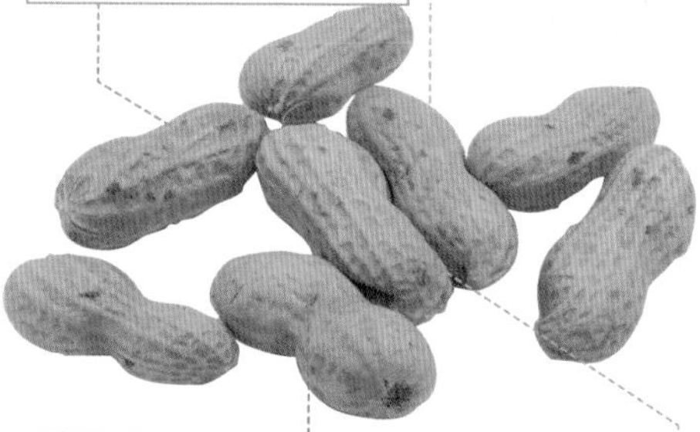

怎麼吃最好

花生裡的菸鹼酸可防宿醉，當下酒菜吃最好，但熱量高，不要吃過量。

保存方法

放入密閉容器，以防溼氣，置於冰箱保存儘早食用完畢。

營養成分與功能

花生因富含具可抗氧化的維生素E，可預防癌症或生活習慣病。還能促進血液循環，有效解決畏寒或肩頸僵硬困擾。加上可抑制血中膽固醇的亞油酸、油酸含量多，可預防動脈硬化或高血壓。

主要的營養成分與含量（每100g）

脂肪 47.5g（男74g／女56g）
維生素E 10.1mg（男6.5mg／女6.0mg）
維生素B_1 0.85mg（男1.4mg／女1.1mg）
菸鹼酸 17.0mg （男15mg／女12mg）
鉀 740mg （男3,000mg／女2,600mg）
＊括號內為成人一天應該攝取的建議量

蘆筍

天冬胺酸可促進新陳代謝，消除疲勞，補充體力。

盛產的月份

1	2	3	4	5	6	7	8	9	10	11	12
				↔	↔						

選購方法

連蘆尖都十分筆直，色澤鮮綠的為首選。

熱量

每100g 22kcal
中蘆筍3根（60g）13kcal

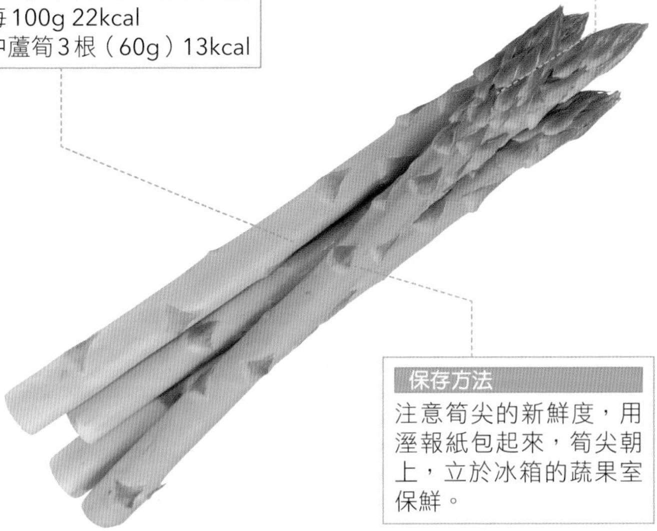

保存方法

注意筍尖的新鮮度，用溼報紙包起來，筍尖朝上，立於冰箱的蔬果室保鮮。

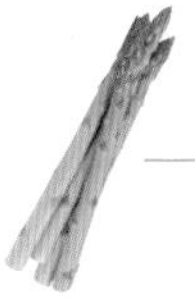

綠蘆筍

直接曬太陽長大的蘆筍，新鮮的話，稍微烤一下就十分鮮甜美味。

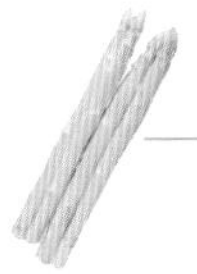

白蘆筍

發芽前蓋上泥土，避免陽光直曬的白蘆筍。雖然氣味和營養都比不上綠蘆筍，但質地較軟容易咀嚼，主要用於罐頭加工。

主要的營養成分與含量
（綠蘆筍 每100g）

β-胡蘿蔔素 370μg
維生素E 1.5mg（男6.5mg / 女6.0mg）
維生素B2 0.15mg（男1.6mg / 女1.2mg）
維生素C 15mg（100mg）
鉀 270mg （男3,000mg / 女2600mg）
＊括號內為成人一天應該攝取的建議量

營養成分與功能

蘆筍裡的天門冬胺酸因可分解會導致疲勞的乳酸，促進新陳代謝，故有消除疲勞、滋養強身的效果。

筍尖裡的芸香素可強化微血管，預防高血壓；另含豐富的β-胡蘿蔔素，可增強免疫力。

比起白蘆筍，綠蘆筍所含的β-胡蘿蔔素和維生素C較多。

怎麼吃最好

為有效攝取維生素類，燒烤熱炒會比煮燙保留更多的維生素。而天門冬胺酸若跟秋葵等具有黏性的食物一起吃，效果更好。

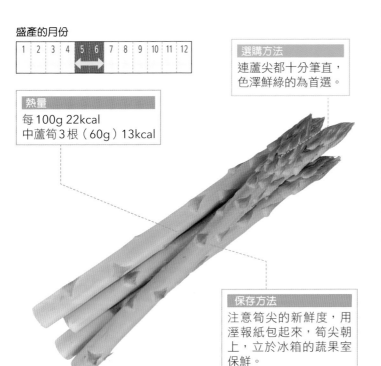

秋葵

其黏液可健胃整腸，抑制血糖上升。

盛產的月份

1	2	3	4	5	6	7	8	9	10	11	12

選購方法

以體型小，色澤深綠，纖毛完整的為首選。

熱量

每100g 30kcal
4株（約40g）12kcal

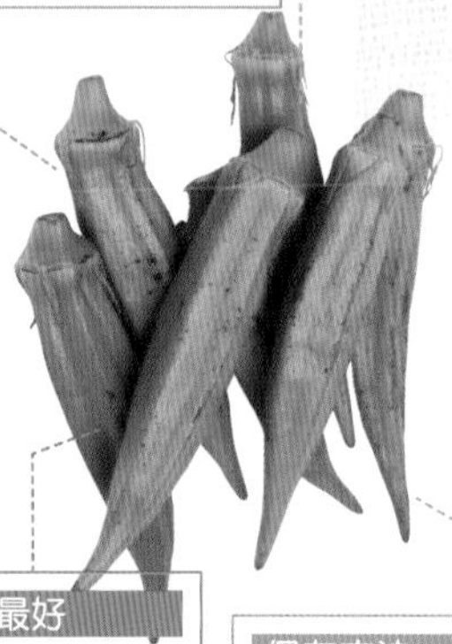

怎麼吃最好

跟黏蛋白含量多的納豆或山藥一起吃，效果加倍。跟肉類一起吃，可防夏季溽暑不適。

保存方法

用報紙包起來，置於陰涼處。若溫度小於5℃會引起低溫障礙，最好不要放冰箱。

營養成分與功能

秋葵的黏液成分由果膠與黏蛋白所構成。前者可健胃整腸，避免血糖急速上升，預防糖尿病。後者則可保護胃黏膜預防胃潰瘍，促進蛋白質吸收，增強體力。

主要的營養成分與含量（每100g）
維生素B1 0.09mg（男1.4mg / 女1.1mg）
維生素C 11mg（100mg）
鉀 260mg（男3,000mg / 女2600mg）
鐵 0.5mg（男7.5mg / 女10.5mg）
膳食纖維 5.0g（男20g / 女18g）
＊括號內為成人一天應該攝取的建議量

明日葉

以特有成分查耳酮為首營養價值高。

盛產的月份

1	2	3	4	5	6	7	8	9	10	11	12

選購方法

以葉片帶光澤，葉尖直挺的深綠色為首選。莖要短、細些。

熱量

每100g 33kcal
7株（70g）23kcal

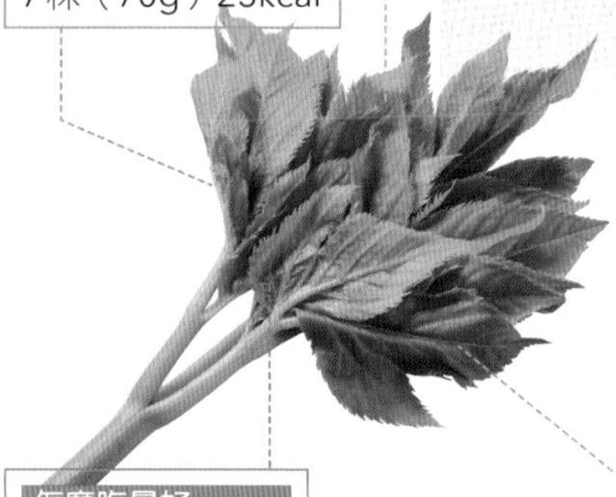

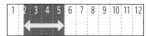

怎麼吃最好

因裡面的維生素C會溶於水，汆燙最好。裹上粉漿炸成天婦羅，可增加β-胡蘿蔔素的吸收率。

保存方法

用溼報紙包起來，放入塑膠袋置於蔬果室，儘量直立保存。

營養成分與功能

明日葉的黏液成分為多酚化合物查耳酮和香豆素，擁有良好的抗氧化力，可防血栓或癌症。尤其查耳酮是明日葉特有的成分，可抑制胃酸分泌，改善排便。維生素類含量也很豐富，可養顏美容、維持健康與強身。

主要的營養成分與含量（每100g）
β-胡蘿蔔素 5,300μg
維生素B2 0.24mg（男1.6mg / 女1.2mg）
維生素C 41mg（100mg）
鉀 540mg（男3,000mg / 女2600mg）
膳食纖維 5.6g（男20g / 女18g）
＊括號內為成人一天應該攝取的建議量

南瓜

可防感染、癌症或生活習慣病，富含維生素類膳食纖維。

盛產的月份

1	2	3	4	5	6	7	8	9	10	11	12
					←	→					

（盛產：6～9月）

熱量

每100g 91kcal
5cm見方1塊（約50g）46kcal

選購方法

體型結實有重量的為首選。蒂頭要乾成軟木塞狀才是完熟的南瓜。

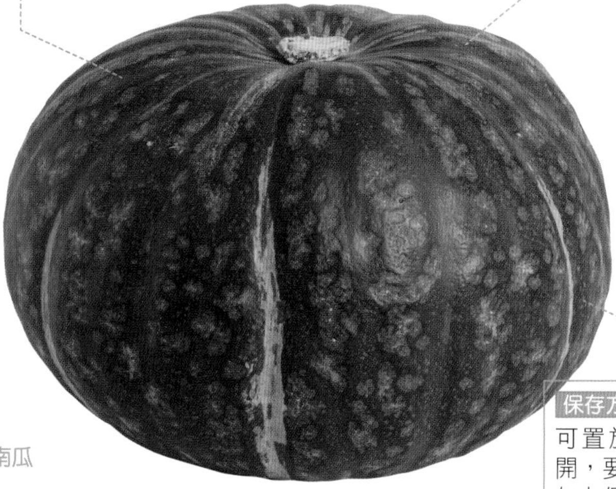

西洋南瓜

保存方法

可置於陰涼處。若已切開，要去除種子和瓜囊，包上保鮮膜放冰箱。

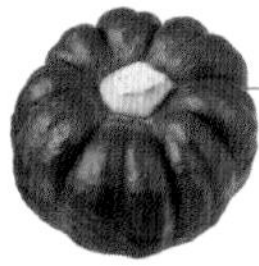

日本南瓜

皮硬，有溝紋。果肉帶黏性，水分多，甜度較低適合燉煮。

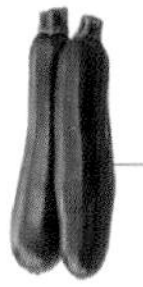

櫛瓜（西葫蘆）

為夏南瓜之一種，有綠色和黃色。開花前後的幼果也可做為花櫛瓜使用，適合熱炒或油炸。

營養成分與功能

β-胡蘿蔔素含量豐富為其特徵。β-胡蘿蔔素可於體內轉為維生素A，保護肌肉或黏膜組織，增強抵抗力預防感染。

南瓜的維生素E含量高居蔬菜的首位。具良好的抗氧化力，除可預防癌症或生活習慣病，還能促進血液循環，改善肩頸僵硬或畏寒感。

膳食纖維的含量也多，可健胃整腸，改善便秘困擾，預防動脈硬化。

怎麼吃最好

要吸收豐富的β-胡蘿蔔素，最好將南瓜炸成天婦羅或焗烤，和油脂一起吃以增加吸收力；也可以燉煮或煮成湯，減少β-胡蘿蔔素流失。

主要的營養成分與含量（西洋南瓜 每100g）

β-胡蘿蔔素 4,000μg
維生素B_2 0.09mg（男1.6mg／女1.2mg）
維生素E 4.9mg（男6.5mg／女6.0mg）
維生素C 43mg（100mg）
膳食纖維 3.5g（男20g／女18g）
＊括號內為成人一天應該攝取的建議量

油菜

富含可維護骨骼或牙齒健康的鈣質以及有美肌效果的維生素。

盛產的月份

1 2 3 4 5 6 7 8 9 10 11 12

選購方法

以葉厚、色綠的為首選。莖要粗短直挺。

熱量

每100g 14kcal
¼把（約80g）
11kcal

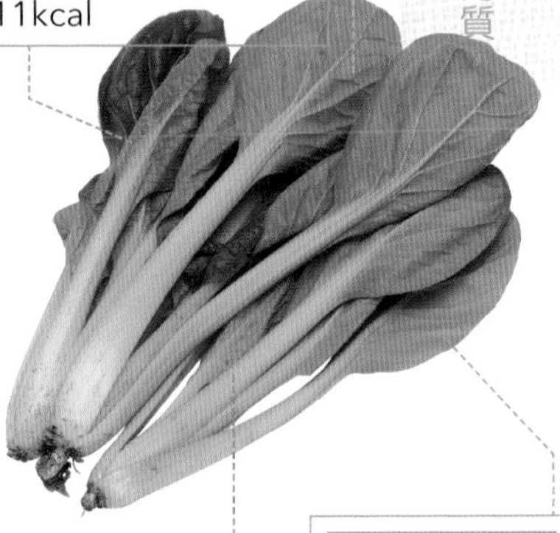

怎麼吃最好

打成蔬菜汁或熱炒，可增加維生素吸收率。

保存方法

用溼報紙包起來，放入塑膠袋，根部朝下直立，置於蔬果室保鮮。

營養成分與功能

富含維生素與礦物質，尤其鈣質含量高出鮮奶，堪稱蔬菜界的翹楚。可強健骨骼或牙齒，預防骨質疏鬆。β-胡蘿蔔素、維生素C含量也高，可保護黏膜組織，助長膠原蛋白生成，具養顏美容的效果。

主要的營養成分與含量（每100g）

β-胡蘿蔔素 3,100μg
維生素C 39mg（100mg）
鉀 500mg（男3,000mg／女2600mg）
鈣 170mg（男800mg／女650mg）
鐵 2.8mg（男7.5mg／女10.5mg）
＊括號內為成人一天應該攝取的建議量

菠菜

含鐵質、葉酸及鈣質，為可補充身體元氣的優質蔬菜。

盛產的月份

1 2 3 4 5 6 7 8 9 10 11 12

選購方法

葉片深綠、葉尖直挺的為首選。

熱量

每100g 20kcal
¼把（約60g）
12kcal

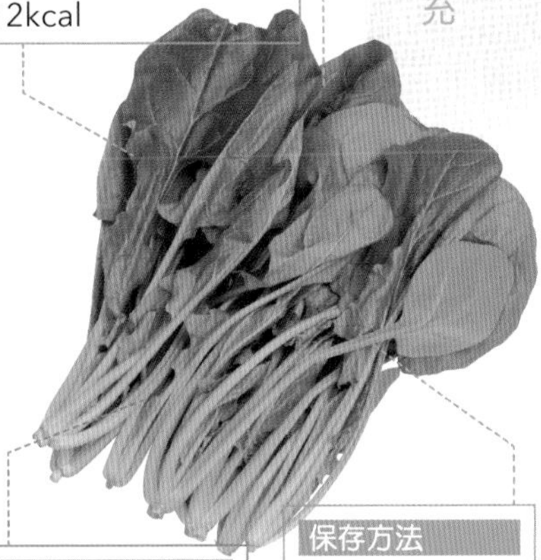

怎麼吃最好

加上芝麻涼拌，可有效吸收β-胡蘿蔔素等營養素，預防癌症。

保存方法

用溼報紙包起來，放入塑膠袋，根部朝下直立，置於蔬果室保鮮。

營養成分與功能

跟維生素C一起食用，可促進鐵質吸收。菠菜兩者的含量都很高，可以有效預防貧血。菠菜的β-胡蘿蔔素、維生素B群、鈣或鉀等礦物質含量都很平均；而有益眼睛的葉黃素含量也很豐富。

主要的營養成分與含量（每100g）

β-胡蘿蔔素 4,200μg
維生素K 270μg（150μg）
維生素C 35mg（100mg）
鉀 690mg（男3,000mg／女2600mg）
鐵 2.0mg（男7.5mg／女10.5mg）
＊括號內為成人一天應該攝取的建議量

埃及野麻嬰

特有的黏液成分黏蛋白可保護胃部黏膜，穩定血糖值。

盛產的月份

1	2	3	4	5	**6**	**7**	**8**	9	10	11	12

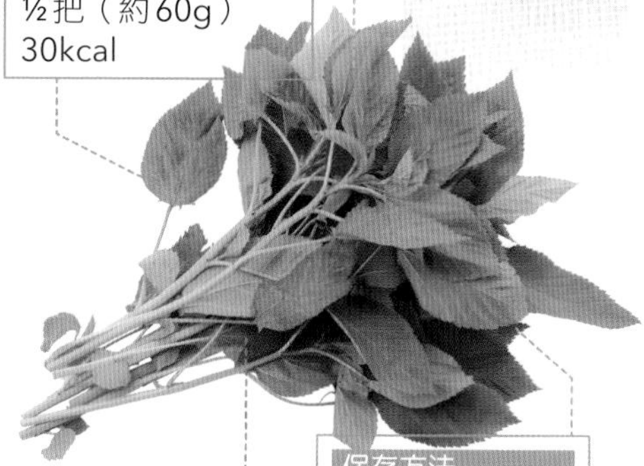

選購方法

以葉片軟嫩帶有光澤、呈鮮綠色的為首選。莖部切口要新鮮。

熱量

每100g 38kcal
½把（約60g）
30kcal

怎麼吃最好

煮湯可完整攝取溶出的營養素。

保存方法

放入塑膠袋，小心不要傷到葉尖，置於蔬果室。鮮度變差時就會變硬。

營養成分與功能

維生素、礦物質、膳食纖維含量很多，為營養價值超高的蔬菜。其中可抑制活性氧增強免疫力的β-胡蘿蔔素含量，高達菠菜的三倍。除了預防貧血、骨質疏鬆，提升消化機能，黏液成分黏蛋白還可抑制血糖值上升。

主要的營養成分與含量（每100g）

β-胡蘿蔔素 10,000μg
維生素K 640μg（150μg）
維生素E 6.5mg（男6.5 mg / 女6.0mg）
葉酸 250μg（240μg）
維生素C 65mg（100mg）
＊括號內為成人一天應該攝取的建議量

韭菜

自古即以精力效果聞名，可抗老化。

盛產的月份

1	2	**3**	**4**	**5**	**6**	**7**	**8**	**9**	**10**	**11**	12

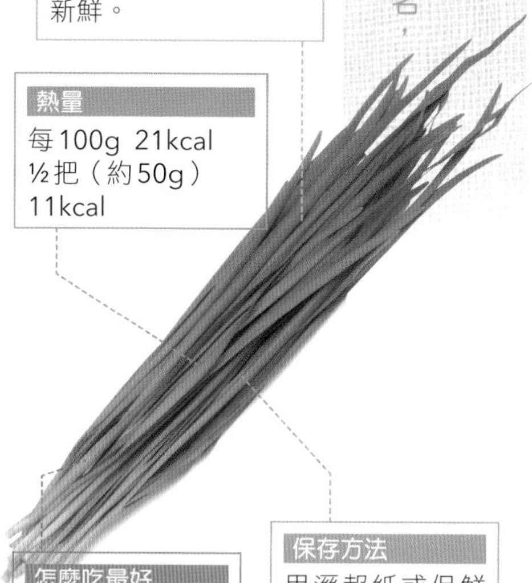

選購方法

以葉寬肉厚、葉尖直挺的為首選。切口要新鮮。

熱量

每100g 21kcal
½把（約50g）
11kcal

怎麼吃最好

天氣嚴寒時可作為維生素供應來源，煮成鍋物料理最適合。

保存方法

用溼報紙或保鮮膜包起來，置於蔬果室。因不耐久放，應儘早食用完畢。

營養成分與功能

其特殊的氣味源自蔥、蒜等辛香料也有的蒜素。因可促進豬肉或肝臟類富含之維生素B_1的吸收，自古即用以預防感冒、消除疲勞或健胃整腸。也含三大抗氧化維生素（A、C、E）和硒，可抗老化。

主要的營養成分與含量（每100g）

β-胡蘿蔔素 3,500μg
維生素B_6 0.16mg（男1.4 mg / 女1.2mg）
維生素E 2.5mg（男6.5 mg / 女6.0mg）
維生素C 19mg（100mg）
鉀 510mg（男3,000mg / 女2,600mg）
＊括號內為成人一天應該攝取的建議量

番茄

紅色的色素成分具抗氧化力，可防癌症、動脈硬化或老化。

盛產的月份

1	2	3	4	5	6	7	8	9	10	11	12

熱量

每100g 19kcal
中型1顆（140g）27kcal

選購方法

以表皮帶有光澤，果肉緊實的為首選。蒂頭要綠且新鮮。

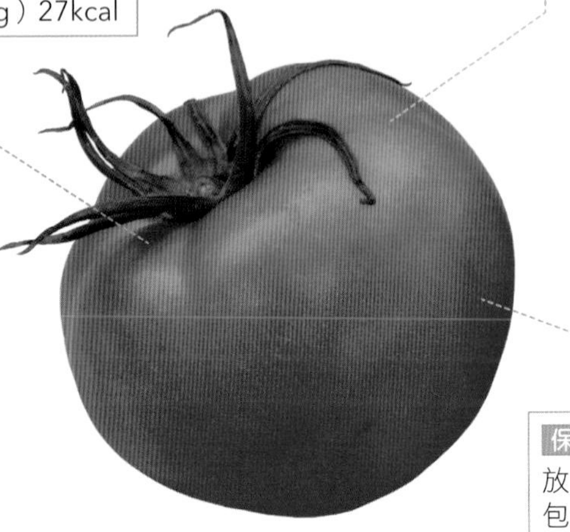

保存方法

放入塑膠袋或用保鮮膜包起來，蒂頭朝下置於蔬果室保鮮。若皮表仍帶綠色，放在室溫下催熟後再放蔬果室。

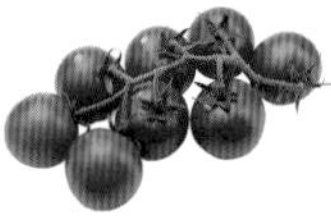

迷你番茄（小番茄、櫻桃番茄）

大小、形狀或顏色都不一樣，主要是紅色、圓形，重約十五公克的品種。甜度佳，β-胡蘿蔔素含量是一般番茄的兩倍，維生素C也很多。

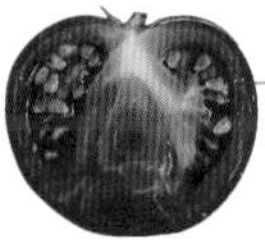

水果番茄

甜度與水果齊名。透過幾乎不給水的栽種方式，才能培養這種果肉緊實甜度高的番茄。

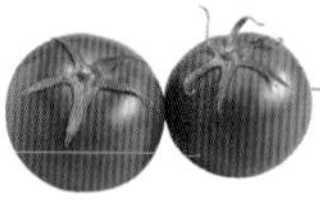

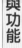

加工用番茄

紅色系，果實較小，果肉較硬的品種。常用來加工製成果汁、果泥、番茄醬或水煮罐頭等食品，富含維生素類。

主要的營養成分與含量（每100g）

β-胡蘿蔔素 540μg
維生素E 0.9mg（男6.5 mg / 女6.0mg）
生物素 2.3μg（50μg）
維生素C 15mg（100mg）
鉀 210mg（男3,000mg / 女2,600mg）
＊括號內為成人一天應該攝取的建議量

營養成分與功能

番茄的紅色原始成分為茄紅素，屬於類胡蘿蔔素之一種，抗氧化力是β-胡蘿蔔素的二倍、維生素C的一百倍，可預防癌症或動脈硬化。

番茄富含維生素C、E，可防感冒或感染，還有美肌功效。還含有可強化微血管的黏蛋白、可排出多餘鹽分的鉀，以及可護養肌膚或秀髮的生物素等營養素。

怎麼吃最好

想有效攝取茄紅素，建議將番茄煮熟，破壞其細胞膜，才能有效吸收茄紅素。因茄紅素屬於脂溶性，加油調理吸收率更好。

胡蘿蔔

可預防肺癌或胰臟癌。β-胡蘿蔔素含量在蔬菜中可謂翹楚。

盛產的月份

1	2	3	4	5	6	7	8	9	10	11	12
										↔	↔

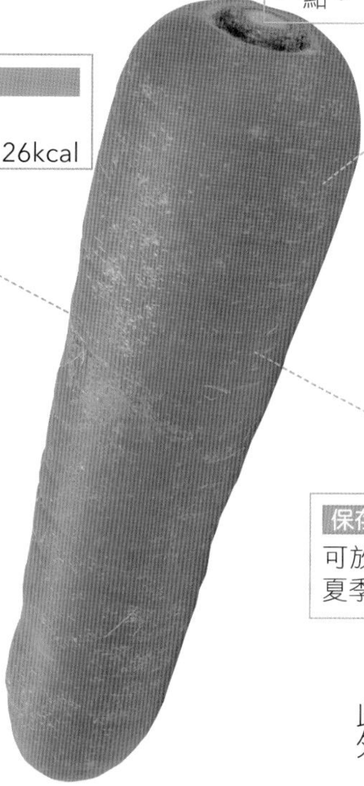

選購方法

以顏色鮮豔帶有光澤，沒有裂口的為首選。莖部的切口要小一點。

熱量

每100g 37kcal
中型½根（70g）26kcal

保存方法

可放在通風處常溫保存。夏季再放蔬果室保鮮。

營養成分與功能

胡蘿蔔的橙色由胡蘿蔔素與茄紅素所構成，兩者均可抗氧化，預防癌症或生活習慣病。尤其是β-胡蘿蔔素還有預防肺癌或胰臟癌的功用。若於體內轉換成維生素A，還能強化皮膚、黏膜組織或眼部機能。

此外，鉀、鈣等礦物質與膳食纖維含量也很高；鉀可防高血壓，鈣可強健骨骼，膳食纖維則能消除便秘。

怎麼吃最好

因可抗氧化的成分大多在外皮，最好連皮一起吃。又因胡蘿蔔的維生素C含量少，可搭配富含維生素C的食材一起吃。

● 破壞維生素C的酵素——抗壞血酸氧化酶

胡蘿蔔裡含有會破壞維生素C的酵素——抗壞血酸氧化酶。但因這種酵素本身不耐酸或熱，將胡蘿蔔和其他蔬菜一起煮時，加點檸檬或醋，或加熱後再吃，即可抑制這種酵素的作用。

主要的營養成分與含量（每100g）

β-胡蘿蔔素 6,700μg
維生素E 0.5mg（男6.5 mg / 女6.0mg）
鉀 270mg（男3,000mg / 女2,600mg）
鈣 26mg（男800mg / 女650mg）
膳食纖維 2.4g（男20g / 女18g）
＊括號內為成人一天應該攝取的建議量

青椒

富含可強化微血管的芸香素，或具有抗氧化力的維生素類。

盛產的月份

1	2	3	4	5	6	7	8	9	10	11	12
					←			→			

熱量

每100g 22kcal
3個（70g）15kcal

選購方法

以蒂頭新鮮，色彩鮮豔有光澤，肉厚有彈性的為首選。

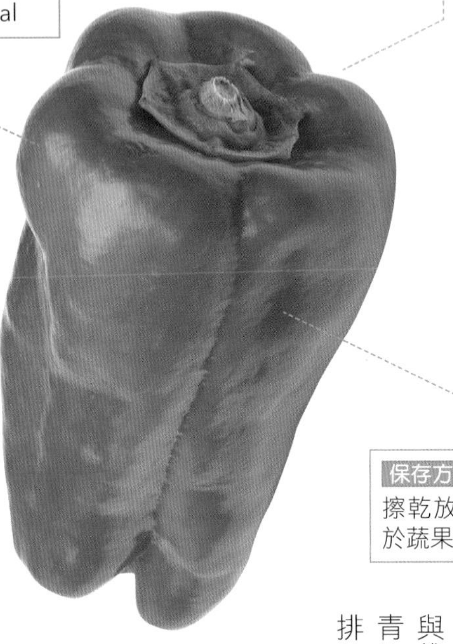

保存方法

擦乾放入塑膠袋裡，置於蔬果室保鮮。

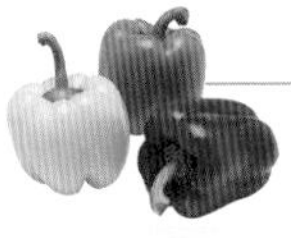

彩椒

綠色青椒成熟後採收的彩椒。紅色彩椒之β-胡蘿蔔素含量為綠色的二・五倍。

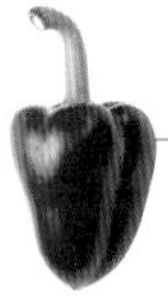

紅椒

因甜度佳，不帶苦味，可以生吃；維生素C約青椒的兩倍。

營養成分與功能

青椒的維生素C含量相當於一顆檸檬，可美白肌膚、預防感冒。青椒也富含可強化微血管的多酚化合物芸香素，或可防癌、增強免疫力的β-胡蘿蔔素與維生素E。

青椒的綠色成分葉綠素可排除多餘的膽固醇，加上富含膳食纖維，可預防動脈硬化或糖尿病等生活習慣病。

怎麼吃最好

青椒的維生素C遇到熱也不易被破壞，最好用油脂加熱調理。這樣可增加β-胡蘿蔔素的吸收率，預防皺紋或鬆弛。

主要的營養成分與含量（每100g）

β-胡蘿蔔素 400μg
維生素E 0.8mg（男6.5 mg / 女6.0mg）
維生素C 76mg（100mg）
鉀 190mg（男3,000mg / 女2,600mg）
膳食纖維 2.3g（男20g / 女18g）
＊括號內為成人一天應該攝取的建議量

青花椰菜

具有良好的防癌效果，也含有蘿蔔硫素。

盛產的月份

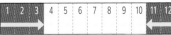

1	2	3	4	5	6	7	8	9	10	11	12

熱量

每100g 33kcal
4朵（70g）23kcal

選購方法

以花球小，顆粒完整緊實的為首選。顏色呈深綠，莖部沒有空隙。

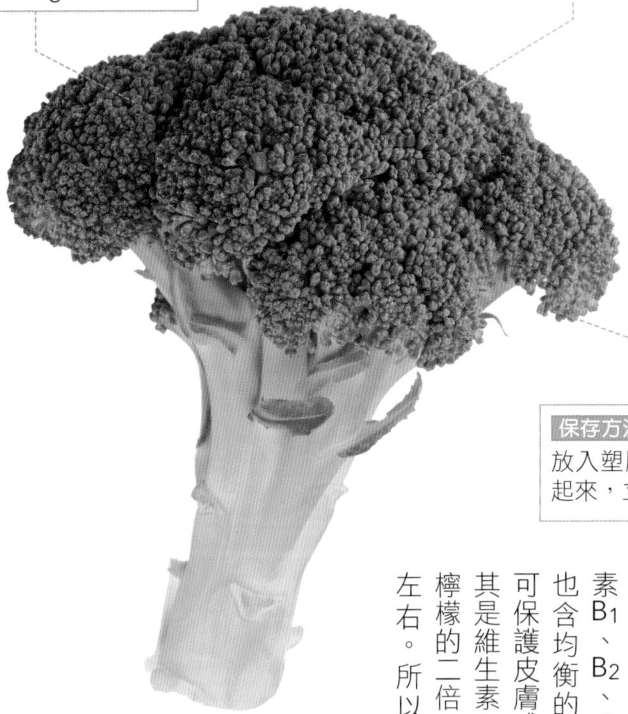

保存方法

放入塑膠袋或用保鮮膜包起來，立於蔬果室保鮮。

營養成分與功能

青花椰菜因其抗氧化力、解毒作用與富含蘿蔔硫素，可抗癌而備受矚目。除了可調節身心狀態的維生素B_1、B_2、C、葉酸以外，也含均衡的β-胡蘿蔔素，可保護皮膚或黏膜組織。尤其是維生素C含量很高，是檸檬的二倍，高麗菜的三倍左右。所以，可同時攝取β-胡蘿蔔素和維生素C的青花椰菜，最適合用來美白肌膚，預防感冒。

怎麼吃最好

蘿蔔硫素或β-胡蘿蔔素都屬於脂溶性，最好用油脂加熱調理；又因裡面的維生素C易溶於水，也可汆燙或微波後食用。

● 莖也可以吃喔！

青花椰菜的莖，β-胡蘿蔔素和維生素C含量比花球多，請不要丟棄，可切薄片熱炒或做成燉菜。

主要的營養成分與含量（每100g）

β-胡蘿蔔素 810μg
維生素K 160μg（150μg）
葉酸 210μg（240μg）
維生素C 120mg（100mg）
鉀 360mg（男3,000mg / 女2,600mg）
＊括號內為成人一天應該攝取的建議量

白花椰菜

含有具美肌效果的維生素C，
以及可抑制癌症的成分。

盛產的月份

1 2 3（盛產）4 5 6 7 8 9 10 11 12（盛產）

選購方法

以花球密實渾圓，有重量的為首選。

熱量

每100g 27kcal
5朵（70g）19kcal

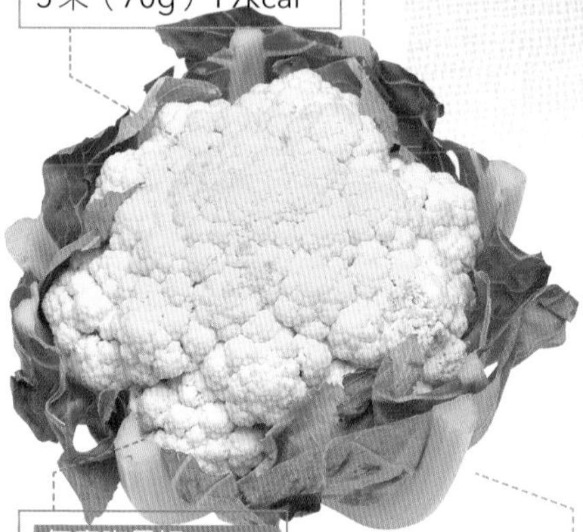

怎麼吃最好

燙白花椰菜時加點醋，會讓顏色更白，裡面的維生素C也比較不會流失。

保存方法

放入塑膠袋，置於蔬果室保鮮。因容易變色，儘早食用完畢。

營養成分與功能

維生素C含量豐富為其特徵，可促進膠原蛋白生成，抑制黑色素形成，有養顏美容的效果。此外，它也含抗氧化力良好的蘿蔔硫素可抑制癌症。膳食纖維含量也多，可改善便秘。

主要的營養成分與含量（每100g）

維生素B6 0.23mg（男1.4mg / 女1.2mg）
生物素 8.5μg（50μg）
維生素C 81mg（100mg）
鉀 410mg（男3,000mg / 女2,600mg）
膳食纖維 2.9g（男20g / 女18g）
＊括號內為成人一天應該攝取的建議量

小黃瓜

清涼退火的夏季蔬菜。
可消水腫，預防高血壓。

盛產的月份

1 2 3 4 5 6 7 8（盛產5～8）9 10 11 12

選購方法

以顏色濃綠，表面的突棘完整，粗細一致的為首選。

熱量

每100g 14kcal
½條（約50g）7kcal

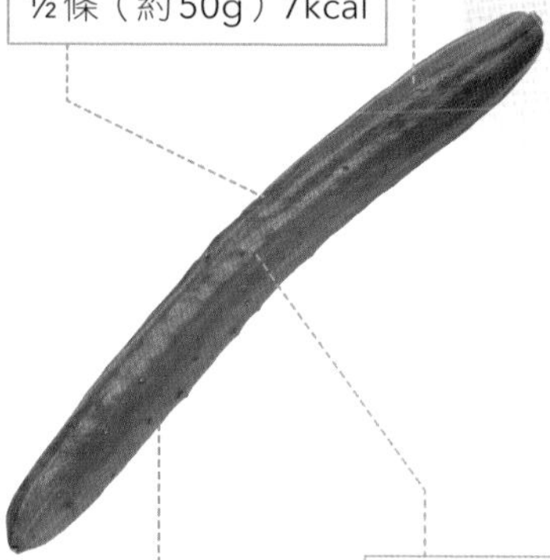

怎麼吃最好

外皮裡的酵素會破壞維生素C，跟其他蔬菜一起吃時要注意。

保存方法

不耐乾燥，要特別注意。可用濕報紙包起來，放入塑膠袋，置於蔬果室保鮮。

營養成分與功能

小黃瓜有95％都是水分，但也含有鉀或β-胡蘿蔔素、維生素E或C等。鉀可利尿，去除水腫，預防高血壓。其瓜頭的苦味成分葫蘆素可抗癌，青澀味的來源吡嗪則能清血。

主要的營養成分與含量（每100g）

β-胡蘿蔔素 330μg
維生素E 0.3mg（男6.5mg / 女6.0mg）
維生素K 34μg（150μg）
維生素C 14mg（100mg）
鉀 200mg（男3,000mg / 女2,600mg）
＊括號內為成人一天應該攝取的建議量

白蘿蔔

富含可幫助消化的酵素。連葉子都有可抗氧化的維生素。

盛產的月份

1 2 3 4 5 6 7 8 9 10 11 12（盛產：11～2月）

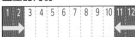

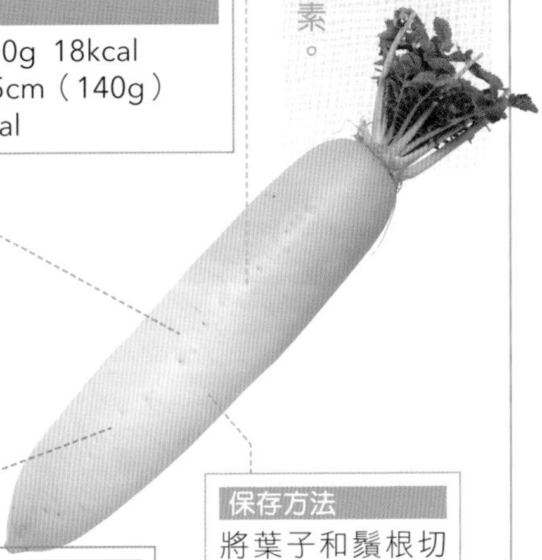

選購方法

以帶有光澤、肉質Q彈有重量感的為首選。鬚根不能太長。

熱量

每100g 18kcal
4～5cm（140g）25kcal

怎麼吃最好

白蘿蔔裡的酵素，可分解燒烤產生的致癌物，最好一起食用。

保存方法

將葉子和鬚根切開分別保存。葉子放塑膠袋，鬚根用保鮮膜包起來，再放蔬果室保鮮。

營養成分與功能

富含澱粉酶等消化酵素，可促進胃腸消化。靠近葉子的部分，則含有氧化酶酵素，可抑制致癌物。而葉子的β-胡蘿蔔素或維生素C可增強免疫力。

主要的營養成分與含量（每100g）

葉酸 34μg（240μg）
維生素C 12mg（100mg）
鉀 230mg（男3,000mg / 女2,600mg）
鎂 10mg（男370mg / 女290mg）
膳食纖維 1.4g（男20g / 女18g）
＊括號內為成人一天應該攝取的建議量

高麗菜

取自高麗菜的維生素U可預防胃腸疾病。

盛產的月份

1 2 3 4 5 6 7 8 9 10 11 12（冬季：1～3月；春季：3～5月）

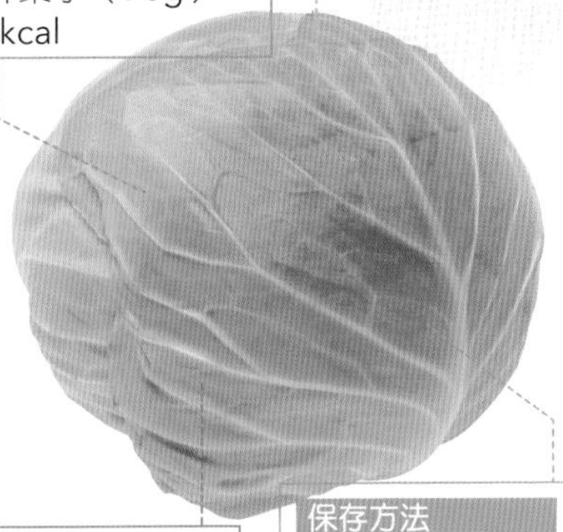

選購方法

春季高麗菜以葉片深綠微捲，冬季高麗菜以葉片捲曲密實的為首選。

熱量

每100g 23kcal
7片葉子（70g）16kcal

怎麼吃最好

維生素C、U屬於水溶性，會溶於水，故泡水的時間不要太久。

保存方法

若是整顆直接放塑膠袋，若是切開的，用保鮮膜包起來，再放蔬果室保鮮。

營養成分與功能

取自高麗菜的維生素U可健胃整腸，抑制胃酸分泌，促進胃腸黏膜新陳代謝，預防胃潰瘍。除了維生素或礦物質，也含可防血栓的異硫氰酸酯等成分。

主要的營養成分與含量（每100g）

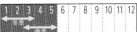

β-胡蘿蔔素 49μg
維生素K 78μg（150μg）
維生素C 41mg（100mg）
鉀 200mg（男3,000mg / 女2,600mg）
鈣 43mg（男800mg / 女650mg）
＊括號內為成人一天應該攝取的建議量

萵苣

可讓人回春的維生素或鐵質等含量豐富，可以養顏美容維持健康應經常食用。

盛產的月份

1	2	3	4	5	6	7	8	9	10	11	12
					←	→	→				

選購方法

以葉片捲度蓬鬆，菜芯切口小且水嫩的為首選。

熱量

每100g 12kcal
2片葉子（70g）
8kcal

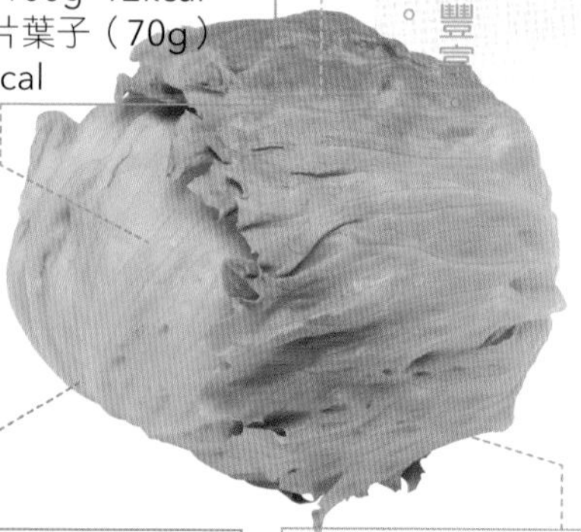

怎麼吃最好

生吃可保留完整營養素，但加熱再吃能攝取更多養分。

保存方法

把菜芯切口沾溼，放入塑膠袋，再放蔬果室保鮮。

營養成分與功能

因萵苣的水分含量高達90%，營養含量不算多，但可養顏美容或預防老化的β-胡蘿蔔素、維生素C、E、葉酸等維生素，可利尿的鉀、可防貧血的鐵質等礦物質含量卻非常平均。此外，它還有可健胃整腸的膳食纖維。

主要的營養成分與含量（每100g）

β-胡蘿蔔素 240μg
維生素E 0.3mg（男6.5mg / 女6.0mg）
維生素C 5mg（100mg）
鉀 200mg（男3,000mg / 女2,600mg）
鐵 0.3mg（男7.5mg / 女10.5mg）
＊括號內為成人一天應該攝取的建議量

大白菜

冬季火鍋少不了的要角。為低熱量營養均衡的蔬菜。

盛產的月份

1	2	3	4	5	6	7	8	9	10	11	12
→	→									←	←

選購方法

以外葉濃綠，葉片硬實有重量感的為首選。白菜心不能黑掉。

熱量

每100g 14kcal
1片葉子（70g）
10kcal

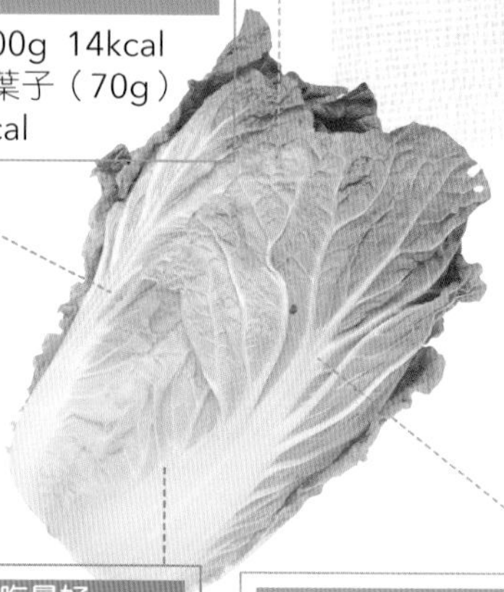

怎麼吃最好

燉物或鍋物料理的湯頭，都會溶入大白菜的水溶性營養素，可一起食用。

保存方法

用報紙包起來，放在陰涼處；若已切開，用保鮮膜包起來，再放蔬果室保鮮。

營養成分與功能

雖含很多水分，但維生素或礦物質含量也很平均。尤其是鉀含量很多，可排除鹽分預防高血壓。而大白菜特有的二硫醇苷成分，可活化分解致癌物的酵素，達到防癌的效果。

主要的營養成分與含量（每100g）

維生素K 59μg（150μg）
維生素C 19mg（100mg）
鉀 220mg（男3,000mg / 女2,600mg）
鈣 43mg（男800mg / 女650mg）
膳食纖維 1.3g（男20g / 女18g）
＊括號內為成人一天應該攝取的建議量

青蔥

可治風邪的重要生藥材。可防血栓或消除疲勞。

盛產的月份

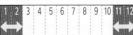

1 2 3 4 5 6 7 8 9 10 11 12

選購方法

以蔥白長有彈性，蔥綠新鮮的為首選。

熱量

每100g 28kcal
½根（40g）11kcal

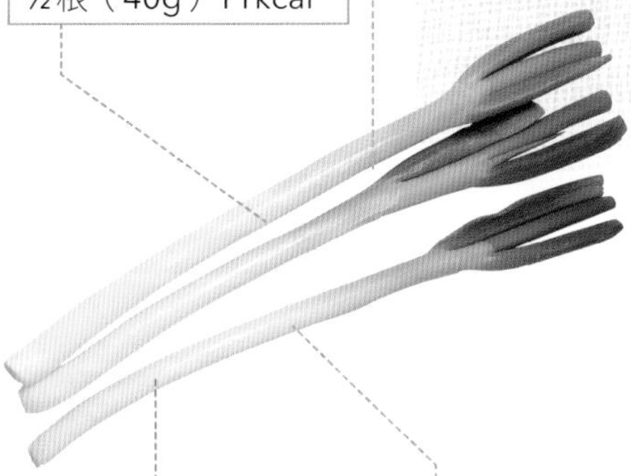

怎麼吃最好

蔥一熟，藥效會受損，最好生吃，蒜素才能發揮最佳的效果。

保存方法

用報紙包起來，放在陰涼處存放。若帶點泥土埋在土裡，可長期保存。

營養成分與功能

蔥白可讓體溫上升促進發汗，自古即被用來舒緩風邪症狀。而刺激氣味的來源蒜素，可促進維生素B_1的吸收，除了消除疲勞、防血栓，還能去除壓力治療失眠。蔥綠則富含維生素或礦物質類。

主要的營養成分與含量（每100g）

β-胡蘿蔔素 82μg
葉酸 72μg（240μg）
維生素C 14mg（100mg）
鉀 200mg（男3,000mg／女2,600mg）
鈣 36mg（男800mg／女650mg）
＊括號內為成人一天應該攝取的建議量

洋蔥

會讓人流淚的蒜素或外皮常見的槲皮素，都頗具藥效。

盛產的月份

1 2 3 4 5 6 7 8 9 10 11 12
新玉洋蔥

選購方法

以表皮乾燥帶有光澤，未發芽的為首選。

熱量

每100g 37kcal
中型½顆（100g）37kcal

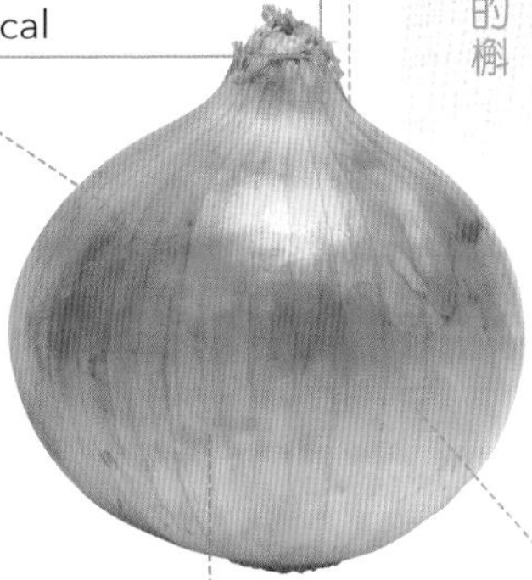

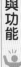

怎麼吃最好

蒜素可促進維生素B_1的吸收，搭配豬肉或培根，可快速消除疲勞。

保存方法

放入網袋掛在通風處，或用報紙包起來。

營養成分與功能

一切洋蔥就淚流不止是因為二烯丙基硫化物這種成分。它可在體內轉為蒜素這種辣味成分，促進新陳代謝，增強免疫力，降低膽固醇，預防動脈硬化，抑制癌症，藥效良多。而外皮含有可清血的槲皮素。

主要的營養成分與含量（每100g）

維生素B_1 0.03mg（男1.4mg／女1.1mg）
維生素B_6 0.16mg（男1.4mg／女1.2mg）
維生素C 8mg（100mg）
鉀 150mg（男3,000mg／女2,600mg）
膳食纖維 1.6g（男20g／女18g）
＊括號內為成人一天應該攝取的建議量

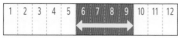

茄子

紫色的色素成分——色素茄甙，可預防動脈硬化或癌症。

盛產的月份

1	2	3	4	5	6	7	8	9	10	11	12
					←			→			

熱量

每100g 22kcal
中型1條（70g）15kcal

選購方法

以表皮有光澤，呈深紫色沒有斑點的為首選。蒂頭的刺要直挺。

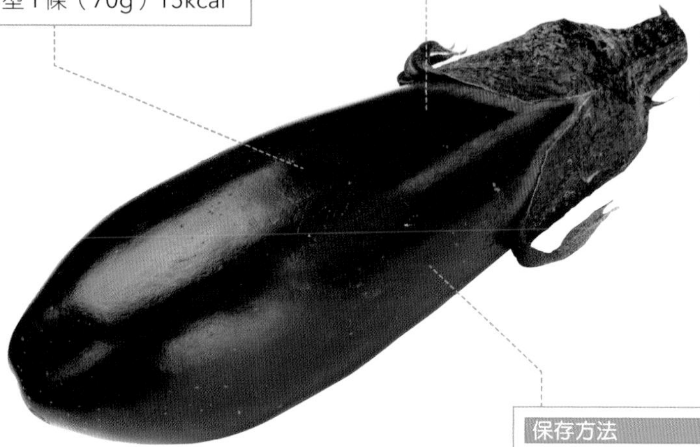

保存方法

可放陰涼處。若要放冰箱，要用報紙包起來再放入塑膠袋。

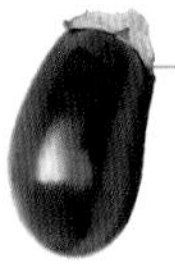

紫圓茄子

來自中國，於美國進行改良再來到日本。綠色蒂頭為其特色。味道清淡，帶點奶味。肉質較硬不易煮爛，適合加熱。

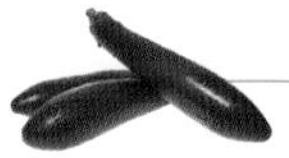

紫長茄子

一般常見的茄子，長約17～30cm。表皮雖硬，但肉質細軟，做成紅燒茄子十分美味。

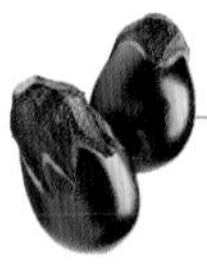

小茄子

長約3cm的小型茄子。適合醃漬入菜，或加入炊飯裡，或做成炸物。

主要的營養成分與含量（每100g）

β-胡蘿蔔素 100μg
葉酸 32μg（240μg）
生物素 2.3μg（50μg）
鉀 220mg（男3,000mg / 女2,600mg）
膳食纖維 2.2g（男20g / 女18g）
＊括號內為成人一天應該攝取的建議量

營養成分與功能

茄子外皮的深紫色來自，多酚化合物之一種的花青素系色素茄甙。除了抑制活性氧，預防老化或癌症，還能降膽固醇，預防動脈硬化或高血壓、糖尿病等疾病。而會讓切口變成褐色的綠原酸，則有抗氧化的效果。

自古茄子即以冷卻身子聞名，可防夏季溽暑不適。

怎麼吃最好

要帶皮吃才能有效攝取色素茄甙。若搭配富含維生素C的食材調理，色素茄甙的效果會更好。若要泡水除澀感，時間要短些，以免養分流失。

竹筍

可預防高血壓，活化腦部機能。

盛產的月份

1	2	3	4	5	6	7	8	9	10	11	12

選購方法

以外型矮胖有重量，筍尖呈黃色，皮表有光澤的為首選。

熱量

（生筍）每100g 26kcal
（熟筍）每100g 30kcal
4塊（40g）12kcal

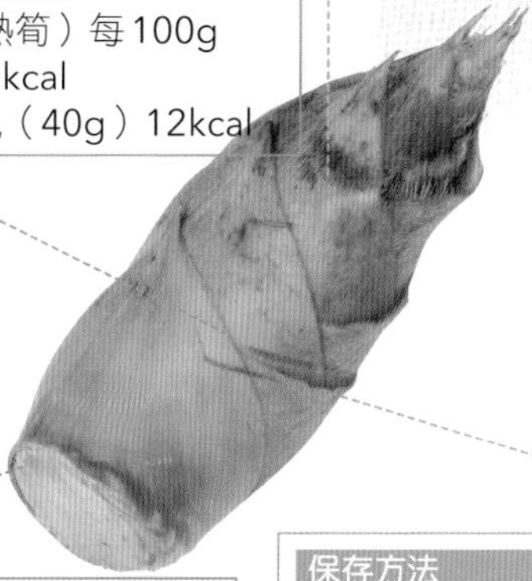

怎麼吃最好

筍子本身不好消化，胃腸較弱者要充分咀嚼或不宜吃太多。

保存方法

生筍可煮熟並冷卻後，放進加了煮汁或冷水的密閉容器裡，放冰箱存放。

營養成分與功能

因富含鉀，可排出體內的鈉預防高血壓。煮熟之竹筍筍節上的白色粉末為酪胺酸，可促進新陳代謝，活化腦部機能。非水溶性膳食纖維有通便的效果。

主要的營養成分與含量（每100g）

維生素C 10mg（100mg）
鉀 520mg（男3,000mg / 女2,600mg）
鋅 1.3mg（男10mg / 女8mg）
錳 0.68mg（男4.0mg / 女3.5mg）
膳食纖維 2.8g（男20g / 女18g）
＊括號內為成人一天應該攝取的建議量

牛蒡

富含膳食纖維可調整腸道環境，預防糖尿病或大腸癌。

盛產的月份

1	2	3	4	5	6	7	8	9	10	11	12

選購方法

以不要太粗，修長結實的為首選。鬚根要細，最好帶點泥土。

熱量

每100g 65kcal
中 型¼根（50g）33kcal

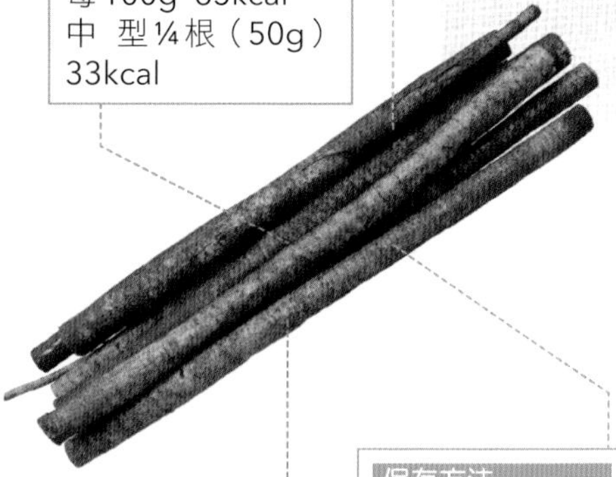

怎麼吃最好

因氣味或甜味都在表皮下面，外皮不要削太多。若要馬上煮，不用泡水也行。

保存方法

帶土的牛蒡用報紙包起來，置於陰涼處直立存放。洗淨的牛蒡要放塑膠袋，再放蔬果室保鮮。

營養成分與功能

內含的非水溶性膳食纖維木質素，與水溶性膳食纖維菊糖分量一樣。木質素可刺激腸道蠕動，調整腸道環境，預防便秘或大腸癌。菊糖可排除膽固醇，抑制血糖上升，預防糖尿病。

主要的營養成分與含量（每100g）

鉀 320mg（男3,000mg / 女2,600mg）
鎂 54mg（男370mg / 女290mg）
鐵 0.7mg（男7.5mg / 女10.5mg）
銅 0.21mg（男1.0mg / 女0.8mg）
膳食纖維 5.7g（男20g / 女18g）
＊括號內為成人一天應該攝取的建議量

豆芽菜、芽菜類

透過發芽的魔力預防生活習慣病或感冒。而便宜、低熱量更是芽菜的魅力。

盛產的月份

1 2 3 4 5 6 7 8 9 10 11 12（全年）

熱量

（黃豆芽）
每100g 37kcal
⅓袋（70g）26kcal

選購方法

以芽莖白皙結實，豆荚未打開的為首選。鬚根要白且短。

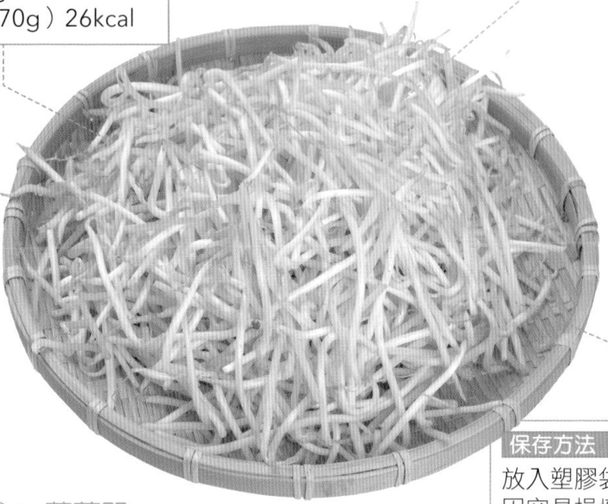

保存方法

放入塑膠袋裡，放蔬果室保鮮。因容易損壞，請儘早食用完畢。

營養成分與功能

豆類的種子發芽即為芽菜，有大豆、綠豆、黑綠豆等種類。從新芽這個觀點來看，豆芽菜也算芽菜的一種。每種芽菜都保留豆類原有的豐富植物性蛋白質、膳食纖維、維生素與礦物質，可預防生活習慣病，改善便秘或預防貧血。

尤其豆類所沒有的消化酵素澱粉酶或維生素C，都會因發芽而增加，可改善消化功能，預防感冒。加上熱量低，適合減肥餐。

怎麼吃最好

芽菜的鬚根含膳食纖維，請不要摘掉它。不要燙過熟，以免流失維生素C。加點油快炒最美味。

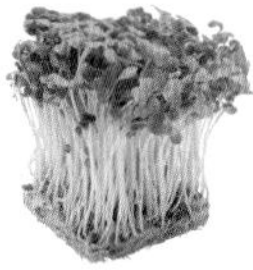

蘿蔔嬰

蘿蔔種子發芽後曬太陽的芽菜，富含維生素C、鈣或鐵；也含消化酵素。

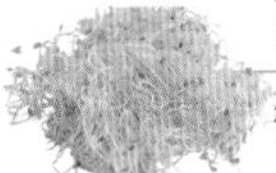

苜蓿芽

從紫苜蓿種子發芽而來。富含β-胡蘿蔔素、維生素K、B6或鈣、磷等，為著名的減肥食品。

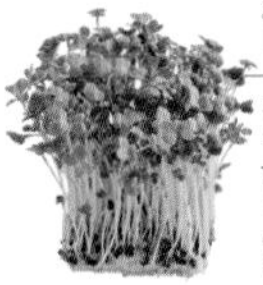

青花椰菜芽

因富含防癌效果佳的蘿蔔硫素而深受歡迎。據說發芽第三天的蘿蔔硫素含量最多，一天可攝取五十公克。

主要的營養成分與含量（每100g）

維生素B2 0.07mg（男1.6mg / 女1.2mg）
維生素C 5mg（100mg）
鉀 160mg（男3,000mg / 女2,600mg）
鈣 23mg（男800mg / 女650mg）
膳食纖維 2.3g（男20g / 女18g）
＊括號內為成人一天應該攝取的建議量

紫蘇

清新的氣味有防腐效果。胡蘿蔔素含量遠優於青花椰菜。

盛產的月份

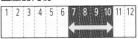

1	2	3	4	5	6	7	8	9	10	11	12
						←	↔	↔	→		

選購方法

以鮮綠沒有黑色斑點的為首選。

熱量

每100g 37kcal
4大片葉子（2g）1kcal

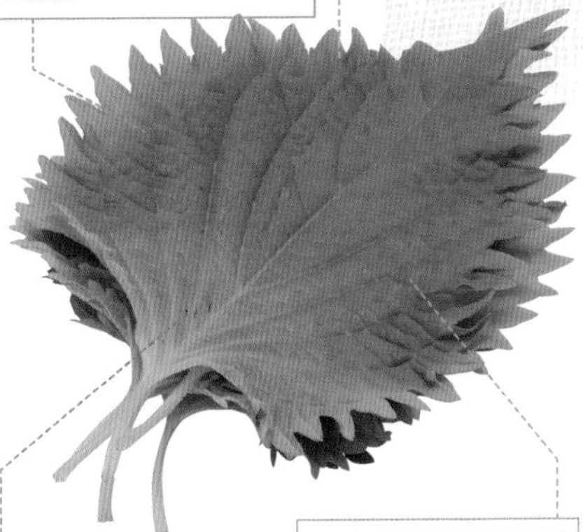

怎麼吃最好

可去除魚肉類的腥味。或剁碎加入湯裡，可防感冒。

保存方法

把莖泡在水裡，整株用塑膠袋蓋起來，置於冰箱保鮮。

營養成分與功能

β-胡蘿蔔素含量高達青花椰菜的十三倍，抗氧化效果絕佳。其芳香成分具有防腐效果，可調整胃酸，促進食慾。而紫蘇油含可改善過敏體質的α-亞麻油酸，可於體內轉換成EPA，預防老化。

主要的營養成分與含量（每100g）

β-胡蘿蔔素 11,000μg
維生素E 3.9mg（男6.5mg／女6.0mg）
維生素K 690μg（150μg）
鉀 500mg（男3,000mg／女2,600mg）
鈣 230mg（男800mg／女650mg）
＊括號內為成人一天應該攝取的建議量

蒜頭

可維持健康，增強體力。為營養效果滿分的蔬菜。

盛產的月份

1	2	3	4	5	6	7	8	9	10	11	12
				←	↔	→					

選購方法

以外皮完整果粒飽滿，有重量的為首選。不能選發芽的。

熱量

每100g 134kcal
1瓣（6g）8kcal

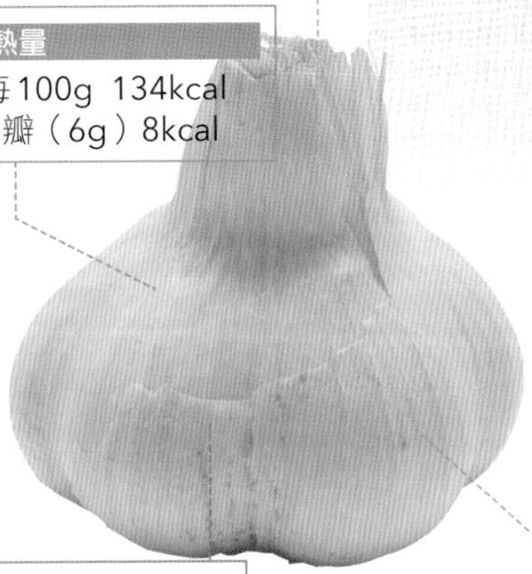

怎麼吃最好

蒜頭吃太多胃會不舒服，要特別注意。搭配青花椰菜等食材，防癌效果更好。

保存方法

放入網袋掛在通風處，或置於陰涼處。

營養成分與功能

蒜頭其臭味的來源蒜素具有良好的抗氧化力，為防癌效果頂尖的食材。蒜素可連同增精素這種成分促進維生素B_1的效果，除可消除疲勞、增強體力、促進血液循環、降低膽固醇值，還有殺菌效果，可防感冒。

主要的營養成分與含量（每100g）

維生素B_1 0.19mg（男1.4mg／女1.1mg）
維生素B_6 1.53mg（男1.4mg／女1.2mg）
鉀 510mg（男3,000mg／女2,600mg）
磷 160mg（男1,000mg／女800mg）
膳食纖維 6.2g（男20g／女18g）
＊括號內為成人一天應該攝取的建議量

辣椒

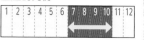

辛辣味成分辣椒素，可促進排汗，燃燒體脂肪。

盛產的月份

1	2	3	4	5	6	7	8	9	10	11	12
						7	**8**	**9**	**10**		

選購方法

以色澤鮮綠，帶有光澤和彈性的為首選。

熱量

每100g 96kcal
1條（5g）5kcal

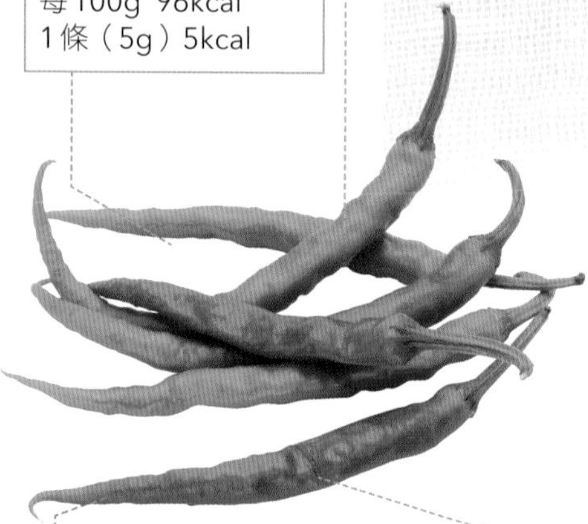

怎麼吃最好

青辣椒加熱後，辣感會降低，加油脂攝取可增強免疫力。

保存方法

放在陰涼處，或放入塑膠袋裡，放蔬果室保鮮。

營養成分與功能

青辣椒是上色前採收，而紅辣椒則是成熟的辣椒。其主要的辛辣味成分辣椒素除可發汗，還能燃燒體脂肪，預防肥胖。也富含β-胡蘿蔔素、維生素C、E等營養素，可防感冒或養顏美容。

主要的營養成分與含量（每100g）

β-胡蘿蔔素 6,600μg
維生素E 8.9mg（男6.5mg / 女6.0mg）
維生素C 120 mg（100 mg）
鉀 760mg（男3,000mg / 女2,600mg）
＊括號內為成人一天應該攝取的建議量

生薑

辛辣味與氣味成分藥效良好。可溫熱身子，促進代謝。

盛產的月份

1	2	3	4	5	6	7	8	9	10	11	12
					6	**7**	**8**				

選購方法

以外型結實飽滿，皮表沒有受損光滑的為首選。

熱量

每100g 30kcal
1片（8g）2kcal

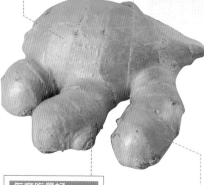

怎麼吃最好

藥效成分大多靠近皮表，要想要獲得藥效，最好帶皮吃。

保存方法

可冷凍保存，或直接埋在土裡保鮮。

營養成分與功能

辛辣味成分裡的薑酮醇或生薑油可促進血液循環，溫熱身子，改善畏寒且能殺菌。還能代謝熱量，促進體脂肪的分解，預防生活習慣病，消水腫。而氣味成分薑烯則可健胃、解毒。

主要的營養成分與含量（每100g）

維生素C 2mg（100mg）
鉀 270mg（男3,000mg / 女2,600mg）
鎂 27mg（男370mg / 女290mg）
錳 5.01mg（男4.0mg / 女3.5mg）
膳食纖維 2.1g（男20g / 女18g）
＊括號內為成人一天應該攝取的建議量

新品種蔬菜

營養價值極高，顏色也很豐富的新品種蔬菜。可多積極攝取，為餐桌增添新的風貌。

羅馬花椰菜（俗稱青寶塔）

為白花椰菜之一種。味道類似青花椰菜，含有各種維生素，但以維生素C含量最多。

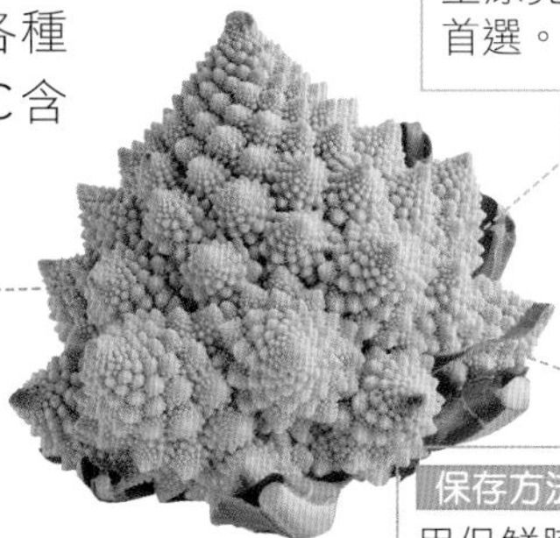

選購方法
以花球密實偏小，呈漂亮黃綠色的為首選。

怎麼吃最好
清燙、煮湯或熱炒，也可做成沙拉或涼拌。

保存方法
用保鮮膜包起來，直立放蔬果室保鮮。

水晶冰花

因葉面的水滴狀細胞看似結凍而得名。微微的鹹味為其特徵。因可抗氧化與預防生活習慣病的效果受到矚目。

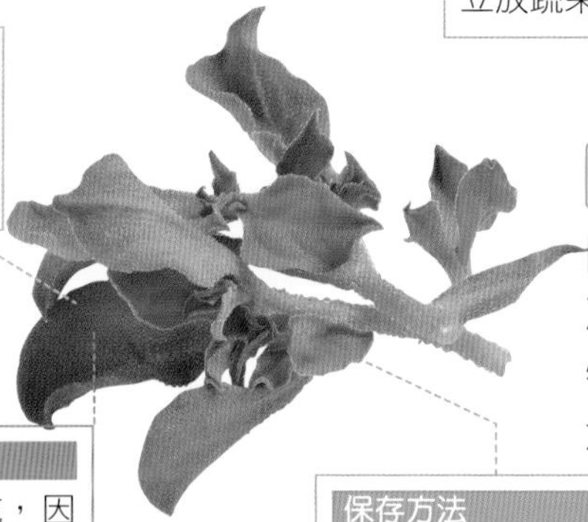

選購方法
以色澤深綠、肉厚，植株水嫩的為首選。

怎麼吃最好
可洗淨直接生吃，因有點鹹度，調味料要減少。

保存方法
放入塑膠袋避免乾掉，放蔬果室保鮮。儘早食用完畢。

Petit Vert（意即小小的綠色）

由抱子甘藍和羽衣甘藍雜交而成的新品種。含糖量高，帶甘甜味。β-胡蘿蔔素、維生素C含量都名列前茅。

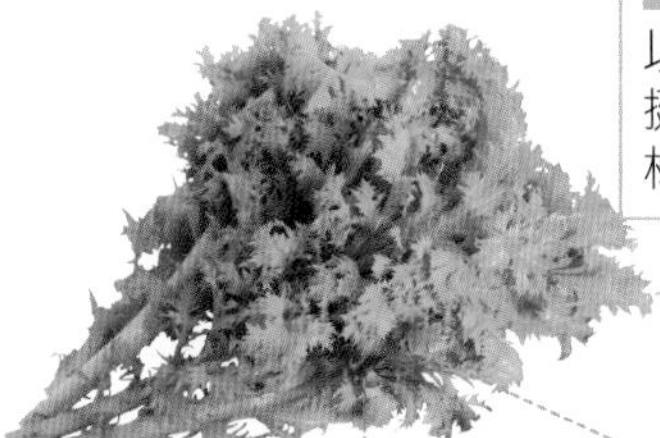

選購方法
以色澤濃綠，葉尖直挺有彈性為首選。植株小口感較軟。

怎麼吃最好
建議燙熟。生吃的口感較差。

保存方法
放入塑膠袋避免乾掉，放蔬果室保鮮。也可以燙熟分袋冷凍。

山葵菜

由芥子菜衍生的變異種。葉面捲縮成皺褶狀，類似芥末的嗆辣味為其特徵。其辛辣成分可抗癌與舒緩壓力。

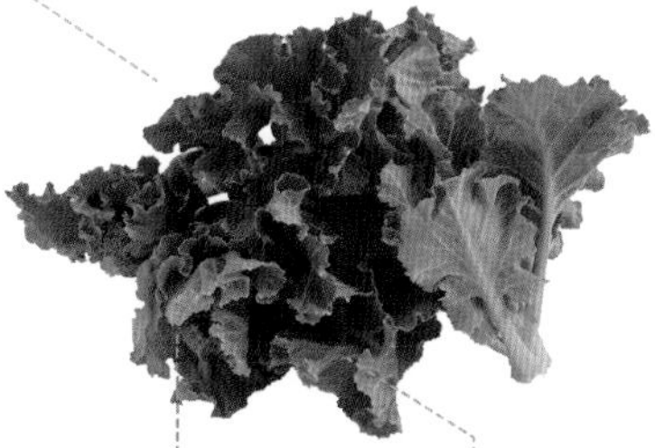

選購方法
縮成皺褶狀的葉尖太乾或變色的都要避免。

怎麼吃最好
外側的葉子比較硬，可以汆燙再吃或涼拌。

保存方法
用溼報紙包起來，或放塑膠袋，放蔬果室保鮮。

鴻喜菇

熱量低風味鮮美，富含膳食纖維與維生素類。

盛產的月份

1 2 3 4 5 6 7 8 9 10 11 12（盛產：1～3月、10～12月）

選購方法

以菇傘小、飽滿有彈性、菇軸白粗且直挺的為首選。

熱量

每100g 18kcal
⅓株（30g）5kcal

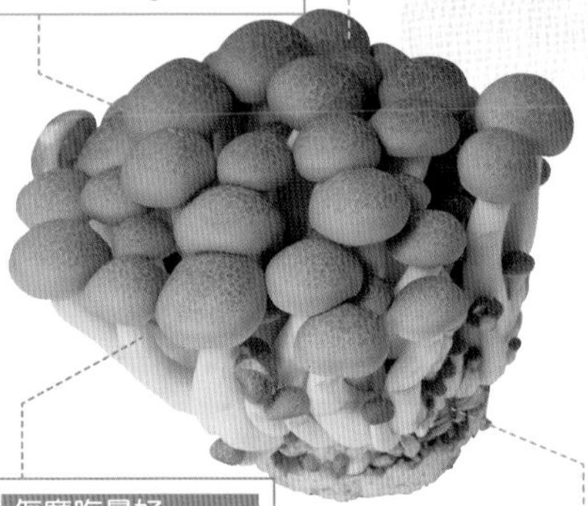

怎麼吃最好

裡面的維生素B群為水溶性，煮過或炒過的湯汁不要浪費，減少營養素的損失。

保存方法

整包裝放蔬果室保鮮。用剩的鴻喜菇要擦乾，用保鮮膜包好保鮮。

營養成分與功能

蕈菇類常見的β-葡聚糖可增強免疫力，預防癌症。也含有可防高血壓的鉀、預防便秘或大腸癌的非水溶性膳食纖維、可促進鈣質吸收的維生素D、可抗老化的維生素B_2等營養素。

主要的營養成分與含量（每100g）

- 維生素D 0.6μg（5.5μg）
- 維生素B_2 0.16mg（男1.6mg / 女1.2mg）
- 菸鹼酸 6.6 mg（男15mg / 女12mg）
- 鉀 380mg（男3,000mg / 女2,600mg）
- 膳食纖維 3.7g（男20g / 女18g）

＊括號內為成人一天應該攝取的建議量

香菇

擁有迷人氣味與甘甜味，有效成分非常多元的健康食材。

盛產的月份

1 2 3 4 5 6 7 8 9 10 11 12（盛產：3～5月、9～11月）

選購方法

以肉厚、傘內偏白、菇傘未過度打開的為首選。

熱量

每100g 18kcal
中型2朵（42g）
8kcal

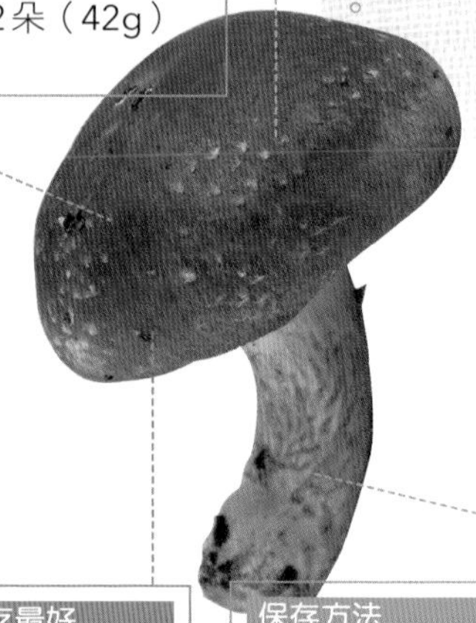

怎麼吃最好

為增加維生素D含量，可日曬一小時；泡水還原後風味更好。

保存方法

香菇一受潮容易爛掉，應擦乾放入塑膠袋，置於蔬果室保鮮。

營養成分與功能

香菇特有的成分香菇嘌呤可降膽固醇，預防動脈硬化。日曬後還含有很多可轉為維生素D的麥角鈣醇，可增加鈣質吸收，預防骨質疏鬆；且含有可提升防癌效果的蘑菇多糖。

主要的營養成分與含量（每100g）

- 維生素D 0.4μg（5.5μg）
- 維生素B_2 0.20mg（男1.6mg / 女1.2mg）
- 菸鹼酸 3.1 mg（男15mg / 女12mg）
- 泛酸 1.05 mg（男5mg / 女4mg）
- 膳食纖維 4.2g（男20g / 女18g）

＊括號內為成人一天應該攝取的建議量

舞菇

含有防癌效果絕佳的成分。可煮湯或鍋物有效攝取。

盛產的月份

1 2 3 4 5 6 7 8 **9 10 11** 12

選購方法

以菇傘帶有光澤、肉厚直挺，菇軸緊實的為首選。

熱量

每100g 16kcal
⅓株（30g）5kcal

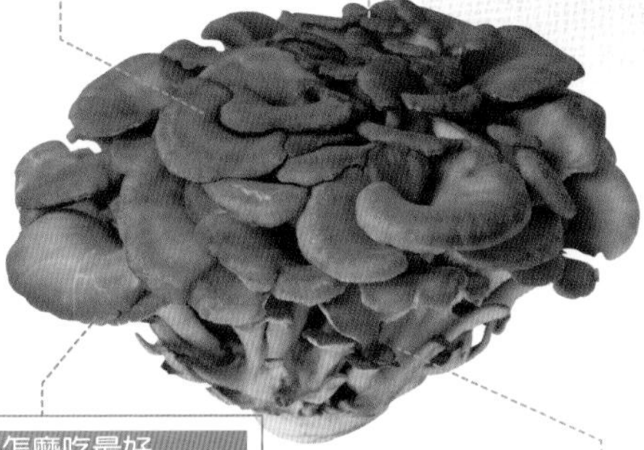

怎麼吃最好

加熱也不會破壞β-葡聚糖，很適合做成鍋物、煮湯或燉飯。因屬水溶性，湯汁也不要浪費。

保存方法

遇水容易腐壞，要放塑膠袋避免乾掉，再放蔬果室保鮮。

營養成分與功能

舞菇特有的成分β-葡聚糖，素以增強免疫力，預防腫瘤增殖之絕佳抗癌效果聞名。也富含菸鹼酸、維生素D或膳食纖維，可預防糖尿病、高血壓、動脈硬化、心肌梗塞、便秘、大腸癌等疾病。

主要的營養成分與含量（每100g）

維生素D 4.9μg（5.5μg）
維生素B_2 0.19mg（男1.6mg／女1.2mg）
菸鹼酸 5.0 mg（男15mg／女12mg）
生物素 24.0μg（50μg）
膳食纖維 3.5g（男20g／女18g）
＊括號內為成人一天應該攝取的建議量

杏鮑菇

因清甜的風味和獨特的嚼勁受到歡迎，可預防肥胖或生活習慣病。

盛產的月份

1 2 3 4 5 6 7 8 9 10 11 12

選購方法

以菇軸白粗有彈性、沒有皺褶，且菇傘沒有龜裂、內側沒有變色的為首選。

熱量

每100g 24kcal
1根（40g）10kcal

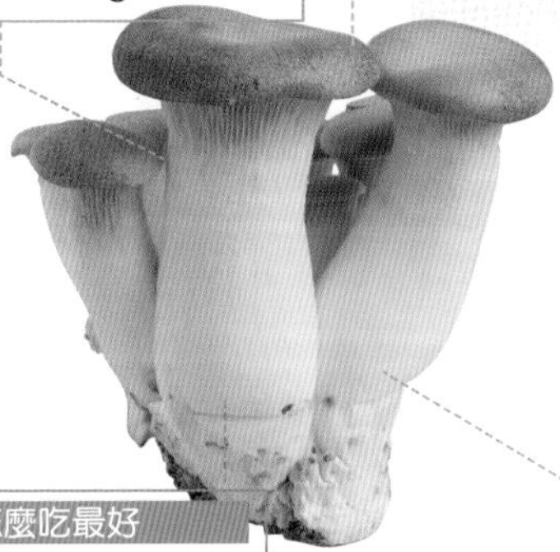

怎麼吃最好

富含加熱也不會流失的營養成分，適合熱炒、燉煮或鍋物等各種料理。

保存方法

遇水容易腐壞，要用保鮮膜包好放蔬果室。

營養成分與功能

帶有咀嚼感的豐富膳食纖維，可調整腸道環境，排出多餘脂肪或老舊廢物，預防肥胖或生活習慣病。菸鹼酸的含量特別多，可代謝糖分，解宿醉。也富含泛酸，可以養顏美容，預防感冒或動脈硬化。

主要的營養成分與含量（每100g）

維生素D 1.2μg（5.5μg）
菸鹼酸 6.1mg（男15mg／女12mg）
泛酸 1.16mg（男5mg／女4mg）
鉀 340mg（男3,000mg／女2,600mg）
膳食纖維 3.4g（男20g／女18g）
＊括號內為成人一天應該攝取的建議量

酪梨

不飽和脂肪酸可清血。維生素E可養顏美容，青春永駐。

盛產的月份

1 2 3 4 5 6 7 8 9 10 11 12（1～12月）

選購方法

完熟的酪梨表皮呈紫黑色。若蒂頭軟軟的，表示不新鮮。

熱量

每100g 187kcal
½顆（10g）
168kcal

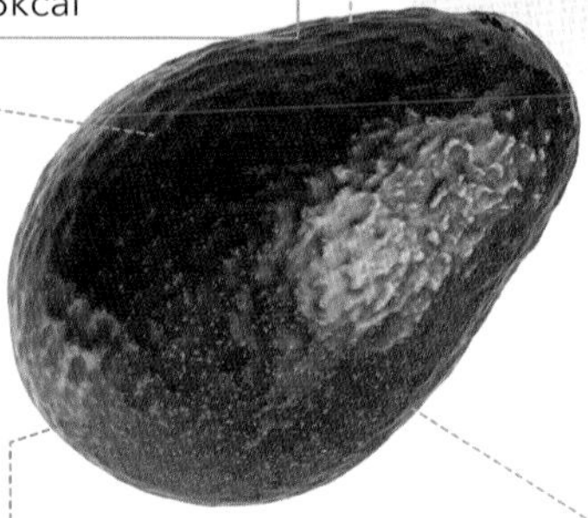

怎麼吃最好

油酸耐熱，可加熱吃。果肉淋上檸檬汁能防止褐變。

保存方法

果肉易氧化褐變；沒吃完的要用保鮮膜包好冷藏。

營養成分與功能

雖是水果但因富含脂肪與碳水化合物，被譽為「森林奶油」營養價值很高。其脂肪屬於油酸類等不飽和脂肪酸，可清血，降膽固醇。加上維生素C、膳食纖維含量也很多，可讓人養顏美容，青春永駐。

主要的營養成分與含量（每100g）

脂肪 18.7g（男74g / 女56g）
碳水化合物 6.2g（男381g / 女288g）
維生素E 3.3mg（男6.5mg / 女6.0mg）
鉀 720mg（男3,000mg / 女2,600mg）
膳食纖維 5.3g（男20g / 女18g）
＊括號內為成人一天應該攝取的建議量

青梅

有機酸、維生素或礦物質含量，是前所未見的豐富。

盛產的月份（青梅）

1 2 3 4 5 6 7 8 9 10 11 12（5～6月）

選購方法

釀製梅酒要選外皮未受損、果粒完整的青梅；製作梅干要選皮薄、肉厚帶點黃色的青梅。

熱量

（梅干）
每100g 33kcal
1顆（10g）3kcal

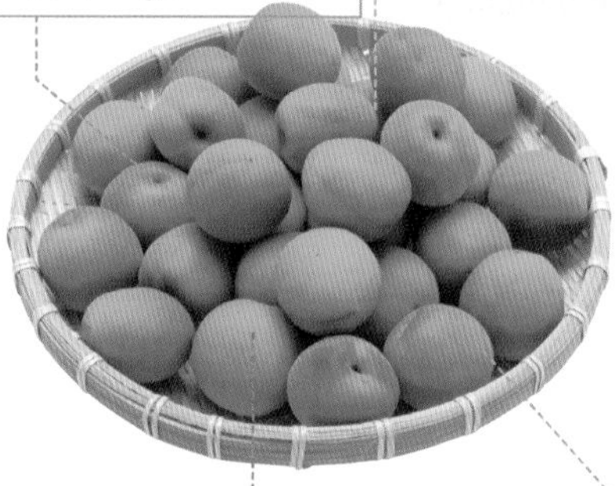

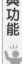

怎麼吃最好

可釀製成梅酒以溶出其豐富的營養成分。

保存方法

想要長期保存，製作成梅干最好。

營養成分與功能

含量豐富的枸櫞酸可活絡糖分代謝，消除疲勞。蘋果酸、琥珀酸、酒石酸等有機酸或維生素等含量，更是前所未見的豐富。可健胃整腸、促進食慾，預防便秘或肌膚乾裂，甚至能防宿醉。

主要的營養成分與含量（每100g）

生物素 0.7μg（50μg）
鈉 8,700mg（男8.0g / 女7.0g）
鉀 440mg（男3,000mg / 女2,600mg）
鈣 65mg（男800mg / 女650mg）
膳食纖維 3.6g（男20g / 女18g）
＊括號內為成人一天應該攝取的建議量

柿子

富含胡蘿蔔素與維生素C。
具澀感的單寧酸可防宿醉。

盛產的月份

1	2	3	4	5	6	7	8	9	10	11	12
								◀	━	▶	

選購方法
以果皮帶光澤，偏橘紅色，外型完整的為首選。

熱量
每100g 60kcal
1顆（150g）90kcal

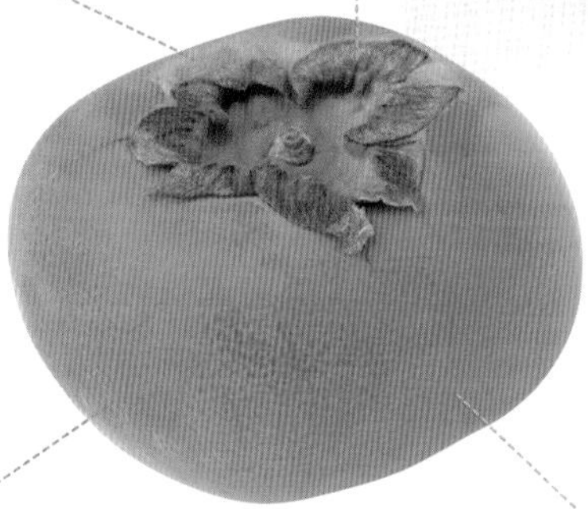

怎麼吃最好
曬成柿乾甜度倍增，β-胡蘿蔔素也會多三倍，但會損失維生素C。

保存方法
在蒂頭蓋張濕面紙，放塑膠袋置於蔬果室保鮮。

營養成分與功能

柿子的澀感來自多酚化合物裡的單寧酸，可分解酒精預防宿醉。因富含β-胡蘿蔔素與維生素C，可增強抵抗力，強化黏膜組織，預防感冒或顏癌症，也能抗老化。柿乾則有豐富的膳食纖維。

主要的營養成分與含量（每100g）
碳水化合物 15.9g（男381g / 女288g）
β-胡蘿蔔素 160μg
維生素C 70mg（100 mg）
鉀 170mg（男3,000mg / 女2,600mg）
錳 0.5mg（男4.0mg / 女3.5mg）
＊括號內為成人一天應該攝取的建議量

草莓

可美化肌膚，提升免疫力。
為富含維生素C的水果女王。

盛產的月份（露地栽培）

1	2	3	4	5	6	7	8	9	10	11	12
				◀	▶						

選購方法
以蒂頭新鮮，果實紅潤有光澤，果肉結實的為首選。

熱量
每100g 34kcal
中型7顆（100g）33kcal

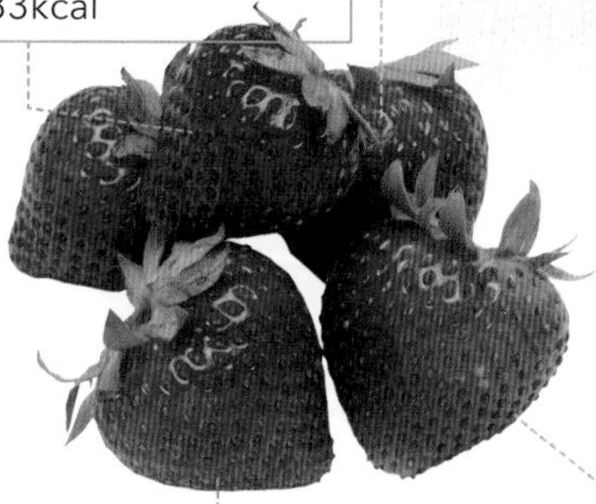

怎麼吃最好
可做成果醬搭配優酪，裡面的果膠具有整腸的效果。

保存方法
不要洗，保留蒂頭放冰箱或蔬果室冷藏，儘早食用完畢。

營養成分與功能

富含維生素C，大約吃四至五顆即可攝取一天必要量的一半。因維生素C能活絡膠原蛋白，故草莓可美化肌膚，提升免疫力保護身體。其紅色成分花青素有助於視力的恢復。內含豐富果膠，有整腸作用。

主要的營養成分與含量（每100g）
葉酸 90mg（240μg）
泛酸 0.33mg（男5mg / 女4mg）
維生素C 62mg（100 mg）
鉀 170mg（男3,000mg / 女2,600mg）
膳食纖維 1.4g（男20g / 女18g）
＊括號內為成人一天應該攝取的建議量

奇異果

維生素C含量豐富，可讓人養顏美容，重拾年輕感。也可改善消化不良。

盛產的月份：10～11月

選購方法

以果皮為褐色，纖毛完整的為首選。

熱量

每100g 53kcal
1顆（100g）53kcal

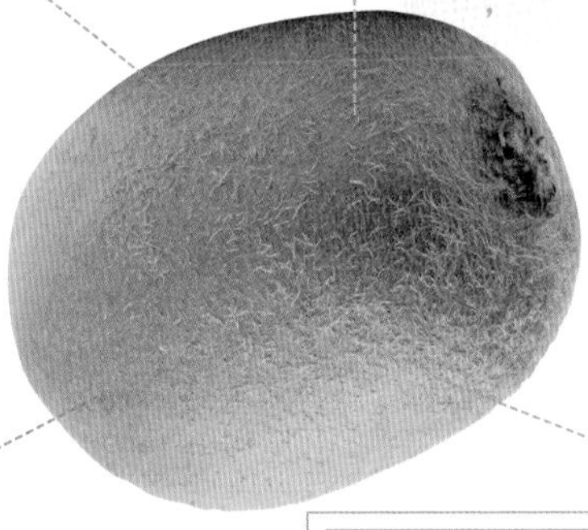

怎麼吃最好

搭配優酪可整腸消便秘。

保存方法

奇異果很耐放。還沒熟的先放室溫，熟了再放蔬果室。

營養成分與功能

維生素C的含量比草莓還高；因富含維生素C、E，可消除疲勞，養顏美容。另可消除便秘的果膠、可防高血壓的鉀含量也很豐富。其蛋白質分解酵素奇異果酵素，可改善吃完肉類後產生的消化不良。

主要的營養成分與含量（每100g）

維生素E 1.3mg（男6.5mg / 女6.0mg）
維生素C 69mg（100 mg）
鉀 290mg（男3,000mg / 女2,600mg）
鈣 33mg（男800mg / 女650mg）
膳食纖維 2.5g（男20g / 女18g）
＊括號內為成人一天應該攝取的建議量

梨子

製造爽脆口感的成分，具有通便的良好功效。

盛產的月份：8～10月

選購方法

以外型飽滿形狀佳，果皮帶有光澤，沒有斑點的為首選。

熱量

每100g 43kcal
½顆（100g）43kcal

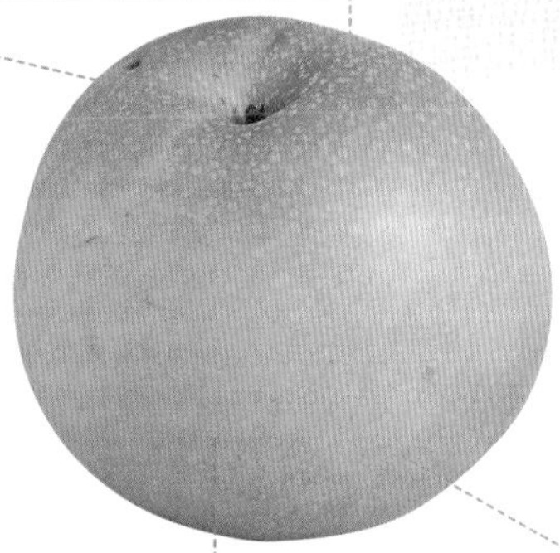

怎麼吃最好

含蛋白質分解酵素可軟化肉質，可磨成泥當作烤肉的沾醬。

保存方法

梨子容易乾掉，放塑膠袋置於蔬果室保鮮。

營養成分與功能

梨子爽脆的口感來自木質素或戊聚糖等成分構成的石細胞，可預防便秘。而其輕甜味則來自具有整腸作用的山梨糖醇；另含可消除疲勞、利尿的天冬胺酸，或可防高血壓的鉀。

主要的營養成分與含量（每100g）

碳水化合物 11.3g（男381g / 女288g）
維生素C 3mg（100 mg）
鉀 140mg（男3,000mg / 女2,600mg）
鋅 0.1mg（男10mg / 女8mg）
膳食纖維 0.9g（男20g / 女18g）
＊括號內為成人一天應該攝取的建議量

香蕉

可幫助消化，當作即時的熱量來源。含有糖分與具有整腸效果的寡糖。

盛產的月份

1 2 3 4 5 6 7 8 9 10 11 12

選購方法

等整根呈現鮮黃色，表面沒有斑點時就可以吃了。

熱量

每100g 86kcal
1根（120g）103kcal

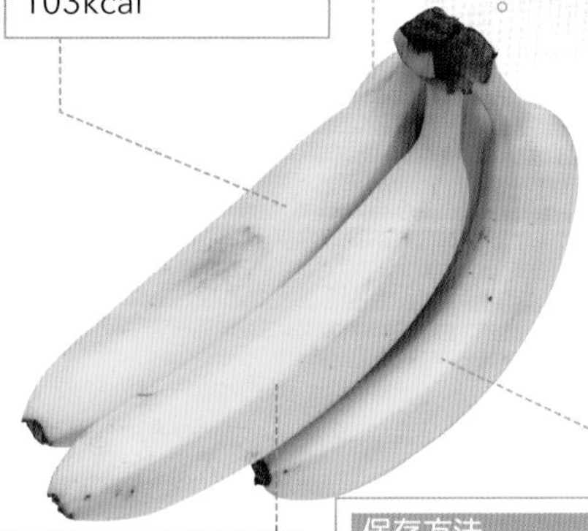

怎麼吃最好

搭配鮮奶一起吃，可增強免疫力、降血壓。

保存方法

香蕉不耐低溫，還沒熟時不能放冰箱，放常溫保存即可。

營養成分與功能

富含葡萄糖或果糖等好消化吸收的醣類，最適合當作病人或運動時的熱量來源。也富含可以調整腸道環境的果寡糖，可通便，預防癌症或動脈硬化。可預防高血壓的鉀、可穩的情緒的血清素含量也很高。

主要的營養成分與含量（每100g）

碳水化合物 22.5g（男381g／女288g）
維生素B_6 0.38mg（男1.4mg／女1.2mg）
鉀 360mg（男3,000mg／女2,600mg）
鎂 32mg（男370mg／女290mg）
膳食纖維 1.1g（男20g／女18g）
＊括號內為成人一天應該攝取的建議量

鳳梨

富含可消除疲勞的枸櫞酸，或可促進胃腸功能的酵素。

盛產的月份

1 2 3 4 5 6 7 8 9 10 11 12

選購方法

以香氣濃郁，葉子或表皮帶有光澤，又有重量的為首選。

熱量

每100g 51kcal
¼顆（160g）82kcal

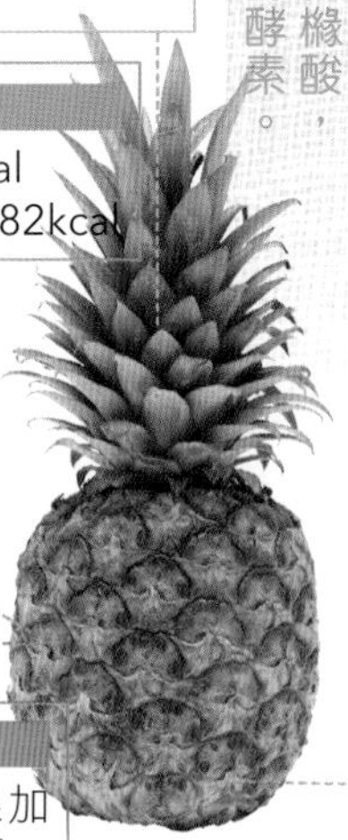

怎麼吃最好

將新鮮的鳳梨加入明膠果凍裡，因酵素的關係無法結凍，必須用罐頭鳳梨。鳳梨酵素可軟化肉質，適合做成糖醋肉等料理。

保存方法

把葉子朝下倒過來放，甜度會比較平均。切開後放塑膠袋，置於蔬果室保鮮。

營養成分與功能

吃鳳梨會刺舌頭，是因為蛋白質分解鳳梨酵素（波蘿蛋白酶）的關係。它可以整腸，改善下痢或消化不良。另可消除疲勞的枸櫞酸、可強健骨骼的錳、可將糖分或脂肪轉為熱量的維生素B_1、可養顏美容的維生素C含量也很高。

主要的營養成分與含量（每100g）

維生素B_1 0.08mg（男1.4mg／女1.1mg）
維生素C 27mg（100 mg）
鉀 150mg（男3,000mg／女2,600mg）
錳 0.76mg（男4.0mg／女3.5mg）
膳食纖維 1.5g（男20g／女18g）
＊括號內為成人一天應該攝取的建議量

檸檬

富含維生素C可養顏美容，預防感冒，消除疲勞。

盛產的月份

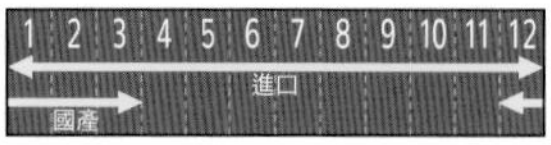

選購方法

以整顆沒有斑點，輕壓有彈性，有重量感的為首選。

熱量

（果汁）
每100g 26kcal
⅔大匙（10g）
2.6kcal

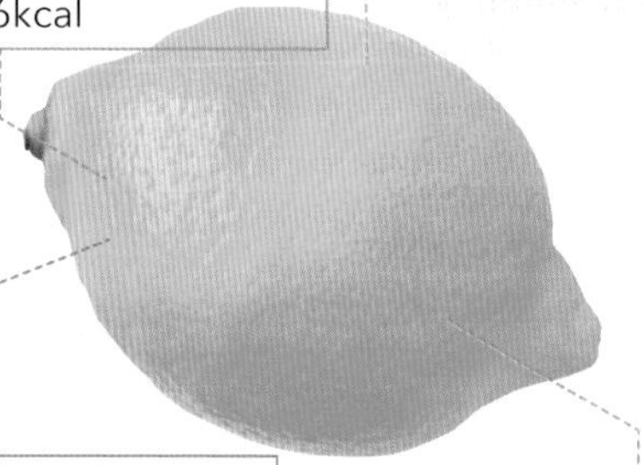

怎麼吃最好

檸檬的維生素C容易被破壞，要吃以前再切開或榨汁。淋在蘋果或酪梨上，可避免其果肉褐變。

保存方法

要放塑膠袋，置於蔬果室才能保鮮不會乾掉。切開後要用保鮮膜包好放冰箱。

營養成分與功能

維生素C含量高居柑橘類首位，可增強免疫力，預防感冒或感染。也能減少黑色素形成，避免黑斑或雀斑。而酸味的來源枸櫞酸，可促進鈣質吸收，改善血液循環，消除疲勞。

主要的營養成分與含量（每100g）

維生素E 0.1mg（男6.5mg / 女6.0mg）
維生素B_1 0.04mg（男1.4mg / 女1.1mg）
葉酸 19μg（240μg）
維生素C 50mg（100 mg）
鉀 100mg（男3,000mg / 女2,600mg）
＊括號內為成人一天應該攝取的建議量

柑橘

可預防感冒的冬季代表性水果。備受矚目的成分可強化血管。

盛產的月份

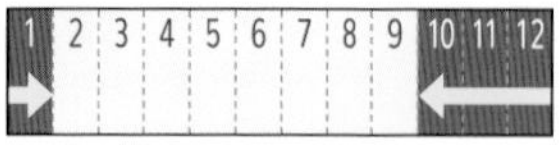

選購方法

以皮薄有彈性，顏色平均且新鮮的為首選。

熱量

每100g 46kcal
1顆（100g）46kcal

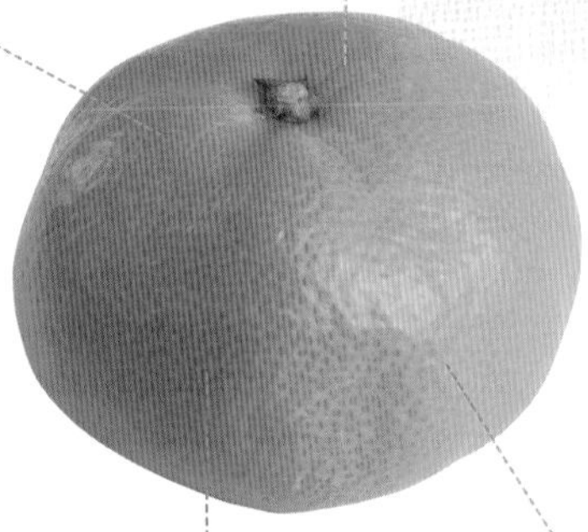

怎麼吃最好

白色的橘絡富含預防高血壓或動脈硬化的成分，不要挑掉，要一起吃喔！

保存方法

放在通風陰涼處。不要冷藏才能放的比較久。

營養成分與功能

橙色的色素成分β-隱黃質之防癌效果是β-胡蘿蔔素的五倍。而白色橘絡裡的多酚化合物橙皮苷，可強化微血管，降低血中膽固醇。另含豐富維生素C可防感冒。

主要的營養成分與含量（每100g）

碳水化合物 12.0g（男381g / 女288g）
β-隱黃質 1,700μg
葉酸 22μg（240μg）
維生素C 32mg（100 mg）
鉀 150mg（男3,000mg / 女2,600mg）
＊括號內為成人一天應該攝取的建議量

葡萄柚

獨特的苦味可防血栓，預防生活習慣病或癌症。

盛產的月份

1 2 3 4 5 6 7 8 9 10 11 12

選購方法

以外型渾圓完整，表面有光澤且有重量感的為首選。

熱量

每100g 38kcal
½顆（150g）
57kcal

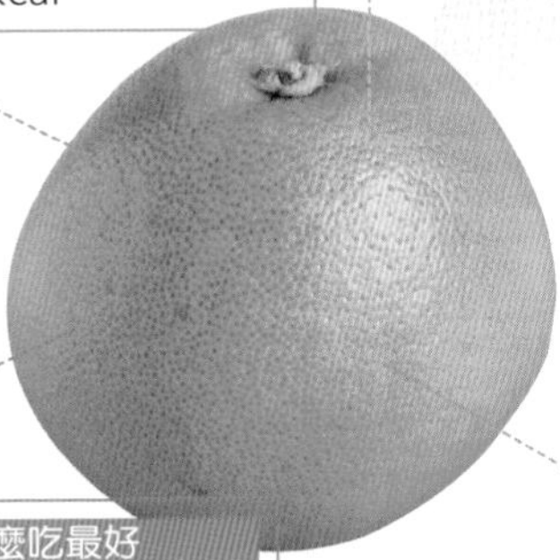

怎麼吃最好

葡萄柚可抑制食慾，適合減肥。它會讓藥物效果出現變化，尤其是正在服用高血壓藥者不能吃。

保存方法

要放在通風的陰涼處。夏天洗完放塑膠袋，再放入蔬果室保鮮。

營養成分與功能

其苦味成分來自於多酚化合物的柚皮苷，可改善血流，促進脂肪代謝，防血栓，降低血中膽固醇。加上豐富的維生素C，更能清除致癌物質，預防癌症。也可消除疲勞和抗過敏。

主要的營養成分與含量（每100g）

維生素B1 0.07mg（男1.4mg / 女1.1mg）
泛酸 0.39 mg（男5mg / 女4mg）
葉酸 15µg（240µg）
維生素C 36mg（100 mg）
鉀 140mg（男3,000mg / 女2,600mg）
＊括號內為成人一天應該攝取的建議量

西瓜

水分含量多，營養價值豐富。可利尿，預防高血壓。

盛產的月份

1 2 3 4 5 6 7 8 9 10 11 12（7–8月）

選購方法

以表皮沒有傷口有光澤，綠黑條紋分明有重量感的為首選。

熱量

每100g 37kcal
⅛片（250g）
93kcal

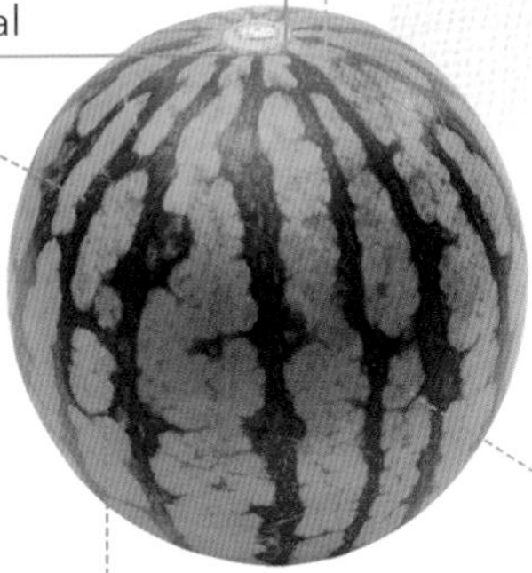

怎麼吃最好

飯後一片西瓜，可增加脂溶性的茄紅素或胡蘿蔔素之吸收率。

保存方法

放在通風處。切開後要用保鮮膜包好，放蔬果室保鮮。冷凍後風味會變差。

營養成分與功能

雖然90%都是水分，但營養價值高，富含維生素、礦物質。其果肉的色素成分β-胡蘿蔔素和茄紅素可抗氧化，預防生活習慣病。促進利尿的鉀或瓜胺酸含量也很多，可提升腎功能，消水腫，預防高血壓。

主要的營養成分與含量（每100g）

β-胡蘿蔔素 830µg
維生素B6 0.07mg（男1.4mg / 女1.2mg）
維生素C 10mg（100 mg）
鉀 120mg（男3,000mg / 女2,600mg）
鎂 1.1mg（男370mg / 女290mg）
＊括號內為成人一天應該攝取的建議量

葡萄

果皮含花青素等豐富的多酚化合物。

盛產的月份

1	2	3	4	5	6	7	**8**	**9**	**10**	11	12
							↔	↔	↔		

選購方法
以果皮帶有白色果粉，果粒有彈性的為首選。

熱量
每100g 59kcal
1串（100g）59kcal

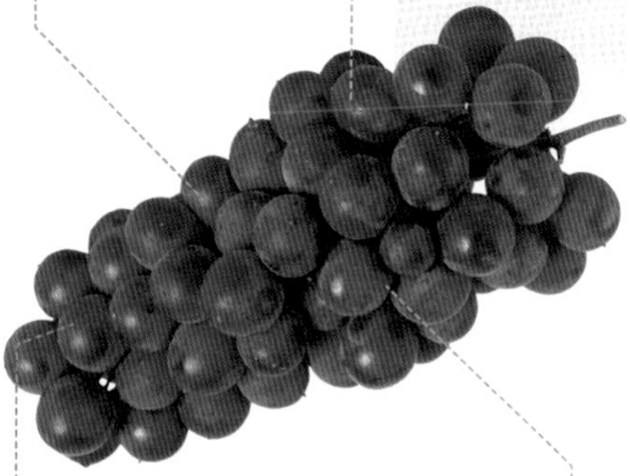

怎麼吃最好
最好帶皮吃才能有效攝取多酚化合物。葡萄乾則含鈣質。

保存方法
要放塑膠袋裡包好，再放入蔬果室保鮮。冷藏太久，鮮度會跑掉，儘早食用。

營養成分與功能

主要成分糖分能在體內馬上轉為熱量使用。果皮裡的花青素等多酚化合物，具有良好的抗氧化作用，除可防癌，還有助於恢復視力。而葡萄特有的多酚化合物白藜蘆醇可抗老化。

主要的營養成分與含量（每100g）
碳水化合物 15.7g（男381g / 女288g）
維生素B1 0.04mg（男1.4mg / 女1.1mg）
生物素 0.7μg（50μg）
維生素C 2mg（100mg）
鉀 130mg（男3,000mg / 女2,600mg）
＊括號內為成人一天應該攝取的建議量

蘋果

富含果膠可整腸，鉀則可防高血壓。

盛產的月份

1	2	3	4	5	6	7	8	**9**	**10**	**11**	12
								↔	↔	↔	

選購方法
以果皮沒有受傷，有彈性且帶光澤，果梗直挺的為首選。

熱量
每100g 54kcal
½顆（100g）54kcal

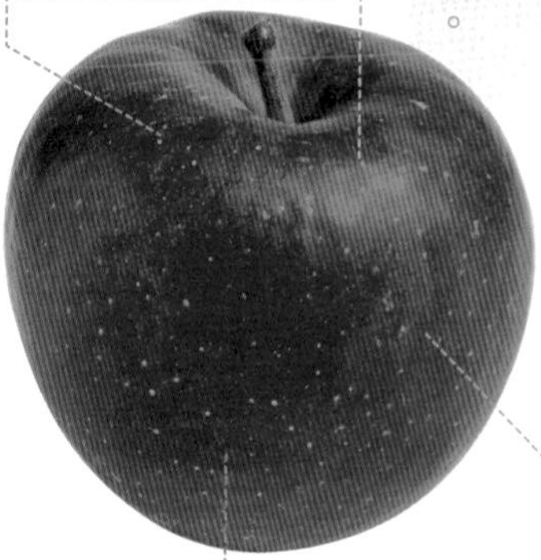

怎麼吃最好
表皮養分多，最好帶皮吃。切開後泡鹽水或檸檬汁可防褐變。

保存方法
要放塑膠袋裡包好，再放入蔬果室保鮮。

營養成分與功能

酸味成分枸櫞酸或蘋果酸可消除疲勞，預防宿醉。其豐富的水溶性膳食纖維果膠，可調整腸道環境，鉀可預防高血壓或癌症。果皮裡富含兒茶素或花青素等多酚化合物，有很好的抗氧化效果。

主要的營養成分與含量（每100g）
碳水化合物 15.5g（男381g / 女288g）
β-胡蘿蔔素 12μg
生物素 0.5μg（50μg）
鉀 120mg（男3,000mg / 女2,600mg）
膳食纖維 1.4 g（男20g / 女18g）
＊括號內為成人一天應該攝取的建議量

黑棗

可預防貧血、骨質疏鬆、便秘，適合女性食用。

盛產的月份（生）

1	2	3	4	5	6	7	8	9	10	11	12
						←	→				

（盛產：7～9月）

選購方法

新鮮的黑棗整個果皮都會有白色果粉，果粒要有彈性。

熱量

（乾燥）每100g 235kcal
3粒（30g）71kcal

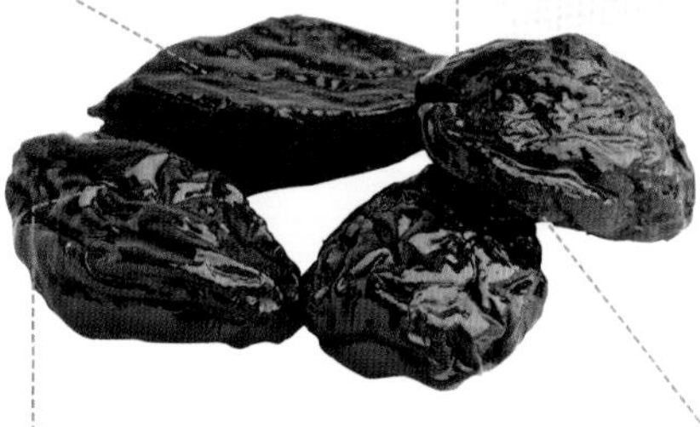

怎麼吃最好

新鮮的黑棗果皮花青素很多，可帶皮吃；但吃太多黑棗乾，肚子會不舒服要小心。

保存方法

若食用時間不超過四到五天，放常溫即可；若要長期保存，得放冰箱。

營養成分與功能

內含的營養素很平均，如可預防貧血的鐵、可改善高血壓的鉀、可強健骨骼預防骨質疏鬆的鈣等礦物質，以及可抗氧化的胡蘿蔔素等維生素類。加上水溶性膳食纖維果膠也很多，可消除便秘困擾。

主要的營養成分與含量（每100g）

β-胡蘿蔔素 1,100μg
鉀 480mg（男3,000mg / 女2,600mg）
鈣質 39 mg（男800mg / 女650mg）
鐵 1.0mg（男7.5mg / 女10.5mg）
膳食纖維 7.2 g（男20g / 女18g）
*括號內為成人一天應該攝取的建議量

藍莓

可消除眼睛疲勞，預防視力惡化。

盛產的月份

1	2	3	4	5	6	7	8	9	10	11	12
					←		→				

（盛產：6～8月）

選購方法

以果皮色濃，果粒有彈性，帶點白色果粉的為首選。

熱量

每100g 49kcal
10粒（25g）12kcal

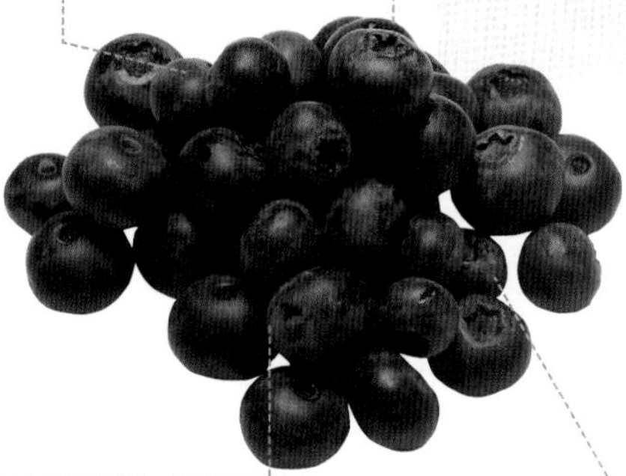

怎麼吃最好

花青素很耐熱，也可以做成果醬；因屬水溶性，最好跟不含脂肪的食材搭配吃。

保存方法

要放密閉容器裡避免乾掉，再放蔬果室保鮮。

營養成分與功能

藍紫色的色素成分花青素，可促進與視網膜之光線傳輸有關的視紫質再度合成，消除眼部疲勞，改善視力。還能和含量也很高的維生素C一起抑制活性氧。

主要的營養成分與含量（每100g）

維生素E 1.7mg（男6.5mg / 女6.0mg）
維生素C 9mg（100mg）
鉀 70mg（男3,000mg / 女2,600mg）
錳 0.26 mg（男4.0mg / 女3.5mg）
膳食纖維 3.3 g（男20g / 女18g）
*括號內為成人一天應該攝取的建議量

牛肉

富含鐵、鋅等礦物質，為優質的蛋白質來源。

盛產的月份

1 2 3 4 5 6 7 8 9 10 11 12

選購方法

瘦肉部分要有光澤，呈鮮紅色，肥肉為白色到乳白色，且帶黏性。

熱量

（板腱牛肉、帶油花）
每100g 411kcal
板腱牛肉、油花薄片
1片（60g）247kcal

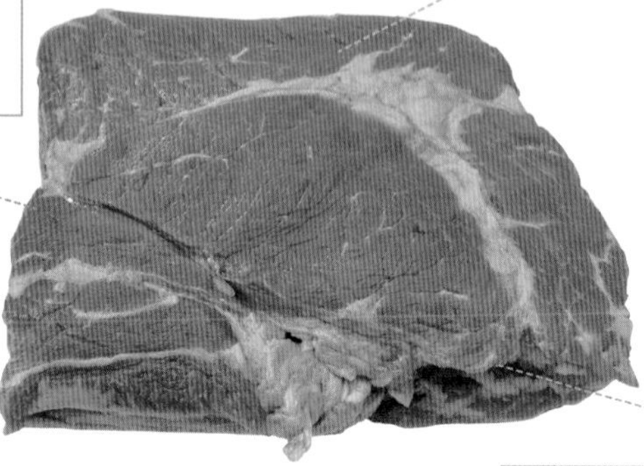

保存方法

用保鮮膜確實包好，放入密閉容器內冷藏。

● 主要的部位與特徵（每 100g）

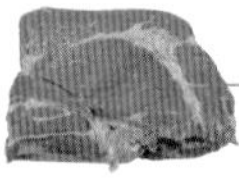

里肌肉（468kcal）

瘦肉與肥肉分布平均，肉質軟，風味佳。分為板腱牛肉、牛肋骨肉和沙朗肉，可做成壽喜燒、涮涮鍋或牛排等料理。

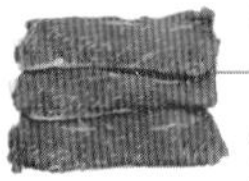

後腿肉（246kcal）

肥肉少，瘦肉多。因纖維較粗硬，可整塊熱烤或燉煮，提出鮮甜味。

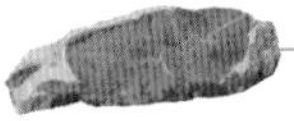

沙朗（牛腰肉498kcal）

也稱為沙朗里肌肉。纖維細軟，風味絕佳，最適合煎成牛排。

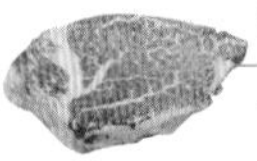

菲力（小里肌肉223kcal）

也稱為腰里肌肉，脂肪少，肉質細，為牛肉最軟嫩部位，很適合煎成牛排，但煎太久會老掉。

主要的營養成分與含量（板腱牛肉、帶油花 每100g）

蛋白質 13.8g（男60g / 女50g）
脂肪 37.4g（男74g / 女56g）
維生素B_{12} 1.1μg（2.4μg）
鐵 0.7mg（男7.5mg / 女10.5mg）
鋅 4.6mg（男10mg / 女8mg）
＊括號內為成人一天應該攝取的建議量

營養成分與功能

含優質胺基酸的蛋白質與鐵質含量豐富；蛋白質可構成肌肉、臟器或血液等身體主要部分，讓人維持與恢復原有體力。

牛肉裡的脂肪多為飽和脂肪酸，為效率良好的熱量來源，但攝取過量恐會導致動脈硬化。

牛肉裡的鐵質屬血紅素鐵，可防貧血或畏寒。另外也含很多鋅，可預防味覺障礙，促進生長。

瘦肉部分則富含肉鹼，可促進脂肪的分解。

怎麼吃最好

搭配維生素C含量豐富的黃綠色蔬菜，更能促進鐵質的吸收。

豬肉

維生素B1含量高居首位。可消除疲勞，舒緩壓力。

盛產的月份

1 2 3 4 5 6 7 8 9 10 11 12

熱量

（大型種板腱豬肉、帶油花）
每100g 253kcal
大型種板腱豬肉、油花薄片
2片（60g）152kcal

選購方法

瘦肉要帶點淡灰的粉紅色，肥肉為白色到乳白色，帶黏性稍硬些。

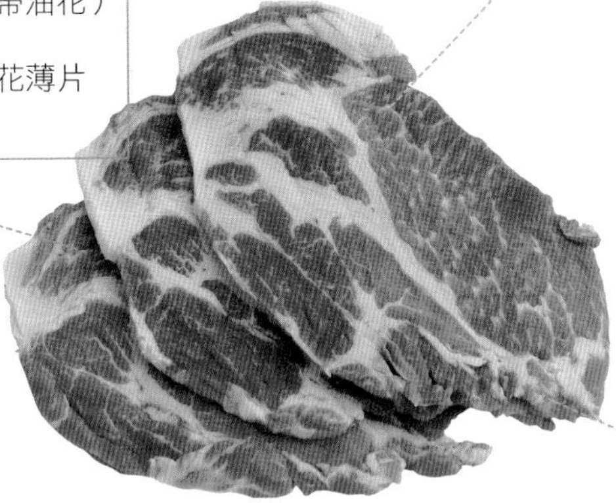

保存方法

用保鮮膜確實包好，避免接觸空氣，放冰箱冷藏；或分小袋冷凍。

● 主要的部位與特徵（每100g）

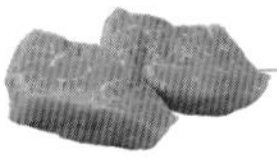

豬後腿肉（183kcal）

為蛋白質多、肥肉少的瘦肉。色澤濃郁的後腿肉肉質較軟嫩，適合熱炒、紅燒或燒烤等料理。

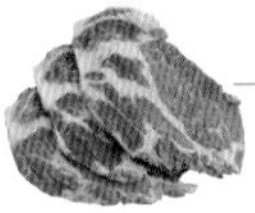

梅花豬肉（263kcal）

纖維細軟，可品嘗5～8mm厚的脂肪風味。適合熱炒、炸豬排或切薄片做成薑燒料理。

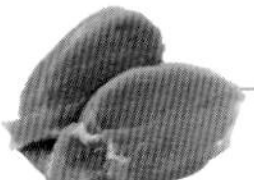

豬里肌肉（115kcal）

纖維細軟，味道清淡。為肥肉含量少的瘦肉，富含維生素B1，最適合做成一口炸豬排。

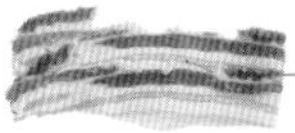

五花豬肉（386kcal）

因瘦肉和肥肉層層相疊，也稱為三層肉。除了加工成培根，還可燒烤、燉煮或熱炒。若帶骨即為豬肋排。

主要的營養成分與含量（板腱牛肉、帶油花 每100g）
蛋白質 17.1g（男60g / 女50g）
脂肪 19.2g（男74g / 女56g）
維生素B1 0.63mg（男1.4mg / 女1.1mg）
維生素B2 0.23mg（男1.6mg / 女1.2mg）
菸鹼酸 3.6mg（男15mg / 女12mg）

＊括號內為成人一天應該攝取的建議量

營養成分與功能

主要成分為蛋白質與脂肪，尤其瘦肉富含優質蛋白質。豬肉含有均衡的必需胺基酸，尤其色胺酸為血清素的製作材料，可幫助腦內的神經傳導物質以穩定情緒。也富含豐富的維生素B1或B2，可消除疲勞，預防夏季溽暑不適，並舒緩壓力。此外，也含豐富的菸鹼酸，可維持肌膚或神經的健康。

怎麼吃最好

豬肉恐有寄生蟲，不可生吃。適合韭菜或洋蔥拌炒，再加點大蒜，透過裡面的菸鹼酸提升維生素B1的效果。

雞肉

味道清爽好消化，裡面的維生素A和膠原蛋白可以養顏美容。

盛產的月份

1 2 3 4 5 6 7 8 9 10 11 12

熱量

（嫩雞腿肉、帶皮）
每100g 200kcal
嫩雞腿肉、帶皮1片（210g）420kcal

選購方法

以肉厚、具透明感、有光澤、彈性且飽滿的為首選。如果帶皮，表皮要緊實平滑，皮色光亮。

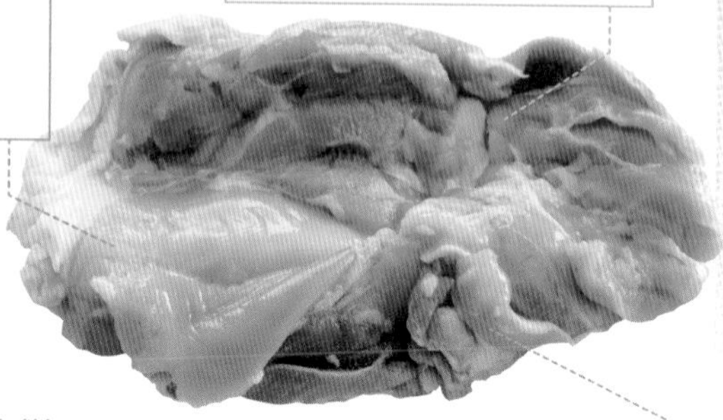

保存方法

用保鮮膜確實包好，放入密閉容器裡冷藏。雞肉比牛肉或豬肉更不耐放，宜儘早食用完畢。

● 主要的部位與特徵（每100g）

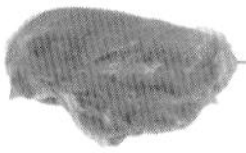

雞胸肉（191kcal）

肉質軟，脂肪少，味道清爽，適合涼拌菜、照燒雞肉或蒸物料理。若去了皮，熱量約少一半。

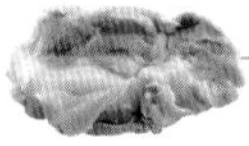

雞腿肉（200kcal）

比雞胸肉多了點硬筋膜，也含適量的脂肪，較有咬勁。帶骨的雞腿肉加熱後不會縮水，適合燉煮、燒烤。而去骨的雞腿肉可以炸，可以炒或煮湯，用途很多。

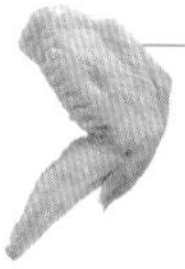

雞翅膀（211kcal）

肉少但脂肪或動物膠質多，很適合燉煮、燒烤或做成炸物。維生素類、膠原蛋白含量也很豐富。

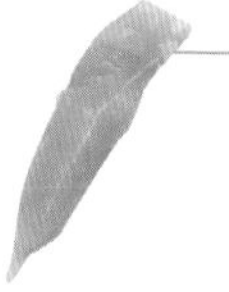

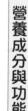

雞里肌（105kcal）

雞肉裡脂肪最少的部位，味道清爽。新鮮的話，略為燙過即可食用。要先剔除裡面的筋膜再料理，可做成涼拌菜或沙拉。

主要的營養成分與含量（嫩雞腿肉、帶皮 每100g）

蛋白質 16.6g（男60g／女50g）
維生素A 40μg（男900μg／女700μg）
維生素K 29μg（150μg）
維生素B_2 0.15mg（男1.6mg／女1.2mg）
維生素B_6 0.25mg（男1.4mg／女1.2mg）
＊括號內為成人一天應該攝取的建議量

營養成分與功能

雞肉的脂肪少肉質軟嫩，比牛豬肉好消化，適合孩童或老人食用。雞皮或雞骨周遭有富含可增加皮膚彈性的膠原蛋白與豐富的維生素A，它們都可以養顏美容。尤其雞胸肉的維生素A很多，可抗氧化預防癌症。另含可促進熱量代謝的維生素B群或維生素K，可以消除疲勞。

怎麼吃最好

雞皮脂肪多，最好去皮以減少脂肪或膽固醇的攝取。帶骨的雞肉富含膠原蛋白，可搭配維生素C豐富的蔬菜，提升養顏美容的效果。

肝臟類

為維生素A的最佳供應來源，也富含鐵質可防貧血。

盛產的月份

1 2 3 4 5 6 7 8 9 10 11 12

熱量

（豬肝）每100g 128kcal
豬肝、切薄片5片（100g）128kcal

選購方法

以帶光澤、色澤均勻有彈性的為首選。若顏色白濁表示不新鮮。

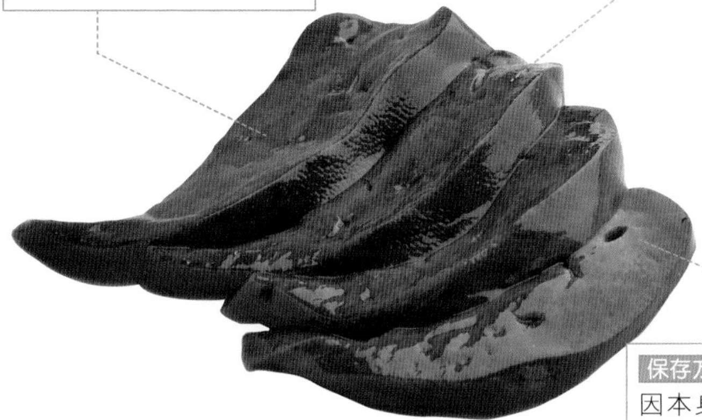

保存方法

因本身容易滋生細菌，即使放冰箱也很難保存，最好趁鮮儘早吃完。

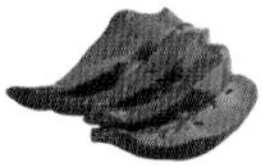

豬肝（每100g 128kcal）

富含鐵質或維生素A，也有很多鋅；可防貧血或消除疲勞。

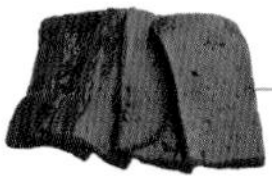

牛肝（每100g 132kcal）

富含優質蛋白質、鐵、維生素A、B群、維生素E，適合燒烤。

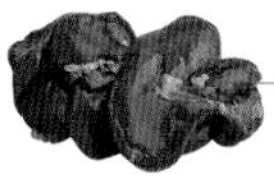

雞肝（每100g 111kcal）

維生素A比牛肝或豬肝多，可增強免疫力，養顏美容。質地細緻容易入口，適合燒烤或熱炒。

營養成分與功能

相較於肉類，脂肪或熱量都少，很適合用於減肥餐。維生素含量豐富，維生素A含量更是超越黃綠色蔬菜，是最優質的來源。維生素A俗稱「養顏美容的維生素」，可確保肌膚或黏膜組織健康，維持穩定的視力。肝臟裡也富含鐵、銅、葉酸、維生素B12、維生素C等可協助造血作用良好的成分。其鐵質為血紅素鐵，可活化肝功能，也能改善缺鐵性貧血。

怎麼吃最好

可搭配維生素B2、維生素C含量豐富的韭菜類以促進鐵質吸收、消除疲勞。

主要的營養成分與含量（豬肝 每100g）

鐵 13.0mg（男7.5mg / 女10.5mg）
維生素A 13,000μg（男900μg / 女700μg）
維生素B2 3.60mg（男1.6mg / 女1.2mg）
維生素B12 25.2μg（2.4μg）
葉酸 810μg（240μg）
＊括號內為成人一天應該攝取的建議量

鰻魚

富含蛋白質、脂肪與維生素，為夏季的能量來源。

盛產的月份

1	2	3	4	5	6	7	8	9	10	11	12
				←	→	→					

選購方法

如果是要串燒或乾烤的鰻魚不能太長，以體型渾圓有彈性者為首選。

熱量

（串燒鰻）
每100g 293kcal
1串（80g）
234kcal

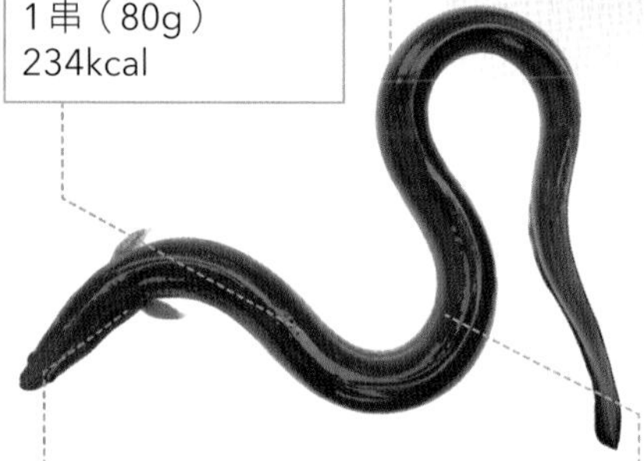

怎麼吃最好

串燒時加上山椒調味，不僅增添香氣，還能幫助消化。

保存方法

剛買回家的蒲燒鰻要馬上放冰箱冷藏，儘量在三天內吃完。

營養成分與功能

富含優質蛋白質、脂肪、維生素A、B_2、E、鈣質等。尤其是可增強免疫力的維生素A，可跟B_2、E一起預防生活習慣病，消除疲勞，養顏美容抗老化。而黏液成分裡的黏液多醣類可保護胃腸的黏膜組織。

主要的營養成分與含量（串燒鰻 每100g）

脂肪 21.0g（男74g / 女56g）
維生素A 1,500μg（男900μg / 女700μg）
維生素D 19.0μg（5.5μg）
維生素E 4.9mg（男6.5mg / 女6.0mg）
維生素B_2 0.74mg（男1.6mg / 女1.2mg）
＊括號內為成人一天應該攝取的建議量

竹筴魚

可防血栓，降膽固醇。為青背魚類的代表。

盛產的月份

1	2	3	4	5	6	7	8	9	10	11	12
				←	→	→					

選購方法

以魚眼發亮、魚鰓鮮紅、魚鰭直挺的為首選。

熱量

（寬竹筴魚）
每100g 121kcal
1條（80g）97kcal

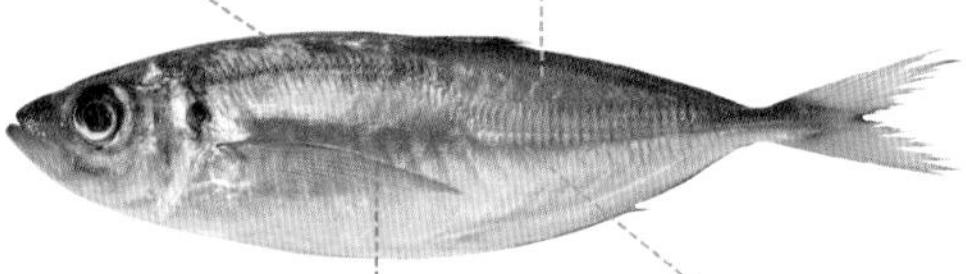

怎麼吃最好

小竹筴魚可油炸，連魚骨一起吃，補充鈣質。

保存方法

清除內臟、擦乾，用保鮮膜包好冷藏，儘量當天吃完。

營養成分與功能

富含可活化腦部的DHA或可防血栓的EPA；也含可降膽固醇的牛磺酸，故有預防高血壓、動脈硬化、腦梗塞、心肌梗塞等效果。還含有很多可改善骨質疏鬆的鈣質或維生素B_2等成分。

主要的營養成分與含量（竹筴魚 每100g）

蛋白質 19.7g（男60g / 女50g）
脂肪 4.5g（男74g / 女56g）
維生素D 8.9μg（5.5μg）
維生素B_2 0.13mg（男1.6mg / 女1.2mg）
鈣 66mg（男800mg / 女650mg）
＊括號內為成人一天應該攝取的建議量

吻仔魚

適合幼兒或高齡者食用，為優質的鈣質來源。

盛產的月份

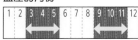

1	2	3	4	5	6	7	8	9	10	11	12
		◀	━	▶				◀	━	▶	

選購方法

以略帶青色感的白色小魚乾為首選。會發黏或已變色的表示不新鮮。

熱量

（微乾燥品）
每100g 113kcal
1大匙（10g）
11kcal

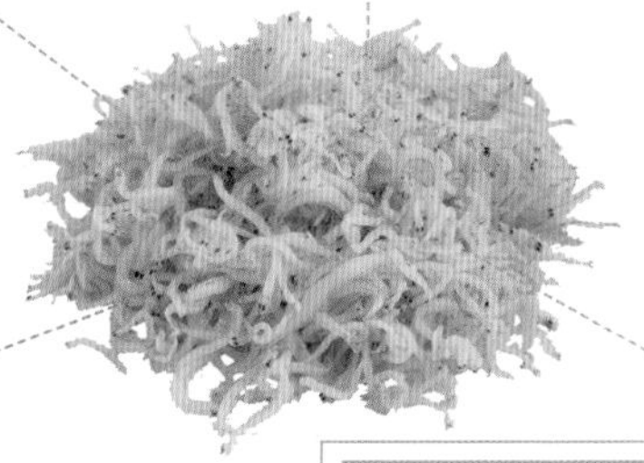

怎麼吃最好

鹽分多要小心。可淋上和風醬使有機酸運作，促進鈣質吸收。

保存方法

放冰箱冷藏，二至三天內吃完。要長期存放的話，分成小袋放冷凍。

營養成分與功能

以遠東擬沙丁魚或黑背沙丁魚的小魚為原料，也被稱為小乾白魚。因整隻都能吃富含鈣或磷，可強健骨骼，解除憂鬱感。本身為高蛋白低脂肪，且富含維生素D或B_{12}、B_1、B_2等維生素，能有效預防失智。

主要的營養成分與含量（遠東擬沙丁魚 每100g）

蛋白質 23.1g（男60g / 女50g）
維生素D 46.0μg（5.5μg）
維生素B_{12} 4.3μg（2.4μg）
鈣 210mg（男800mg / 女650mg）
磷 470mg（男1,000mg / 女800mg）
＊括號內為成人一天應該攝取的建議量

沙丁魚

不飽和脂肪酸可預防生活習慣病。為營養價值高的大眾魚。

盛產的月份

1	2	3	4	5	6	7	8	9	10	11	12
							◀	━	▶		

選購方法

以身體泛出青光，直挺有彈性，魚眼發亮，魚鱗完整的為首選。

熱量

（遠東擬沙丁魚）
每100g 217kcal
中型1條（60g）
130kcal

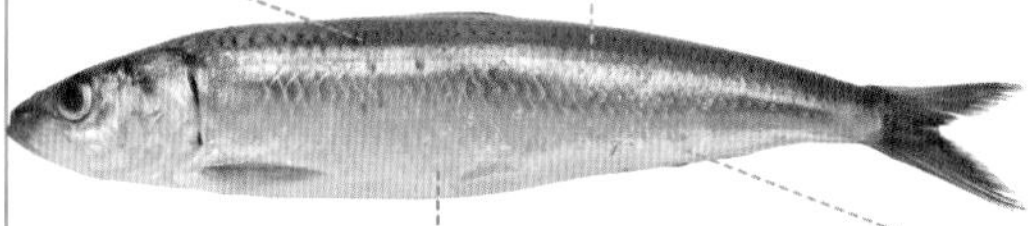

怎麼吃最好

可連骨頭一起製作的魚丸或魚肉漢堡，可攝取鈣質，強化肌肉或骨骼。

保存方法

因鮮度容易流失，一買回家就要清除內臟放冰箱冷藏，儘量在當天吃完。

營養成分與功能

富含不飽和脂肪酸DHA或EPA，可降中性脂肪或膽固醇，清血防血栓。加上必須胺基酸含量均衡的蛋白質、鐵、鈣、維生素B群、維生素D等成分，可促進新陳代謝，強健骨骼或牙齒。

主要的營養成分與含量（遠東擬沙丁魚 每100g）

脂肪 9.2g（男74g / 女56g）
維生素D 32μg（5.5μg）
維生素B_2 0.39mg（男1.6mg / 女1.2mg）
生物素 15μg（50μg）
鈣 74mg（男800mg / 女650mg）
＊括號內為成人一天應該攝取的建議量

鰹魚

維生素B群、鐵質含量豐富，可消除疲勞、預防貧血、增強體力。

盛產的月份

1	2	3	4	5	6	7	8	9	10	11	12

選購方法

以鮮紅色的魚片為首選。血合肉要清楚且乾淨。

熱量

（春獲、初鰹）
每100g 114kcal
生魚片4片（50g）
57kcal

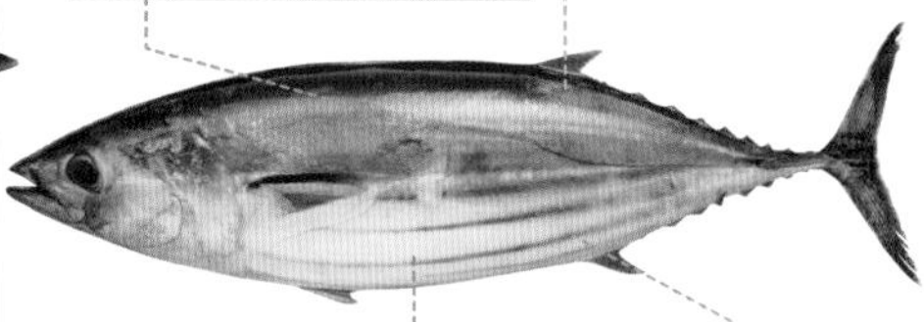

怎麼吃最好

鰹魚要用刀背拍過再吃。加上大蒜可消除疲勞。

保存方法

買回家當天要吃完；剩下的生魚片可以漬燒加熱後再吃。

營養成分與功能

新綠時節的初鰹和秋天的回鰹都很受歡迎，但以帶脂肪的回鰹更營養。以優質蛋白質為首，富含維生素與礦物質。而血合肉（魚骨周遭的肉）富含鐵或維生素A、B_1、B_2、B_{12}、菸鹼酸，可防貧血，強健骨骼，增強體力。

主要的營養成分與含量（春獲 每100g）

蛋白質 25.8g（男60g／女50g）
維生素B_6 0.76mg（男1.4mg／女1.2mg）
維生素B_{12} 8.4μg（2.4μg）
菸鹼酸 19.0mg（男15mg／女12mg）
鐵 1.9mg（男7.5mg／女10.5mg）
＊括號內為成人一天應該攝取的建議量

鮭魚

紅色色素有絕佳的抗氧化力，可預防生活習慣病或養顏美容。

盛產的月份

1	2	3	4	5	6	7	8	9	10	11	12

選購方法

以魚片帶有白色的油脂筋膜，魚身緊實有彈性且透亮的為首選。

熱量

（白鮭）
每100g 133kcal
切片1片（80g）
106kcal

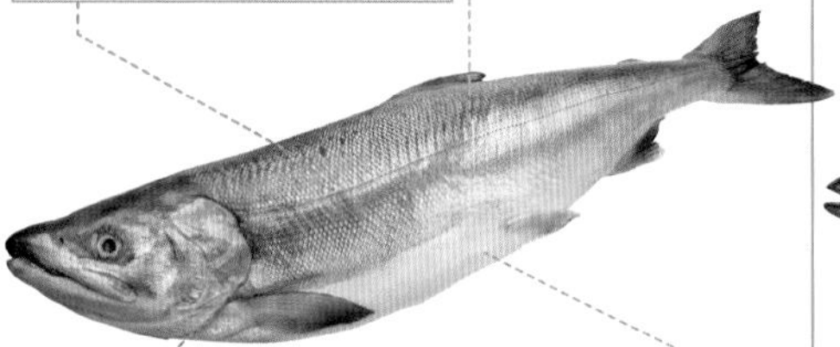

保存方法

先用紙巾包著，再蓋上保鮮膜放冰箱冷藏；新鮮的鮭魚最好兩天內吃完。

怎麼吃最好

魚皮富含膠原蛋白，最好帶皮吃。

營養成分與功能

鮭魚常被認為是紅肉魚，其實是白肉魚；它的紅色是來自類胡蘿蔔素裡的蝦青素。這種色素具有良好的抗氧化力，可抗老防癌，預防動脈硬化。也富含維生素B群、維生素D，可強化胃腸功能，改善畏寒，養顏美容。

主要的營養成分與含量（白鮭 每100g）

蛋白質 22.3g（男60g／女50g）
脂肪 4.1g（男74g／女56g）
維生素D 32.0μg（5.5μg）
維生素B_1 0.15mg（男1.4mg／女1.1mg）
維生素B_{12} 5.9μg（2.4μg）
＊括號內為成人一天應該攝取的建議量

秋刀魚

代表秋之味覺的青背魚，富含EPA或DHA，營養價值高。

盛產的月份

1	2	3	4	5	6	7	8	9	10	11	12

選購方法

以魚眼透亮、魚體有彈性，魚背為青色，魚腹帶銀光的為首選。

熱量

每100g 310kcal
1條（可食部分105g）
326kcal

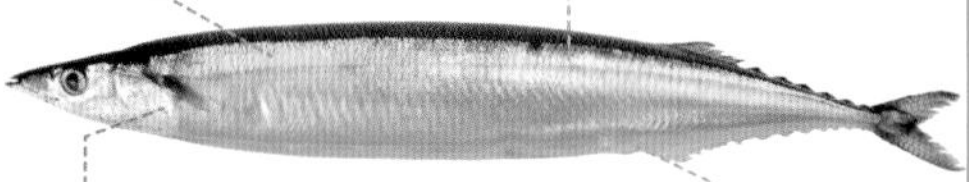

怎麼吃最好

搭配蘿蔔泥，可抑制魚肉焦掉產生的致癌物。用烤的最美味。

保存方法

需冷藏。最好購買當天就吃完。

營養成分與功能

代表秋之味覺，營養價值高的魚類。除了可防血栓、降膽固醇·中性脂肪的不飽和脂肪酸外，維生素A、D、E、B_{12}等含量豐富，可強健骨骼、牙齒或肌肉，改善貧血或畏寒，維持神經或腦部功能。

主要的營養成分與含量（每100g）

脂肪 23.6g（男74g / 女56g）
維生素A 16μg（男900μg / 女700μg）
維生素D 14.9μg（5.5μg）
維生素E 1.7mg（男6.5mg / 女6.0mg）
維生素B_{12} 15.4μg（2.4μg）
＊括號內為成人一天應該攝取的建議量

鯖魚

油脂豐富的鯖魚富含可活化腦部，強化血管的成分。

盛產的月份

1	2	3	4	5	6	7	8	9	10	11	12

選購方法

整條的話，魚眼要發亮、魚體有光澤，魚鰓要鮮紅。切片的話，魚肉或魚皮要有彈性。

熱量

（白腹鯖魚）
每100g 202kcal
切片1片（80g）
162kcal

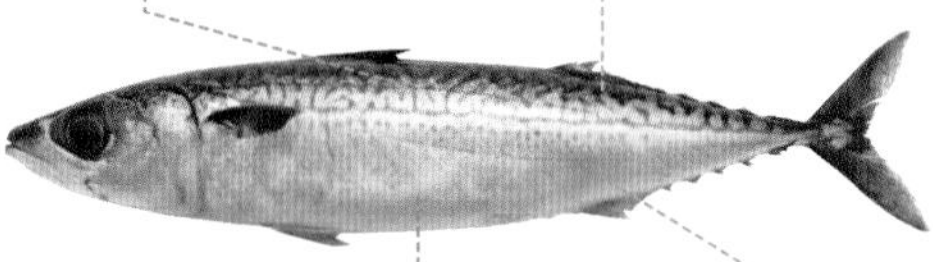

怎麼吃最好

搭配味噌或蔥薑等食材，可以去腥；加上醋調理更好消化。

保存方法

鯖魚容易壞掉，應馬上處理乾淨再調理。要冷凍的話，調理完再放冷凍庫。

營養成分與功能

秋天帶油脂的鯖魚格外美味。這些油脂富含可溶解血栓，預防動脈硬化、心肌梗塞、高血壓的EPA，以及可降膽固醇，活化腦部的DHA。其血合肉富含鐵或維生素B群，可防貧血或畏寒。

主要的營養成分與含量（白腹鯖魚 每100g）

脂肪 16.8g（男74g / 女56g）
維生素D 5.1g（5.5μg）
菸鹼酸 11.7mg（男15mg / 女12mg）
維生素B_{12} 12.9μg（2.4μg）
鐵 1.2mg（男7.5mg / 女10.5mg）
＊括號內為成人一天應該攝取的建議量

鱈魚

油脂少好消化的白肉魚。
可提升肝功能，預防高血壓。

盛產的月份

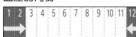

1 **2** 3 4 5 6 7 8 9 10 11 **12**

選購方法

以魚身具透明感，呈淡粉色有彈性的為首選。

熱量

（真鱈）
每100g 77kcal
1片（80g）62kcal

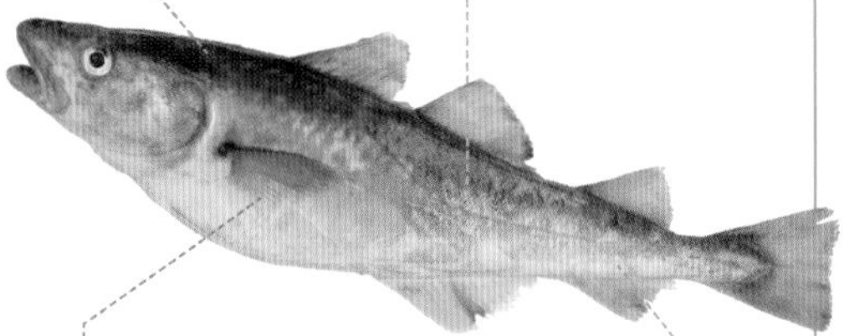

怎麼吃最好

味道清淡，適合各種料理。加熱肉質也不易變硬，最適合鍋物。

保存方法

抹點薄鹽，擦乾水氣，用保鮮膜包好放冰箱。因鮮味容易散失，儘早食用完畢。

營養成分與功能

因屬於油脂含量少的低熱量魚類，最適合當作減肥時的蛋白質來源。富含可促進鈣質吸收的維生素D、可預防動脈硬化的維生素E等營養素。也含有可提升肝功能的穀胱甘肽，或可預防高血壓的牛磺酸。

主要的營養成分與含量（真鱈每100g）

蛋白質 17.6g（男60g / 女50g）
維生素D 1.0μg（5.5μg）
維生素E 0.8mg（男6.5mg / 女6.0mg）
碘 350μg（130μg）
硒 31μg（男30μg / 女25μg）
＊括號內為成人一天應該攝取的建議量

鰈魚

高蛋白、低脂肪，又富含膠原蛋白
可以養顏美容。

盛產的月份

1 **2** 3 4 5 6 7 8 9 **10** **11** **12**

選購方法

以魚身厚，斑紋鮮豔帶光澤，魚腹為白色的為首選。

熱量

（黃蓋鰈魚）
每100g 95kcal
1條（100g）
95kcal

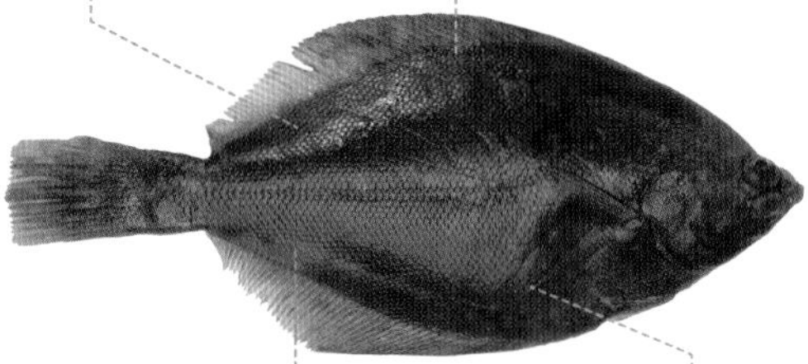

怎麼吃最好

做成魚肉凍，連魚身周遭的膠原蛋白都能完整攝取。

保存方法

放冰箱保存。儘早吃完。

營養成分與功能

因含有好消化的優質蛋白質，油脂少味道清爽，很適合病患食用，或做成斷奶食品或減肥餐。可降膽固醇、預防動脈硬化的牛磺酸與可促進細胞再生抗老化的維生素B_{12}含量豐富。也富含膠原蛋白，可以養顏美容。

主要的營養成分與含量（黃蓋鰈魚每100g）

蛋白質 19.6g（男60g / 女50g）
維生素D 13.0μg（5.5μg）
維生素B_2 0.35mg（男1.6mg / 女1.2mg）
生物素 23.9μg（50μg）
硒 110μg（男30μg / 女25μg）
＊括號內為成人一天應該攝取的建議量

鮪魚

以優質蛋白質為首，許多有效成分可維持身體健康。

盛產的月份

1	2	3	4	5	6	7	8	9	10	11	12

選購方法
切片的鮪魚以筋膜為等距離直線平行或斜斜的為首選。魚肉要呈鮮紅色才新鮮。

熱量
（黑鮪魚、赤身）
每100g 125kcal
生魚片4片（60g）
76kcal

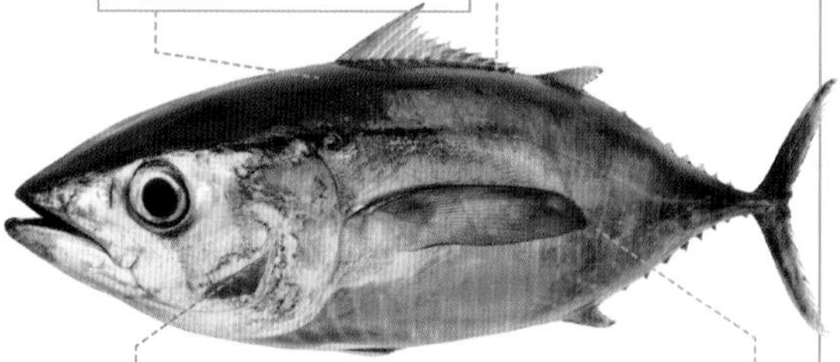

怎麼吃最好
做成生魚片最美味。因每個部位營養素不同，最好赤身和鮪魚肚都要吃。

保存方法
解凍後當天要吃完，不能再回凍。吃不完的用醬油或味霖醃漬，隔天要吃完。

營養成分與功能

鮪魚不同部位的營養素也不一樣。像鮪魚肚富含可防血栓或動脈硬化的EPA、DHA等不飽和脂肪酸。鮪魚赤身有魚肉中最多的蛋白質，可增強體力。鐵、牛磺酸或硒等含量也很多，其中硒可抗氧化與老化。

主要的營養成分與含量（黑鮪魚、赤身每100g）

蛋白質 26.4g（男60g / 女50g）
菸鹼酸 14.2mg（男15mg / 女12mg）
維生素B6 0.85mg（男1.4mg / 女1.2mg）
鐵 1.1mg（男7.5mg / 女10.5mg）
硒 110μg（男30μg / 女25μg）
＊括號內為成人一天應該攝取的建議量

鰤魚

內含的EPA、DHA、棕櫚烯酸可改善血流，活化腦部。

盛產的月份

1	2	3	4	5	6	7	8	9	10	11	12

選購方法
切片的血合肉呈鮮紅色，魚身具透明感，切口有彈性的為首選。

熱量
每100g 257kcal
1片（120g）
308kcal

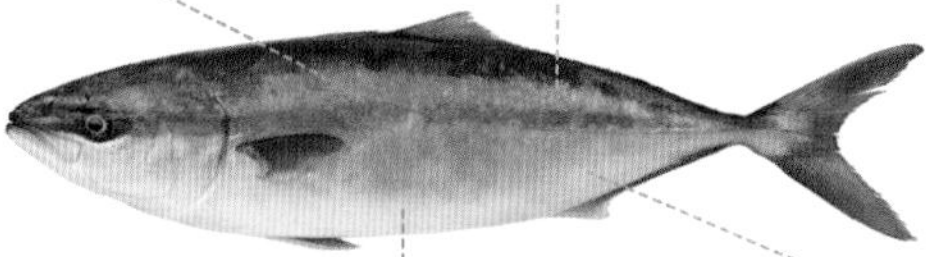

怎麼吃最好
血合肉的部分富含礦物質成分，不要浪費喔！

保存方法
用紙巾包起來，再裹上保鮮膜，放冰箱上方的冷藏室。

營養成分與功能

富含的油脂主要是可促進血流的不飽和脂肪酸，加上EPA、DHA和棕櫚油酸也很多，可防血栓，活化腦部。此外，也含很多可避免油脂氧化的維生素E。也富含可強化肝功能的牛磺酸。

主要的營養成分與含量（每100g）

蛋白質 21.4g（男60g / 女50g）
脂肪 17.6g（男74g / 女56g）
維生素A 50μg（男900μg / 女700μg）
維生素D 8.0μg（5.5μg）
維生素E 2.0mg（男6.5mg / 女6.0mg）
＊括號內為成人一天應該攝取的建議量

章魚

日本人最愛的章魚有消除疲勞，養顏美容的效果。

盛產的月份

1 2 3 4 5 6 7 8 9 10 11 12（全年）

選購方法

新鮮的章魚以腳粗，吸盤有吸力的為首選。熟章魚則要有彈性、光澤，表皮完整。

熱量

（真蛸、熟的）
每100g 99kcal
章魚腳1根（120g）
119kcal

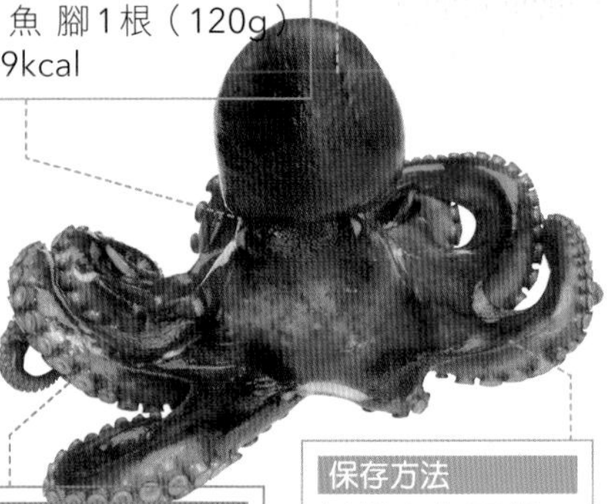

怎麼吃最好

可搭配富含膳食纖維的蔬菜或蕈菇，加強預防生活習慣病。

保存方法

新鮮章魚要當天吃完。熟章魚也要在二天內吃完；否則要冷凍保存。

營養成分與功能

跟魷魚一樣富含牛磺酸，可提升肝功能，消除疲勞。維生素E、B_2、菸鹼酸也很多，加上豐富的膠原蛋白，可保護肌膚或黏膜組織、毛髮，養顏美容。

主要的營養成分與含量（真蛸、熟的每100g）

蛋白質 21.7g（男60g / 女50g）
維生素E 1.9mg（男6.5mg / 女6.0mg）
維生素B_2 0.05mg（男1.6mg / 女1.2mg）
菸鹼酸 1.9mg（男15mg / 女12mg）
鋅 1.8mg（男10mg / 女8mg）
＊括號內為成人一天應該攝取的建議量

魷魚

內含牛磺酸，可排除膽固醇。

盛產的月份

1 2 3 4 5 6 7 8 9 10 11 12（全年）

選購方法

以身體呈透明感有彈性，肉身緊實的為首選。魷魚眼要黑亮才新鮮。

熱量

（槍烏賊）
每100g 88kcal
1碗（113g）
76kcal

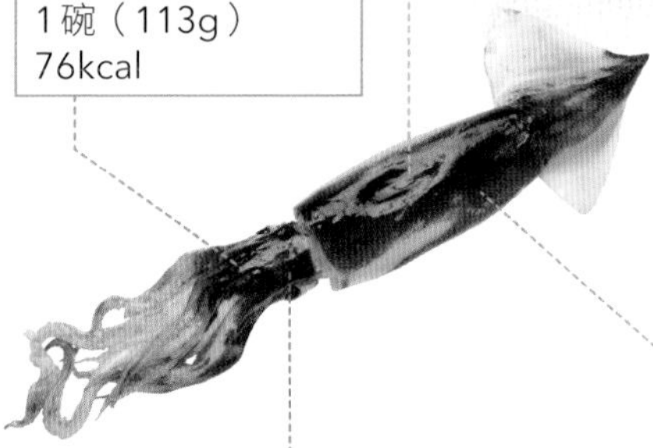

怎麼吃最好

必需胺基酸賴胺酸含量高，纈胺酸含量少，可以跟米飯互補。

保存方法

買回家馬上清內臟，剝皮洗淨後擦乾，用保鮮膜包好冷藏。

營養成分與功能

為富含優質蛋白質，糖分、脂肪含量少的低熱量食材，很適合減肥。含可降膽固醇、提升肝功能的牛磺酸、可促進細胞再生的鋅、可防宿醉的菸鹼酸等營養素。而螢烏賊富含維生素B_6，可防貧血。

主要的營養成分與含量（槍烏賊每100g）

蛋白質 17.9g（男60g / 女50g）
維生素E 2.1mg（男6.5mg / 女6.0mg）
菸鹼酸 4.0mg（男15mg / 女12mg）
維生素B_{12} 4.9μg（2.4μg）
硒 41μg（男30μg / 女25μg）
＊括號內為成人一天應該攝取的建議量

螃蟹

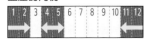

低熱量、低脂肪、礦物質豐富的冬季美食。

盛產的月份

1	2	3	4	5	6	7	8	9	10	11	12
■	■		■	■						■	■

選購方法

新鮮的螃蟹一定是要活的。蟹殼硬、顏色均勻，拿起來沉甸甸的。

熱量

（松葉蟹、熟的）
每100g 69kcal
熟 的1碗（180g）
124kcal

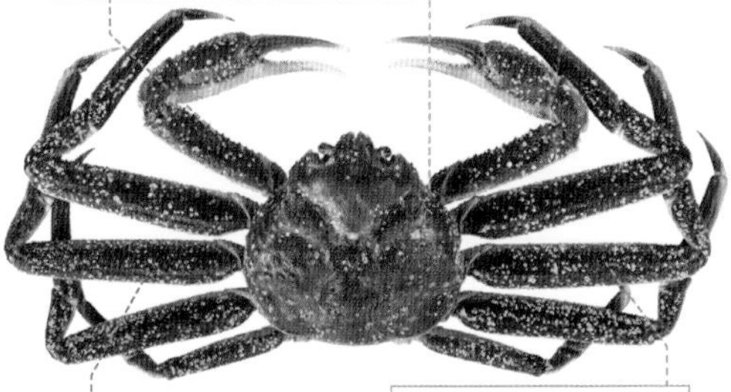

怎麼吃最好

螃蟹的甜味成分碰到醋效果更好。熟螃蟹建議做成三杯螃蟹。

保存方法

冷凍的螃蟹要用溼報紙包起來，放塑膠袋冷凍。新鮮的螃蟹最好當天吃完。

營養成分與功能

螃蟹特殊的甜味來自穀胺酸等胺基酸，也富含可防動脈硬化的牛磺酸。加上維生素B群或銅、鋅、鈣等礦物質含量也多，可強健肌肉或骨骼，抗老化。而蟹殼裡的甲殼素也有抑制癌症的效果。

主要的營養成分與含量（松葉蟹每100g）

蛋白質 15.0g（男60g / 女50g）
維生素B_{12} 7.2μg（2.4μg）
鈣 120mg（男800mg / 女650mg）
鋅 3.1mg（男10mg / 女8mg）
銅 0.56mg（男1.0mg / 女0.8mg）
＊括號內為成人一天應該攝取的建議量

蝦子

蝦青素或甜菜鹼可預防糖尿病或癌症。

盛產的月份

1	2	3	4	5	6	7	8	9	10	11	12
				■	■	■	■	■	■	■	

選購方法

新鮮的蝦子蝦頭不能黑掉。冷凍蝦的話，蝦頭要完整，蝦殼帶光澤。

熱量

（斑節蝦）
每100g 97kcal
2隻（70g）68kcal

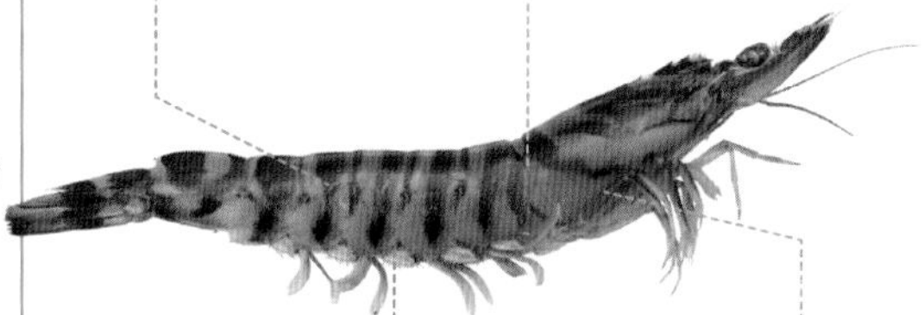

怎麼吃最好

可搭配富含β-胡蘿蔔素或維生素C的蔬菜，增加抗氧化的效果。

保存方法

新鮮的斑節蝦若要當天吃，可洗淨泡冰水；吃剩的保留蝦頭和蝦殼，泡水冷凍。

營養成分與功能

蝦子的膽固醇雖然多，但含豐富的牛磺酸或甲殼素可排除壞的膽固醇。而其甘甜味成分甜菜鹼也能降膽固醇和血糖值，預防糖尿病。蝦殼裡的蝦青素，因抗氧化力絕佳，可以防癌。

主要的營養成分與含量（斑節蝦每100g）

蛋白質 21.6g（男60g / 女50g）
維生素E 1.6mg（男6.5mg / 女6.0mg）
鉀 430mg（男3,000mg / 女2,600mg）
鈣 41mg（男800mg / 女650mg）
磷 310mg（男1,000mg / 女800mg）
＊括號內為成人一天應該攝取的建議量

牡蠣

可促進新陳代謝，預防貧血，被譽為滋味豐富的「海中牛奶」。

盛產的月份

1	2	3	4	5	6	7	8	9	10	11	12
→	→	→							←	←	←

選購方法

牡蠣肉要飽滿有光澤；帶殼的牡蠣外型渾圓沒有缺損。

熱量

每100g 60kcal
5小顆（56g）
34kcal

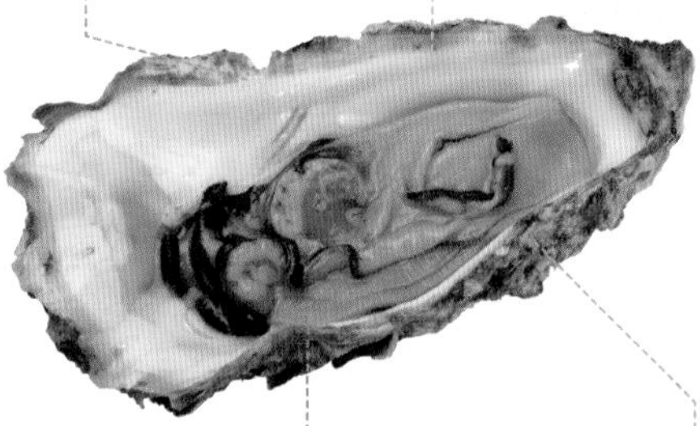

怎麼吃最好

因維生素C可促進鐵質的吸收，建議加點檸檬汁一起吃。

保存方法

應儘早吃完。如果有包裝袋，要連汁液一起放冰箱冷藏。

營養成分與功能

富含礦物質或牛磺酸，被譽為「海中牛奶」。其甜味成分來自肝醣，可有效轉為熱量，提升肝功能。尤其鋅的含量很豐富，高居食品首位可，促進新陳代謝，維持正常的味覺；另含可改善貧血的鐵和銅。

主要的營養成分與含量（每100g）

維生素B12 28.1μg（2.4μg）
鎂 74mg（男370mg / 女290mg）
鐵 1.9mg（男7.5mg / 女10.5mg）
鋅 13.2mg（男10mg / 女8mg）
銅 0.89mg（男1.0mg / 女0.8mg）
＊括號內為成人一天應該攝取的建議量

扇貝

可維護肌膚、毛髮或臟器的健康。為可滋養強身的貝類。

盛產的月份

1	2	3	4	5	6	7	8	9	10	11	12
→	→									←	←

選購方法

帶殼的話，敲敲殼要馬上緊閉。取肉的扇貝要有光澤和彈性，外型飽滿。

熱量

每100g 72kcal
1顆（11g）79kcal

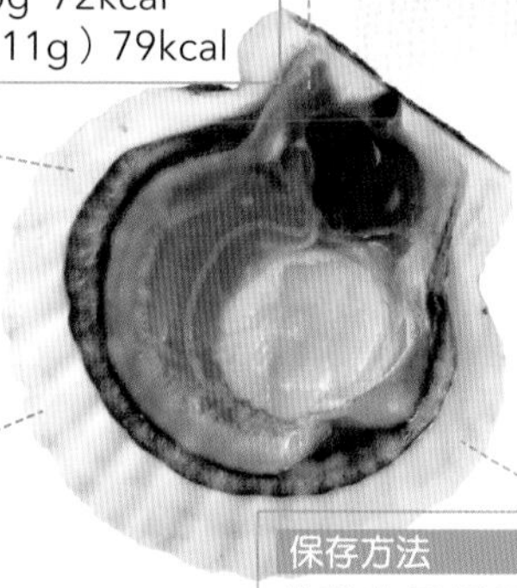

怎麼吃最好

搭配膳食纖維豐富的食材，可提升牛磺酸清除膽固醇的效果。

保存方法

帶殼的扇貝可用泡過鹽水的紙巾蓋著；冷凍的扇貝，要清掉生殖腺和內臟，只保留貝柱。

營養成分與功能

牛磺酸含量僅次於牡蠣。牛磺酸除可預防因動脈硬化等因素，導致的心臟病或肝病等疾病外，還能預防視力變差。另含可促進熱量代謝，維護肌膚、毛髮健康的維生素B12、提升免疫力的鋅等營養素。

主要的營養成分與含量（每100g）

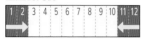

蛋白質 13.5g（男60g / 女50g）
維生素B2 0.29mg（男1.6mg / 女1.2mg）
維生素B12 11.4μg（2.4μg）
葉酸 87μg（240μg）
鋅 2.7mg（男10mg / 女8mg）
＊括號內為成人一天應該攝取的建議量

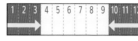

蜆

內含的鳥胺酸可促進酒精代謝。

盛產的月份

1	2	3	4	5	6	7	8	9	10	11	12
→	→					↔					

選購方法

以顆粒大、殼薄，表面有光澤，顏色較深的為首選。

熱量

每100g 51kcal
1碗味噌湯
20顆（15g）8kcal

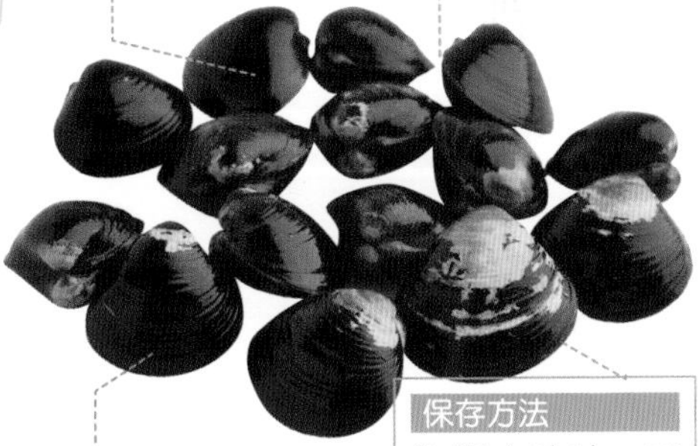

怎麼吃最好

蜆的有效成分都在湯裡，搭配味噌料理，更可提升肝功能。

保存方法

泡鹽水吐沙，可增加二至三倍的琥珀酸。吐沙後再冷凍保存。冷凍的蜆可直接料理不用退冰。

營養成分與功能

富含可提升肝功能的胺基酸，故自古即認為酒後要喝蜆湯解酒。尤其內含的鳥胺酸成分頗受矚目，可促進酒精代謝，減輕宿醉。至於鐵、銅、鈣等礦物質或維生素含量也很多，可預防貧血。

主要的營養成分與含量（每100g）

維生素B12 68.4μg（2.4μg）
鈣 240mg（男800mg / 女650mg）
鐵 8.3mg（男7.5mg / 女10.5mg）
銅 0.41mg（男1.0mg / 女0.8mg）
錳 2.78mg（男4.0mg / 女3.5mg）
＊括號內為成人一天應該攝取的建議量

蛤蜊

常用於茶碗蒸或義大利麵。為甜度、健康成分豐富的雙殼貝。

盛產的月份

1	2	3	4	5	6	7	8	9	10	11	12
		↔	↔					↔	↔		

選購方法

帶殼的話，以外型完整，外殼緊閉為首選。去殼的蛤蜊肉要有光澤和彈性。

熱量

每100g 30kcal
蛤蜊肉10個（36g）
11kcal

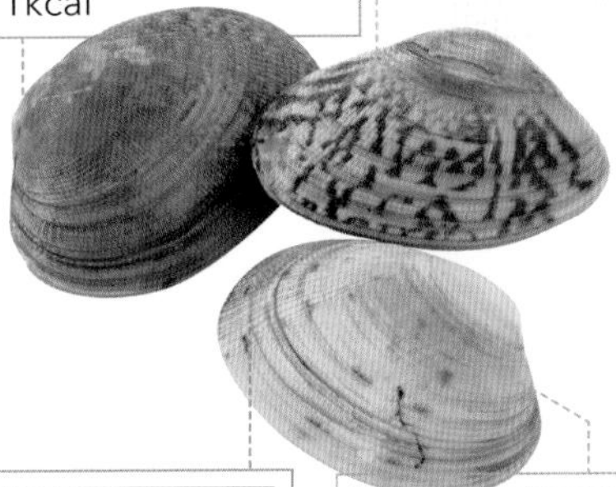

怎麼吃最好

春天的蛤蜊富含琥珀酸，為甜分的來源，要連湯汁一起吃，才能完整攝取營養素。

保存方法

可泡鹽水放冰箱冷藏。想冷凍的話，要先吐沙，再擺在容器裡急速冷凍。

營養成分與功能

蛤蜊富含維生素B12與鐵質，自古即被視為預防貧血的好食材。維生素B12還能維持末梢神經正常運作，消除眼部疲勞或肩頸僵硬感。另牛磺酸或鋅的含量也很多，可預防動脈硬化、高血壓，又可養顏美容。

主要的營養成分與含量（每100g）

維生素B12 52.4μg（2.4μg）
生物素 22.7μg（50μg）
鎂 100mg（男370mg / 女290mg）
鐵 3.8mg（男7.5mg / 女10.5mg）
鋅 1.0mg（男10mg / 女8mg）
＊括號內為成人一天應該攝取的建議量

鹽漬鮭魚卵

不飽和脂肪酸可保護血管。適量攝取可預防生活習慣病。

盛產的月份

1	2	3	4	5	6	7	8	**9**	**10**	**11**	12

選購方法

以表面有光澤、彈性的為首選。顏色要鮮豔，顆粒要分明。

熱量

每100g 272kcal
1小碗（60g）
163kcal

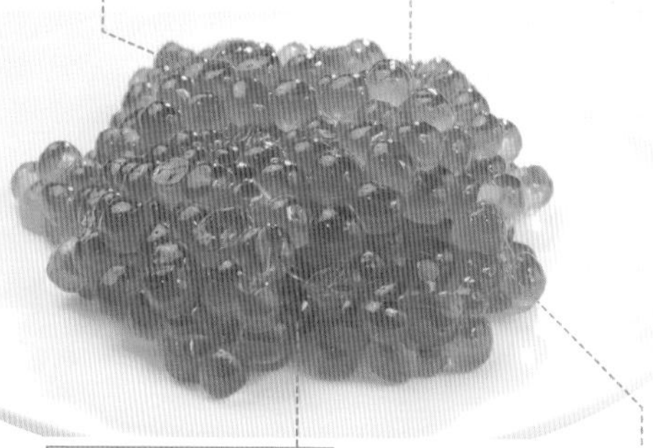

怎麼吃最好

因為多鹽分，可搭配含鉀食材，將多餘的鹽分排出體外。

保存方法

放密閉容器冷藏，或用酒和醬油醃漬保存，或直接冷凍。

營養成分與功能

從產卵前之鮭魚的卵巢取出魚卵，加以鹽漬或醬油漬之食品。除了膽固醇多，可減少壞膽固醇的DHA或EPA也很多。也富含可抗氧化的蝦青素，或預防貧血的維生素B_{12}。

主要的營養成分與含量（每100g）

蛋白質 32.6g（男60g／女50g）
維生素D 44.0μg（5.5μg）
維生素E 9.1mg（男6.5mg／女6.0mg）
維生素B_{12} 47.3μg（2.4μg）
銅 0.76mg（男1.0mg／女0.8mg）
＊括號內為成人一天應該攝取的建議量

鹹鱈魚子

可保護黏膜組織，維持肌膚或腦部的健康。並能紓解壓力。

盛產的月份

1	2	3	4	5	6	7	8	9	10	11	**12**

選購方法

以表皮有彈性，外型緊實的為首選。不能有紅色筋膜。

熱量

每100g 140kcal
1條（½對、30g）
42kcal

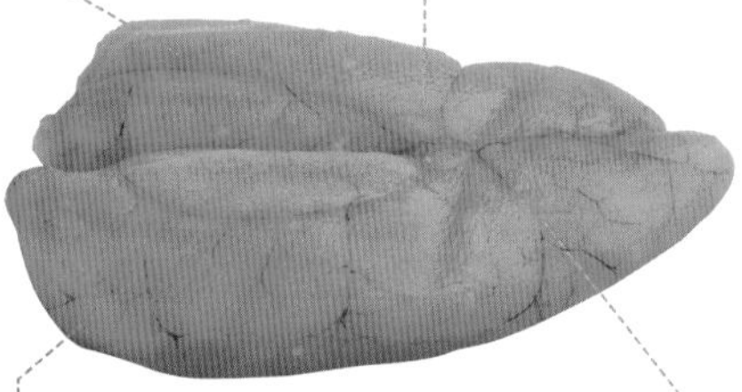

怎麼吃最好

雖然營養價值和健康效果都很好，但膽固醇和鹽分也多，一天以三十至五十公克為限。

保存方法

用保鮮膜包起來冷藏，以免乾掉。冷凍則需一條一條包好，方便使用。

營養成分與功能

將明太魚的卵巢加以鹽漬即為鹹鱈魚子。以維持正常血壓或膽固醇的牛磺酸為首，富含可調整黏膜或肌膚狀態，抗老化的維生素類。尤其含很多可促進副腎皮質荷爾蒙和成的泛酸，能有效舒解壓力。

主要的營養成分與含量（每100g）

維生素E 7.1mg（男6.5mg／女6.0mg）
維生素B_1 0.71mg（男1.4mg／女1.1mg）
維生素B_{12} 18.1μg（2.4μg）
菸鹼酸 49.5mg（男15mg／女12mg）
泛酸 3.68mg（男5mg／女4mg）
＊括號內為成人一天應該攝取的建議量

裙帶菜（海帶芽）

為富含礦物質，可活化身心，促進健康的海藻類。

盛產的月份

1	2	3	4	5	6	7	8	9	10	11	12
		←	━	━	→						

熱量
（用熱水汆燙去除鹽分）
每100g 11kcal
1碗味噌湯（10g）1.1kcal

選購方法
新鮮的裙帶菜要選深綠色，有光澤、帶彈性。乾燥的話，要充分乾燥，表面有光澤感。

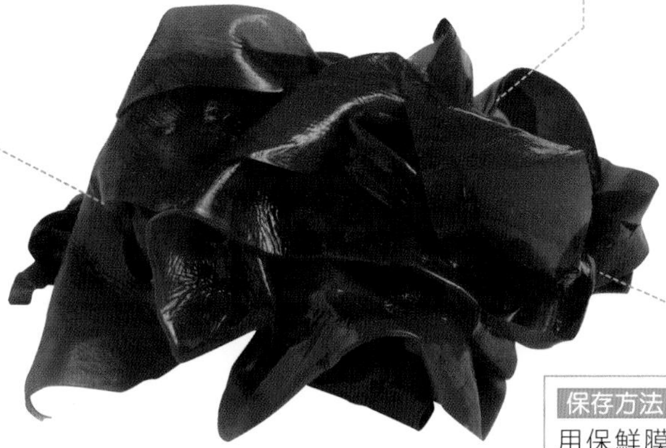

保存方法
用保鮮膜包起來冷藏，以免乾掉。要冷凍的話，先一條一條包好，方便使用。

營養成分與功能

自古即被人經常食用的裙帶菜這種海藻類，富含碘、鈣等礦物質與膳食纖維。其中碘可促進體內代謝預防肥胖，穩定情緒，活化身心。鈣能強健骨骼，抑制血壓上升。而特有的黏滑感來自膳食纖維裡的海藻酸，可排除多餘膽固醇，預防動脈硬化。此外，也含很多具有良好抗癌效果的褐藻糖膠。

怎麼吃最好

裙帶菜裡的碘加上油脂吸收率更高，可煮成味噌湯或涼拌菜，淋點香油更美味。

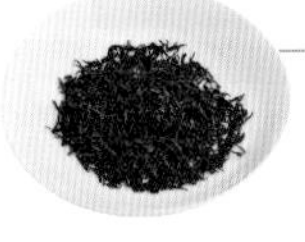

羊栖菜

本身帶澀感，需先經乾燥處理。乾燥的羊栖菜泡水膨脹後，即為新鮮的羊栖菜，鈣質含量高居海藻類首位。鐵、鉀含量也很多。

海苔

將海帶薄片化，乾燥、烘烤即為海苔。獨特的甜味來自胺基酸，除了鈣等礦物質，β-胡蘿蔔素或維生素C等營養素含量也很豐富。

主要的營養成分與含量
（用熱水汆燙去除鹽分 每100g）

維生素K 100μg（150μg）
鉀 12mg（男3,000mg / 女2,600mg）
鈣 42mg（男800mg / 女650mg）
碘 780μg（130μg）
膳食纖維 3.0g（男20g / 女18g）
＊括號內為成人一天應該攝取的建議量

鮮奶

最簡單方便的補鈣聖品。

盛產的月份

1 2 3 4 5 6 7 8 9 10 11 12（全年）

熱量

（全脂鮮奶）
每100g 67kcal
200cc（210g）141kcal

選購方法

確認成分標示，以製造日期較新的為首選。每種鮮奶的乳脂肪含量不一，請選購適合的產品。

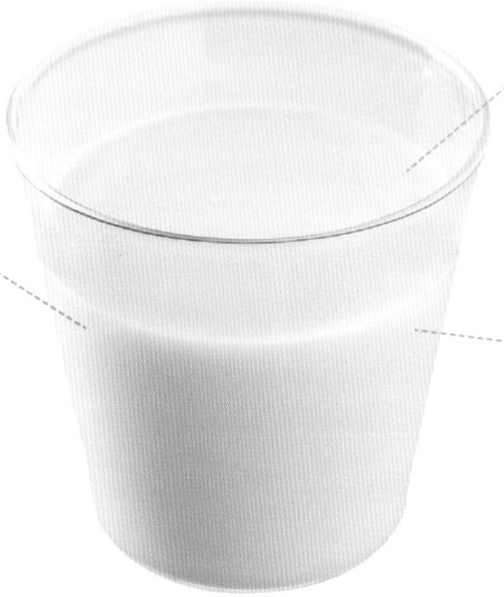

保存方法

要放冰箱。開封以後，容易滋生細菌，最好二至三天內喝完。

營養成分與功能

以優質蛋白質為首，脂肪、維生素、礦物質含量非常均衡，為營養價值高的食品。一般來說，鈣屬不易吸收的營養素，但因鮮奶含有可促進鈣吸收的酪蛋白磷酸肽或乳醣，能幫助身體有效吸收鈣質。鈣除能強健骨骼或牙齒，預防骨質疏鬆症，還可抑制神經亢奮，穩定焦慮感。此外，維生素A、B_2、E等含量也很多，可提升免疫力，促進熱量代謝，維持良好體力。

怎麼吃最好

可搭配油菜或菠菜等，可促進鈣質功能富含鎂的食材，以增加鈣的效果。

●何謂乳糖不耐症？

一喝鮮奶就拉肚子的人，主要是缺少可分解鮮奶之乳糖的酵素——乳糖酶，或其功效不佳的緣故，這稱為乳糖不耐症。相較於歐美國家，亞洲人較常見。有此困擾者不妨試試，已事先用酵素分解乳糖的鮮奶。

主要的營養成分與含量（全脂鮮奶 每100g）

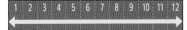

蛋白質 3.3g（男60g / 女50g）
脂肪 3.8g（男74g / 女56g）
維生素A 38μg（男900μg / 女700μg）
維生素B_2 0.15mg（男1.6mg / 女1.2mg）
鈣 110mg（男800mg / 女650mg）
＊括號內為成人一天應該攝取的建議量

優酪

可調整腸道環境，提升免疫力，利用乳酸菌守護健康。

盛產的月份

1 2 3 4 5 6 7 8 9 10 11 12（全年）

熱量

（原味優酪）
每100g 62kcal
1盒（100g）62kcal

選購方法

以製造日期較新的為首選。怕胖的人可選購無糖或低脂優酪，並確認添加的菌種。

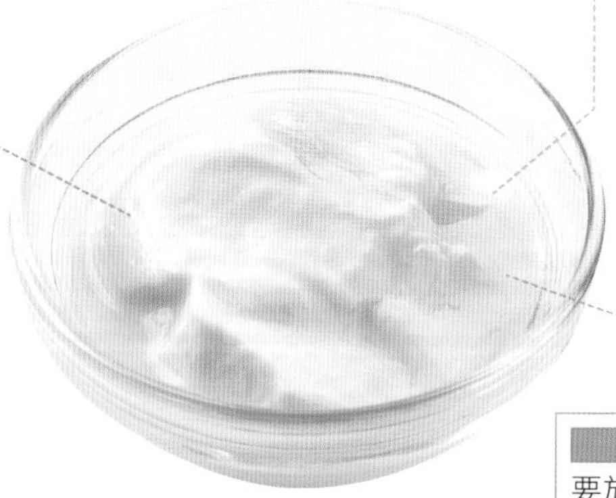

保存方法

要放冰箱（10℃以下）保存。開封後因手或空氣裡的雜菌容易附著，應儘早食用完畢。

營養成分與功能

將鮮奶加入乳酸菌發酵製成的優酪，富含跟鮮奶一樣的優質蛋白質或脂肪、鈣質、維生素類。因為乳酸菌可分解蛋白質或乳糖，比鮮奶容易消化吸收，適合乳糖不耐症者食用。這些乳酸菌可於腸道增加比菲德氏菌等益菌，並減少壞菌，能改善便秘，預防大腸癌，抗老化且養顏美容，還可促進鈣質吸收。

怎麼吃最好

原味優酪加入寡糖甘味劑，更可增加比菲德氏菌的菌叢數。乳酸菌於空腹時不耐胃酸，最好飯後再吃。

● 以活菌姿態抵達腸道的乳酸菌功能深受矚目

目前市售的優酪，添加了可消滅滯留於胃部之幽門桿菌的LG21乳酸菌，或可強化免疫機能，抑制致癌物的代田菌等，可抗胃酸，以活菌姿態抵達腸道的乳酸菌（益生菌），大大提升優酪的健康功能而深受矚目。

主要的營養成分與含量（原味優酪 每100g）

蛋白質 3.6g（男60g / 女50g）
維生素A 33μg（男900μg / 女700μg）
維生素B2 0.14mg（男1.6mg / 女1.2mg）
泛酸 0.49mg（男5mg / 女4mg）
鈣 120mg（男800mg / 女650mg）
＊括號內為成人一天應該攝取的建議量

乳酪（起司）

為濃縮蛋白質或鈣質等營養素的優質發酵食品。

盛產的月份

1 2 3 4 5 6 7 8 9 10 11 12

熱量

（加工乳酪）
每100g 339kcal
2片（40g）136kcal

選購方法

不同的乳酪有不同的賞味季節。若是加工乳酪，先確認成分標示，以賞味期限較新的為首選。

保存方法

切口要確實包上保鮮膜，置於密閉容器冷藏保存。記得不要跟氣味或臭味濃郁的食物擺在一起。

●主要的乳酪與其特徵

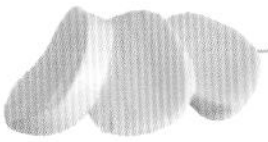

新鮮乳酪

僅以乳酸發酵凝固，稍微去除水分製成的乳酪。因未經過熟成，可立即食用，如常用的奶油乳酪、麗克塔、摩茲瑞拉、考特吉等。

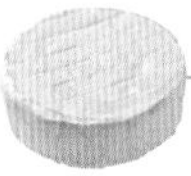

白黴乳酪

在乳酪表面撒上白黴發酵，經過熟成的軟質乳酪；因從外側逐步熟成，透過蛋白質的分解奶味濃郁，如卡門貝爾、布利等。

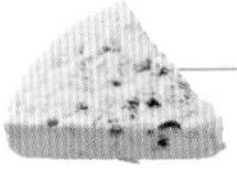

青黴乳酪（又稱藍紋乳酪）

在乳酪表面撒上青黴發酵再熟成。不同於白黴乳酪，是從內側逐步熟成。鹹度重，帶有刺舌的風味與胺基酸濃郁的甘甜味。世界知名的三大青黴乳酪為法國的洛克福、義大利的葛根索拉和英國的史蒂頓。

營養成分與功能

乳酪為牛乳或羊乳等鮮乳，透過乳酸菌或酵素凝固，去除水分熟成後的產物，可分為天然乳酪，以及再次加工製成的加工乳酪。

不同種類的乳酪營養成分不一，但都富含優質蛋白質、脂肪或鈣質，並以鈣質吸收率高達40～80％為特徵。此外，乳酪也富含可維持眼睛健康的維生素A，或可促進脂肪代謝、活化體細胞的維生素B2等營養素。

怎麼吃最好

搭配馬鈴薯或花椰菜等蔬菜，補充維生素C的話，可幫助鈣質增加消除焦慮的效果。

主要的營養成分與含量（加工乳酪 每100g）

蛋白質 22.7g（男60g／女50g）
脂肪 26.0g（男74g／女56g）
維生素A 260μg（男900μg／女700μg）
維生素B2 0.38mg（男1.6mg／女1.2mg）
鈣 630mg（男800mg／女650mg）
＊括號內為成人一天應該攝取的建議量

雞蛋

為營養均衡的優良食品。卵磷脂可抑制膽固醇值上升。

盛產的月份

1 2 3 4 5 6 7 8 9 10 11 12（全年）

熱量

每100g 151kcal
大型雞蛋1顆（58g）88kcal

選購方法

確認包裝上的賞味季節或蛋殼有無裂痕。放進鹽水裡會躺著下長的雞蛋才新鮮。

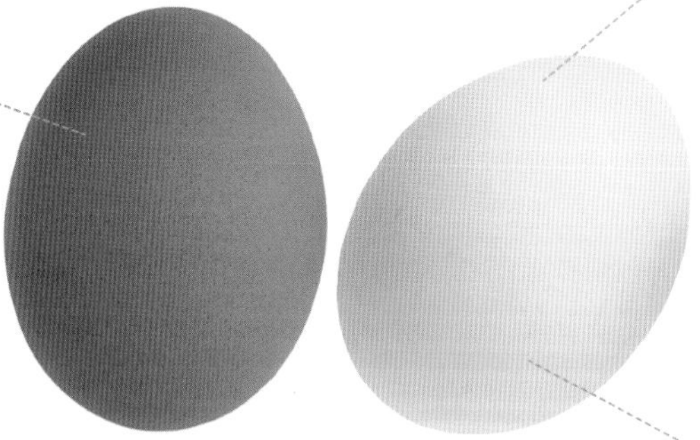

保存方法

尖的那一頭朝下，放冰箱保存。

營養成分與功能

雞蛋內含所有的必需胺基酸，無論是胺基酸或蛋白質的營養價值，都是食品中首要的優質蛋白質來源。蛋黃裡的卵磷脂，可抑制膽固醇值上升，不過，1顆雞蛋就有240mg的膽固醇。此外，卵磷脂也含有可構成人體細胞膜或腦、神經組織的膽鹼，可活化腦細胞，抗老化。其他像可增加免疫力的維生素A，或可促進新陳代謝的維生素B群含量也很豐富。至於蛋白則含有溶菌酶這種酵素，可以溶解會導致感冒的病菌。

怎麼吃最好

搭配蔬菜一起吃，可以補充不足的維生素C；記得要料理時再打蛋。

● 雞蛋的種類

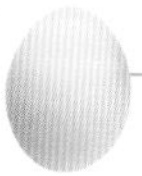

白殼雞蛋

主要是白來亨雞所產的蛋，根據大小顆分成不同的規格，是市面上常見的水洗蛋。

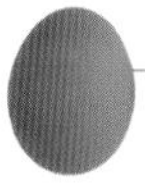

紅殼雞蛋

主要是羅德島紅種雞所產的蛋。蛋殼比白雞蛋硬，但營養價值其實一樣。

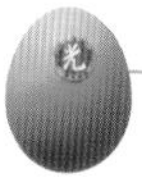

機能蛋

添加碘或維生素、DHA等成分，增加營養價值的雞蛋。可預防動脈硬化或過敏。

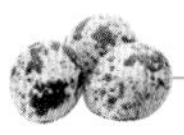

鵪鶉蛋

個頭雖小但富含鐵質或維生素A，營養價值高於雞蛋，又耐保存。用刀子切掉蛋尖，即可輕易倒出鵪鶉蛋。

主要的營養成分與含量（每100g）

蛋白質 12.3g（男60g / 女50g）
脂肪 10.3g（男74g / 女56g）
維生素B_2 0.43mg（男1.6mg / 女1.2mg）
維生素B_{12} 0.9μg（2.4μg）
膽固醇 420mg
＊括號內為成人一天應該攝取的建議量

醋

枸櫞酸等有機酸，可消除疲勞促進食慾。

盛產的月份

1 2 3 4 5 6 7 8 9 10 11 12

選購方法

醋可依照原料或製作方式，製成各種產品；請按照用途分別選購。

熱量

（穀物醋）
每100g 25kcal
1大匙（15g）4kcal

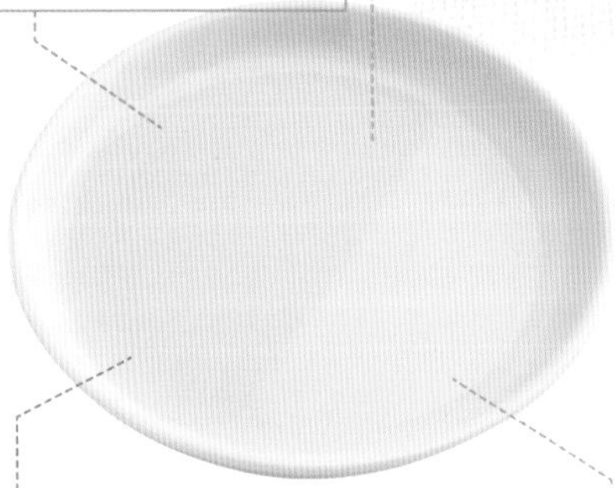

怎麼吃最好

胡蘿蔔或小黃瓜會破壞其他其蔬菜的維生素C，但加了醋就能減少破壞。

保存方法

開瓶後要確實蓋緊，置於陰涼處保存，避免陽光直射。

營養成分與功能

穀物醋或水果醋等釀造醋內含的有機酸，可消除疲勞、增強體力、預防肥胖。而枸櫞酸還能抑制維生素的氧化，或過氧化脂質的生成，對生活習慣病的預防也很有效。還有幫助消化、促進食慾的效果。

主要的營養成分與含量（每100g）

蛋白質 0.1g（男60g / 女50g）
碳水化合物 2.4g（男381g / 女288g）
維生素B12 0.1μg（2.4μg）
鉀 4mg（男3,000mg / 女2,600mg）
鈣 2mg（男800mg / 女650mg）
＊括號內為成人一天應該攝取的建議量

蜂蜜

全世界都愛吃的養顏美容與保健食品。

盛產的月份

1 2 3 4 5 6 7 8 9 10 11 12

選購方法

透明度低，帶有混濁感的才是純正的蜂蜜。將瓶身倒過來，會出現細微的泡沫。

熱量

每100g 294kcal
1大匙（20g）
59kcal

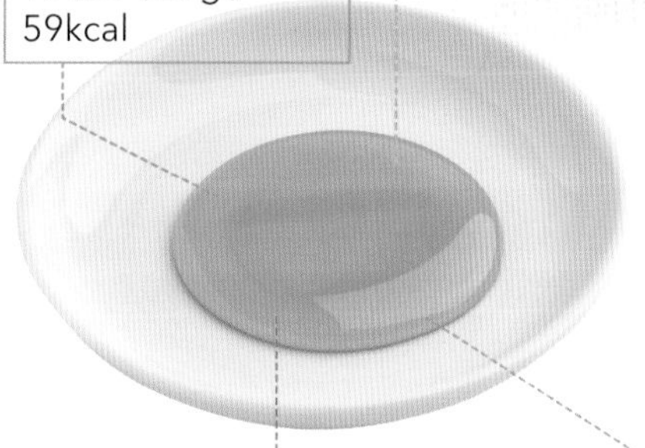

怎麼吃最好

一旦加熱就會流失養分，最好搭配優酪、水果或麵包等。

保存方法

密封後置於陰涼處保存。低溫下會結晶凝固，故不能放冰箱。

營養成分與功能

主要成分為果糖和葡萄糖，可以快速補充熱量，能有效消除疲勞。且葡萄糖氧化所製造的葡萄糖酸，可增加腸道裡的益菌，改善便秘或下痢。而具有美容功效的菸鹼酸或穩定情緒的鈣質，含量也很豐富。

主要的營養成分與含量（每100g）

碳水化合物 79.7g（男381g / 女288g）
維生素B2 0.01mg（男1.6mg / 女1.2mg）
菸鹼酸 0.1mg（男15mg / 女12mg）
鈣 1.0mg（男800mg / 女650mg）
鐵 1.0mg（男7.5mg / 女10.5mg）
＊括號內為成人一天應該攝取的建議量

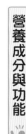

植物油

可溫潤身體，為熱量的來源。並能降低血中膽固醇。

盛產的月份

1 2 3 4 5 6 7 8 9 10 11 12

熱量

（調合油）
每100g 921kcal
1大匙（12g）111kcal

選購方法

先了解每種油品的特質，再按照用途或健康狀態選購適合的產品。

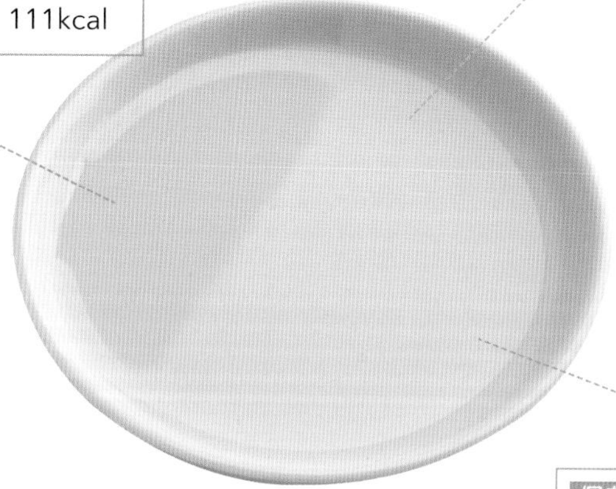

保存方法

開瓶後要確實蓋緊，置於陰涼處保存，避免陽光直射，並注意氧化。

營養成分與功能

植物油為以豆類、種籽或穀物等原料精製而成。市售的沙拉油大都是大豆油或菜籽油等，數種油品混和而成的調合油。

菜籽油或芝麻油富含亞油酸、橄欖油富含油酸等不飽和脂肪酸，適量攝取可減少壞的膽固醇，可預防動脈硬化或心血管疾病。

雖說植物油的礦物質含量稀少，但仍富含可清除活性氧保護黏膜組織的維生素E，或可維護骨骼健康的維生素K。

怎麼吃最好

黃綠色蔬菜裡含量豐富的β-胡蘿蔔素屬於脂溶性，加點油調理會比生食更能吸收。

● 主要的植物油與特徵

橄欖油

從橄欖榨取的油品。有75%的脂肪酸為油酸，不易氧化，可降低血中膽固醇。也富含抗氧化力良好的β-胡蘿蔔素。

芝麻油

從芝麻榨取的油品。熱炒後香氣更足，除了油酸或亞油酸，還含有芝麻特有的芝麻素或芝麻木酚素，可降膽固醇預防癌症。

米糠油

利用米糠製作的油品，味道清淡，不易氧化，也很耐熱；含可抑制人體吸收膽固醇的γ-穀維素，可改善動脈硬化。

菜籽油

利用菜籽製作的菜籽油，有60%的脂肪酸為油酸，含可強健骨骼的維生素K。

主要的營養成分與含量（調合油、每100g）

脂肪 100g（男74g / 女56g）
維生素E 12.8mg（男6.5mg / 女6.0mg）
維生素K 170μg（150μg）
＊括號內為成人一天應該攝取的建議量

味噌

可預防癌症或生活習慣病，為日本特有的發酵調味料。

盛產的月份

1 2 3 4 5 6 7 8 9 10 11 12

熱量

（淡色辛味噌）
每100g 192kcal
味噌湯1碗（12g）23kcal

選購方法

因米麴原料不同或熟成期間不一，味噌的種類十分多元。

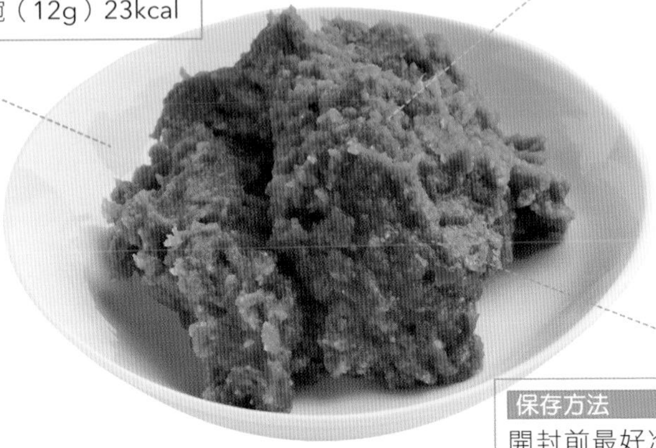

保存方法

開封前最好冷藏保存。開封後要放入密閉容器避免接觸空氣，再冷凍或冷藏保存。

● 味噌主要的種類與特徵

米味噌

用大豆和米麴製成。按大豆和米麴的比例可做出不同的風味。米麴多的是甘味噌（甜醬），大豆多的是辛味噌（鹹黃醬）。根據熟成時間，可分為白味噌（淺色黃醬）、淡色味噌和紅味噌（深色黃醬）。

豆味噌

用大豆和豆麴經過長期熟成製作的深褐色味噌。具有澀感，但甘甜味濃郁，可長期保存。

麥味噌

用大豆和麥麴製作的味噌。鹹度低，帶有小麥特有的氣味和甘甜味。

主要的營養成分與含量（淡色辛味噌、每100g）

葉酸 68μg（240μg）
生物素 11.9μg（50μg）
鈉 4,900mg（600mg）
鐵 4.0mg（男7.5mg／女10.5mg）
鉬 57μg（男30μg／女25μg）
＊括號內為成人一天應該攝取的建議量

營養成分與功能

味噌含有被譽為「田中肉」之製作原料大豆的營養素，與透過發酵・熟成後的許多有效成分。味噌內含的亞油酸或胰蛋白酶抑制劑成分，可以抗癌，對胃癌或乳癌的預防特別有效。而皂素或卵磷脂可降血中膽固醇或血壓。熟成過程中產生的褐色色素類黑精素，可抑制血糖值上升，改善糖尿病。其他還有抗老化、健腦、美白等效果。

怎麼吃最好

若擔心太鹹，可加入足夠的蔬菜稀釋味噌湯，以減少鹽分的攝取量。

綠茶

兒茶素為其澀味來源，可防癌。富含可防感冒或養顏美容的維生素。

盛產的月份

1	2	3	4	5	6	7	8	9	10	11	12
			◀	━	▶						

熱量

（煎茶茶湯）
每100g 2kcal
茶湯1碗（120g）2kcal

選購方法

以色澤鮮艷有光澤，充分乾燥且氣味佳的為首選。

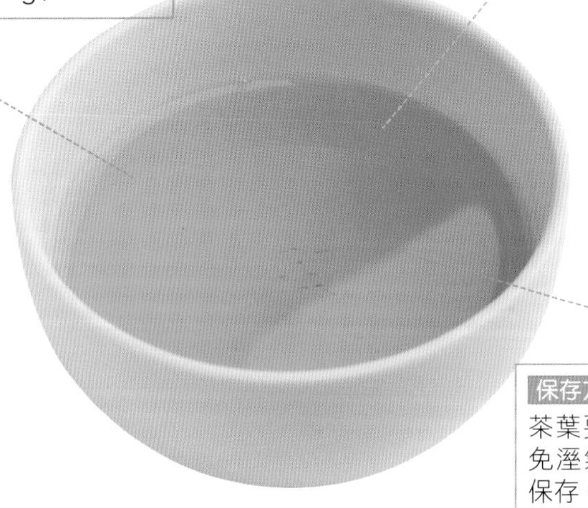

保存方法

茶葉要放入密閉容器避免溼氣，再置於陰涼處保存。

營養成分與功能

茶葉經過蒸青，抑制氧化酵素的作用後再加以乾燥，即可製成不發酵的綠茶。

其澀味來源兒茶素具有良好的抗氧化力，可增強免疫力，達到防癌效果。因兒茶素要經由光合作用才能生成，故綠茶中，比起玉露或番茶，經過日光浴的煎茶含量更多。兒茶素還能抑制血壓、膽固醇或血糖值上升，減少脂肪的攝取。而且富含β-胡蘿蔔素或維生素C，可預防感冒或養顏美容。

怎麼吃最好

茶葉裹上麵衣炸成天婦羅，或利用抹茶粉製作甜點，都能有效攝取茶葉泡不出來的鈣質或膳食纖維。

● 茶葉的種類與特徵

紅茶

將茶葉及嫩芽陰乾、揉捻、發酵、乾燥後即成。紅茶具有澀味成分，其褐色色素成分茶黃素可抗菌，預防癌症。也有利尿、消除疲勞、集中專注力的效果。

烏龍茶

將茶葉放入鍋裡，中途停止發酵即為半發酵的烏龍茶。其特有的多酚化合物可抑制脂肪的吸收，並促進脂肪的分解，故能預防肥胖。而其香氣更具有放鬆的效果。

主要的營養成分與含量（煎茶茶湯、每100g）

維生素B_2 0.05mg（男1.6mg / 女1.2mg）
葉酸 16μg（240μg）
維生素C 6mg（男7.5mg / 女10.5mg）
鉀 27mg（男3,000mg / 女2,600mg）
錳 0.31mg（男4.0mg / 女3.5mg）
＊括號內為成人一天應該攝取的建議量

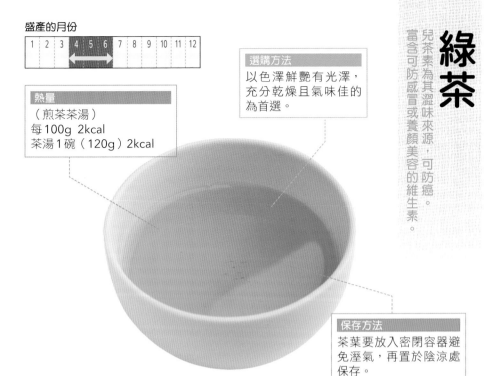

可可

可改善便秘或胃潰瘍的健康飲品。
也有放鬆身心的效果。

盛產的月份

1 2 3 4 5 6 7 8 9 10 11 12（全年）

選購方法

想要喝的健康，以純可可粉（可可脂含量超過23％、水分在7％以下）為首選。

熱量

（純可可粉）
每100g 27kcal
1小匙（5g）
14kcal

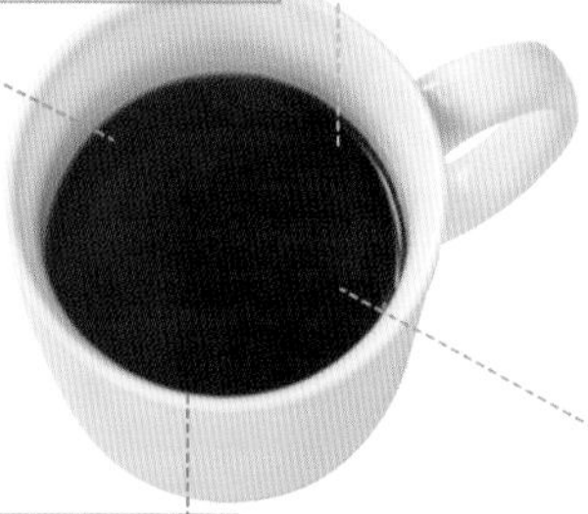

怎麼吃最好

若在早餐喝可可，不用介意熱量，還能改善便秘喔！

保存方法

要放入密閉容器避免溼氣，再置於陰涼處或冰箱保存。

營養成分與功能

可可的多酚化合物具有良好的抗氧化作用，可防癌抗老。可可豆裡的可可鹼，可促進血液循環，放鬆身心。其他還有膳食纖維裡的木質素，能改善便秘。脂肪則具有消滅幽門桿菌的效果，可預防胃潰瘍。

主要的營養成分與含量（純可可粉 每100g）

脂肪 21.6g（男74g／女56g）
鈣 140mg（男800mg／女650mg）
鎂 440mg（男370mg／女290mg）
鐵 14.0mg（男7.5mg／女10.5mg）
膳食纖維 23.9g（男20g／女18g）
＊括號內為成人一天應該攝取的建議量

紅葡萄酒

多種多酚化合物可防血栓，
讓身體常保年輕。

盛產的月份

1 2 3 4 5 6 7 8 9 10 11 12（全年）

選購方法

越是氣味濃郁、酒體（body）豐厚的厚重紅酒（Full-bodied），具有澀味等的多酚化合物含量越多。

熱量

每100g（99.8ml）
73kcal
2高腳杯（200g）
146kcal

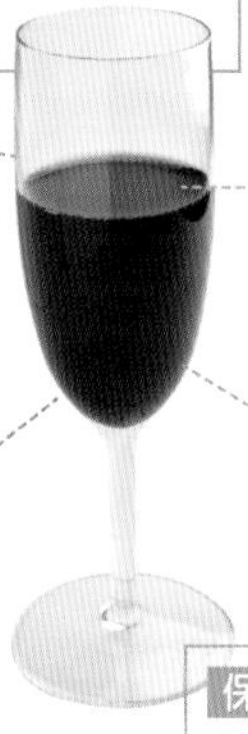

怎麼吃最好

因多酚化合物很耐熱，以紅酒入菜即可攝取。

保存方法

葡萄酒可放在地下室等陰涼處收藏。若要馬上喝，也可放冰箱冷藏。

營養成分與功能

將葡萄經過發酵、熟成製成的紅葡萄酒，含有果皮或種子裡的花青素或單寧酸、類黃酮、白藜蘆醇等多種多酚化合物。這些成分具有良好的抗氧化作用，可防血栓或動脈硬化、抗老，還能消除眼部疲勞，養顏美容。

主要的營養成分與含量（每100g）

鉀 110mg（男3,000mg／女2,600mg）
鐵 0.4mg（男7.5mg／女10.5mg）
錳 0.15mg（男4.0mg／女3.5mg）
＊括號內為成人一天應該攝取的建議量

PART 6

疾病與營養

本章節將介紹，飲食生活或運動習慣等與生活習慣有關的疾病，包含主要的症狀及原因、幫助改善症狀的營養策略、應該攝取或減少攝取的營養素、值得推薦的營養品或食譜等。

不同症狀的營養策略圖表

形成原因	症狀
晚餐吃太多，酒喝太多。甜點類等點心吃太多。	肥胖 BMI超過25
平常吃太多，甜點或果汁類等點心也吃太多。	血糖值偏高 空腹時的血糖值126mg/dL以上
肥胖。晚餐吃太多，甜點、果汁類或水果也吃太多。酒也喝太多。	中性脂肪值偏高 150mg/dL以上
女性因為停經，男性因為肥胖。	LDL值偏高 140mg/dL以上
肥胖。酒喝太多。晚餐也吃太多。	脂肪肝 AST、ALT31以上 γ-GTP51以上
肥胖。鹽分攝取過量。蔬菜量不足、喝酒、抽菸。	血壓偏高 收縮壓140mmHg以上 舒張壓85mmHg以上
腎功能不全。肥胖。酒喝太多。嘌呤攝取過量。水果吃太多。	尿酸值偏高 7.1mg/dL以上
感染症。免疫力異常。高血壓、糖尿病、抽菸。	腎功能不全 肌酸酐男性為1.01以上、女性為0.71以上 eGFR59.9以下
生理期出血。以素食或碳水化合物為主的飲食習慣。過度減肥。	貧血 紅血球數男性在399萬以下、女性在359萬以下；血紅素男性在13.0以下、女性在12.0以下；血細胞比容男性在38.4以下、女性在35.4以下
以碳水化合物為主的飲食習慣。不規律或失調的飲食生活。蛋白質攝取不足。	身體容易疲憊
運動量不足。過度減肥。	畏寒
運動量不足。壓力。膳食纖維攝取不足。水喝不夠。不吃早餐。	便秘、下痢
吃太少。運動量不足。太瘦。蛋白質攝取不足。	肌少症

與糖尿病或感染症有關　與碳水化合物為主的飲食習慣有關　與運動量不足有關

依照各種症狀，用圖表的方式表示其主要的形成原因與營養方面的建議。圖表裡的紅色族群跟肥胖有關、藍色跟糖尿病等疾病有關、紫色跟失調的飲食生活有關，而綠色則是跟運動量不足有關係。

營養策略

P196	要吃早餐，晚餐減量。飲酒量減半。點心減量，並記錄每日飲食。
P198	均衡攝取主食、主菜和配菜。多吃橄欖油或魚油。禁食點心或果汁類。
P202	主要形成原因的甜點或酒類份量要減到一半以下。
P200	肉類減量，增加大豆、魚、蔬菜或橄欖油的攝取量。
P210	最好減到十八歲時體重加10%的體重。晚餐全部都要減量。
P204	先減肥與減鹽。減少肉類攝取，多吃油脂多的魚，大量攝取深綠色的蔬菜。
P208	酒量減到一半以下。一天要喝兩公升以上的水。
P212	限制蛋白質與鹽分攝取。魚、肉、蛋、大豆等要減半，禁食乳製品。
P214	若是缺鐵性貧血，要吃富含鐵質的瘦肉或青背魚、羊栖菜。 若因生理期導致缺鐵，每天一定要吃瘦肉或青背魚。
P224	均衡攝取主食、主菜和配菜。多攝取維生素B群。
P226	每餐要攝取動物性蛋白質。三餐都要吃。多補充鐵質。
P232	增加蔬菜量或少量多餐。適度攝取油脂。
P234	每餐要攝取肉、魚等動物性蛋白質。多利用高蛋白、高熱量的營養補給品。

與肥胖有關

從檢查數據可知的症狀與疾病

檢查項目	單位	標準值	輕度異常～異常值	疑似症狀與該頁說明
BMI（身體質量指數）	kg/㎡	18.5～24.9	25.0以上	肥胖→P196
腹圍	cm	男性　84.9以下	85.0以上	
		女性　89.9以下	90.0以上	
血壓	mmHg	收縮壓 129以下	140以上	血壓偏高→P204 動脈硬化→P206
		舒張壓 84以下	85以上	
血清總蛋白	g/dL	6.5～8.0	6.4以下	食慾不振→P222 肌少症→P234
白蛋白	g/dL	4.0以上	3.9以下	癌症→P220 食慾不振→P222 身體容易疲憊→P224
肌酸酐	mg/dL	男性　1.00以下	1.01以上	腎功能不全→P212
		女性　0.70以下	0.71以上	
eGFR（腎絲球過濾率）	mL/min/1.73㎡	60.0以上	59.9以下	
尿酸	mg/dL	2.1～7.0	7.1以上	尿酸值偏高→P208
總膽固醇	mg/dL	140～199	200以上	LDL值偏高→P200
LDL膽固醇	mg/dL	60～139	140以上	
HDL膽固醇	mg/dL	40～119	39以下	
中性脂肪（三酸甘油脂）	mg/dL	30～149	150以上	中性脂肪值偏高→P202

用圖表來表示，透過健康檢查的代表性檢查項目與其異常數值，所顯示的疑似症狀。根據健康檢查的結果，確認每一種檢查項目的數值是否在標準值以內？有問題的話，再參閱該頁的說明。

檢查項目	單位	標準值	輕度異常～異常值	疑似症狀與該頁說明
AST（GOT）	U/L	30以下	31以上	脂肪肝 →P210
ALT（GPT）	U/L	30以下	31以上	
γ-GT （γ-GTP）	U/L	50以下	51以上	
空腹時血糖值 （FPG）	mg/dL	FPG：99以下 且HbA1c：5.5以下	①FPG：110～125 ②HbA1c：6.0～6.4 ③FPG：126以上 且HbA1c：6.4以下 ④FPG：125以下 且HbA1c：6.5以上 符合①～④任一選項	血糖值偏高 →P198
HbA1c	%			
紅血球數	個/μL	男性 400萬～539萬	399萬以下	貧血 →P214
		女性 360萬～489萬	359萬以下	
血紅素 （血色素量）	g/dL	男性 13.1～16.6	13.0以下	
		女性 12.1～14.6	12.0以下	
血細胞比容	%	男性 38.5～48.9	38.4以下	
		女性 35.5～43.9	35.4以下	
血小板數	個/μL	13萬～34萬9,000	35萬以上	
白血球數	個/μL	3,200～8,500	3,100以下	免疫力下降 →P218
骨質密度	%	80以上	未滿80	骨質疏鬆症 →P216

（圖表的數值根據日本人間Dock學會健診項目的評鑑標準）

肥胖

若目前的體重比十八歲時增加10％以上就得小心了！
這些人幾乎都是小腹堆滿脂肪的內臟脂肪型肥胖。

晚餐吃太多和酒喝太多、甜點吃太多都會導致肥胖。

所謂的肥胖即，體脂肪過度囤積的狀態。肥胖可分為皮下脂肪型肥胖與內臟脂肪型肥胖；比較嚴重的是，腹腔內臟積滿脂肪的內臟脂肪型肥胖。它跟糖尿病、高血壓或脂質異常症等生活習慣病關係密切，也會增加心肌梗塞或腦梗塞的風險。

一般都用BMI（身體質量指數）評估身體肥胖的程度。其標準數值為22，超過25的話即可判定為肥胖（詳見36頁）。數值若超過30的話，應以減肥為優先課題。

導致肥胖的原因大多跟晚餐吃太多與酒喝太多有關。再者，甜點等點心吃太多，也是造成肥胖的因素。

像晚餐攝取的糖分，若沒有轉為熱量消耗的話，多餘的糖分會在體內形成脂肪。比起白天，晚上的脂肪組織更容易合成脂肪。

● 內臟脂肪型肥胖

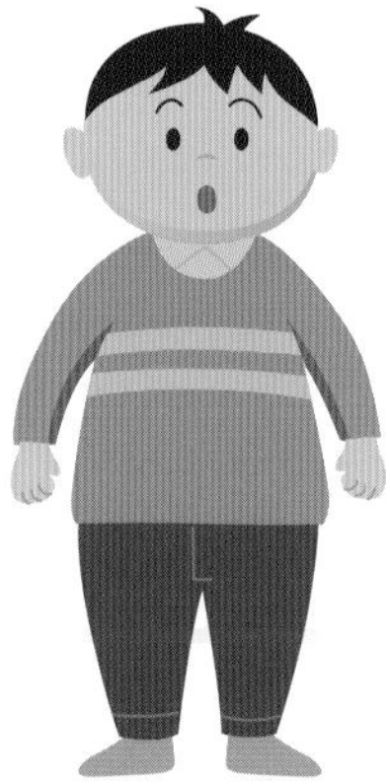

column

減肥的秘訣為何？

∨不運動鐵定會復胖

想減肥一定得運動。走路有助於減肥，最好一天走一萬步。萬一做不到，也要比目前多走兩千步。

∨最重要的是怎麼攝取油分和蔬菜

飲食的攝取重點是，要均衡攝取主食、主菜和配菜。先吃有油分的蔬菜，米飯最後再吃。

尤其建議要吃大量（約兩個拳頭的量）淋上沾醬等油分的蔬菜沙拉，讓油分提供飽足感。這時攝取的熱量會增加，但可從主食調整分量，優先增加飽足感。

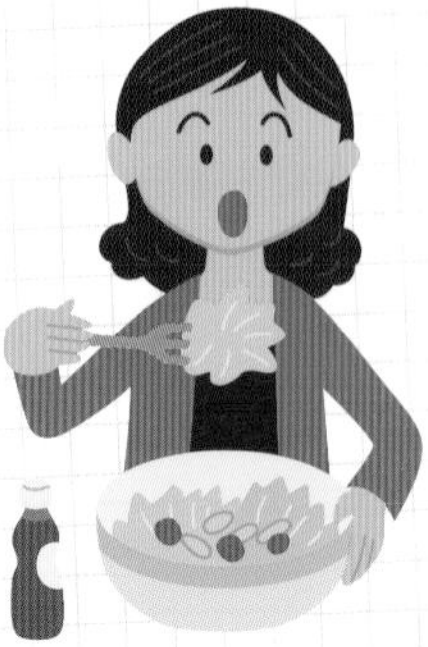

目標

要減重 讓BMI低於25

BMI超過25即可判定為肥胖，故首要目標是減重，讓BMI落在22～24.9之間。

跟年輕時相比體重大幅增加者，要以減到十八歲時的體重的120％為目標。

十八歲就有肥胖問題的人，首先以減到十八歲的體重為目標。例如十八歲時為八十公斤，現在是一百二十公斤的話，先減到八十公斤，再讓BMI低於25。

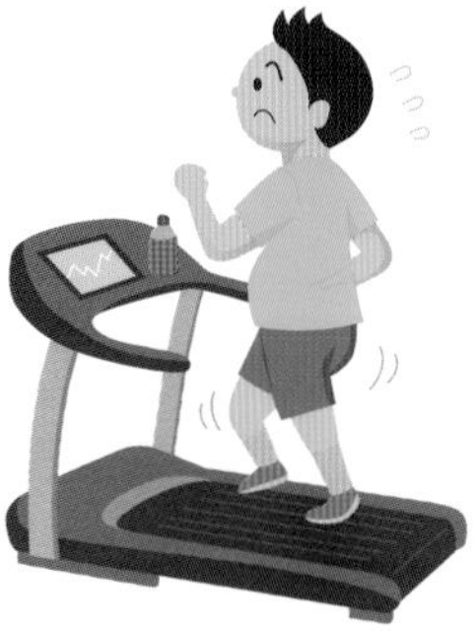

Q&A

怎麼吃比較好？

目標 晚餐攝取的熱量最容易被吸收，所以，晚餐不要吃太多，也不要太晚吃。避免吃炸物，主食減半更有效。

小撇步 萬一很晚才吃晚餐，先吃菜，白飯減半並留到最後吃。如此即使吃不多，也很有飽足感。

甜點或飲料

目標 若之前習慣吃甜點或喝飲料，請完全禁止；尤其是晚餐後。

小撇步 紀錄一天所吃的食物，觀察這些記錄再減少分量。並參考食品熱量表，以低GI、低脂、高纖，可提供飽足感的食物為優先。

想喝酒的話

目標 若為飲酒導致肥胖，酒量最好減半，或是一周選擇幾天不要喝酒。

小撇步 若很難減半，就更要避免喝酒，例如參加喜宴時喝，回家則不可再喝了。

參加喜宴或聚餐時

目標 若喜宴或聚餐活動很多，請減少參加次數。此外用餐配酒很容易吃太多，食量應減半。

小撇步 點兩人份的沙拉等蔬食料理，先將肚子填飽。若無法這樣做，儘量挑選蔬食料理先吃，最後才吃幾口飯。

血糖值偏高

持續處於高血糖狀態，會增加糖尿病風險。要注意碳水化合物的攝取。

血糖若難以降低 恐併發糖尿病等症狀

用餐後血糖值會上升，一旦分泌胰島素，血糖值就會下降。當出現糖尿病，胰島素會分泌不足或難以發揮作用，讓身體持續處於高血糖狀態。若長期處於高血糖狀態，微血管會受損，在腎臟或視網膜等引起併發症。若空腹時血糖值超過126 mg/dL，或者是隨時檢查的血糖值超過200 mg/dL的話，就疑似為糖尿病（如下表）。糖尿病患幾乎沒有自覺症狀，當症狀出現時，往往已經發病。

而血糖值偏高，常跟吃太多，尤其是甜點或飲料等點心過量有關。

● 糖尿病的診斷基準

· 空腹時血糖值 126 mg/dL以上
· 隨時檢查的血糖值 200 mg/dL以上
· 75g葡萄糖負荷試驗（GCT、2小時數值） 200 mg/dL以上
＊符合上述任一選項者即為糖尿病

＋

血紅素A1c值（HbA1c）6.5%以上

＋

糖尿病的典型症狀（喝多、吃多、尿多、體重減輕）、或者是確實出現糖尿病視網膜病變

→ 糖尿病

高血糖與HbA1c或者是加上糖尿病的症狀，即可診斷為糖尿病。
（根據日本糖尿病學會糖尿病診療指南2014-2015）

column

何謂飯後血糖值？

>注意用餐後的血糖值

用餐後血糖值會上升，但健康者大約兩小時，血糖值就會降到140 mg/dL以下。

但若血糖值無法控制，持續超過140 mg/dL，這種狀態稱為「飯後高血糖」，會增加其他併發症的風險。

再者，如果是初期糖尿病，即使空腹時血糖值正常，也會出現飯後高血糖狀態。

>飯後血糖值不會上升的「披薩效應」

將脂肪或蛋白質與碳水化合物同時攝取，會讓血糖緩慢上升。例如披薩，因它是麵粉（碳水化合物）、橄欖油（脂肪）和乳酪（蛋白質）的組合，吃完後五至七小時血糖才會上升。因剛吃飽血糖值不會上升，血紅素A1c值就會降低。

目標

限制碳水化合物、沙拉淋上橄欖油

這些營養策略對於第二型糖尿病特別有效。即使血糖值偏高，但BMI值低於22的人，不需要限制熱量的攝取，只要碳水化合物比現在少吃一些即可。

但如果體型肥胖（BMI值超過25），也得限制碳水化合物的攝取量。記得均衡攝取主食、主菜和配菜，重要的是，要確實吃到橄欖油或魚油，避免血糖值快速上升。像先吃淋上橄欖油的蔬菜沙拉，飯後的血糖值就不易上升。

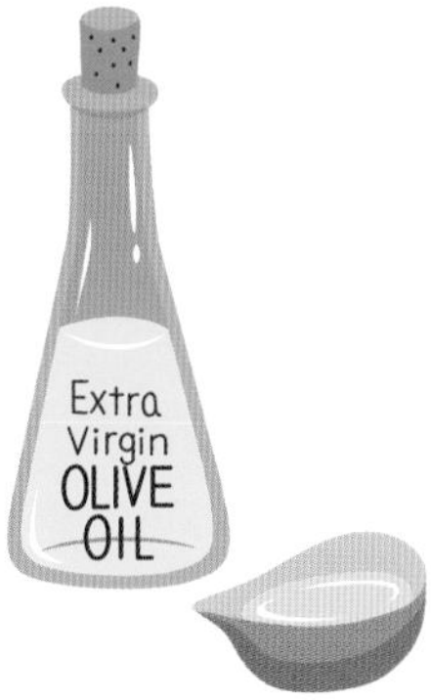

Q&A

碳水化合物要怎麼吃？

目標 碳水化合物的攝取量要嚴密控制，所以注意主食、主菜和配菜。一餐的飯量，女性約八十至一百公克，男性則在一百至一百五十公克。

小撇步 一定要注意飲食均衡。比起飯糰和冷蕎麥麵，三明治與天婦羅麵更不容易讓血糖值上升。

甜點要怎麼吃？

目標 空腹時一旦吃甜點，糖分會立即被吸收，造成血糖值上升，故請不要吃甜點。

小撇步 晚餐前，一天一次，可以吃微量碳水化合物含量少的點心，如花生、杏仁果或無糖巧克力。最近有些商品會標榜少糖，請參考成分標示選購。

想喝酒時

目標 光是酒精不會讓血糖值上升，但若是加了碳水化合物的啤酒、日本清酒或雞尾酒等，會讓血糖值上升，請戒掉或改喝威士忌、燒酎等蒸餾酒。

小撇步 無論如何一定得喝啤酒或日本清酒等含碳水化合物酒類者，可以烤雞肉串等碳水化合物含量少的食物當小菜。

何時吃晚餐比較好？

目標 可以外食，但不要過晚吃晚餐（18～19時）；至少就寢前三小時要用完餐。

小撇步 若難以達成，請先吃點含有油脂、碳水化合物或蛋白質，不到200kcal的低糖甜點或湯品、三明治等輕食，回家後再簡單吃點魚、豆腐或蔬菜。

LDL值偏高

血中膽固醇值偏高，
會導致動脈硬化。
也會增加生活習慣病的風險。

症狀與原因

已出現生活習慣病的人要注意LDL膽固醇值

需注意的是LDL膽固醇值（壞的膽固醇），超過140mg/dL即為高LDL膽固醇血症。而若HDL膽固醇值（好的膽固醇）低於39mg/dL，即為低HDL膽固醇血症。

當LDL膽固醇值偏高，膽固醇易囤積於血管內側，影響血流，增加缺血性心血管疾病或腦梗塞等攸關性命之疾病的風險。尤其是有高血壓、糖尿病或心臟病的人要格外小心。

女性膽固醇值會異常，幾乎都跟停經有關。飲食方面可能有晚餐過量、大豆或蔬菜攝取不足、甜點或乳製品過量等問題。男性大多跟肥胖有關，首先應該減少食量。

脂質異常症的診斷基準（空腹時抽血）

高LDL膽固醇血症	140mg/dL以上
臨界高LDL膽固醇血症	120～139mg/dL
低HDL膽固醇血症	39mg/dL以下
高三酸甘油脂血症	150mg/dL以上

（根據日本動脈硬化學會《動脈硬化性疾病預防指南2014年版》）

column

讓LDL值下降的飲食

∨均衡的飲食＝五彩繽紛的飲食

「飲食均衡」對健康很重要，但做起來有困難也是事實。所以，這裡用「五彩繽紛的飲食」來取代。只要採取五彩繽紛的飲食，自然能攝取豐富的蔬菜。肉一減量，搭配深色多元的蔬菜，就能擁有均衡的飲食習慣。

∨富含膳食纖維的海藻類也很有效

海藻類的黏液成分或膳食纖維裡的褐藻糖膠，都能降低血中膽固醇值。所以，可在蔬菜沙拉加入海藻，或多吃羊栖菜等食物。

羊栖菜

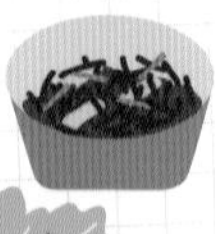

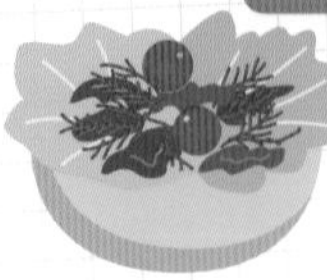

海帶芽沙拉

營養策略

目標

早餐一定要吃 晚餐儘量減量

儘可能減少飲食裡的膽固醇攝取量。

記得多吃五彩繽紛的蔬菜。蔬菜一天要吃四到五種，總計約四百至五百公克。有困難的話，至少要有約三百五十公克，並多攝取橄欖油。

還有晚餐不要過量，多吃蔬菜、海藻類或大豆製品。體型肥胖者，晚餐要減量。

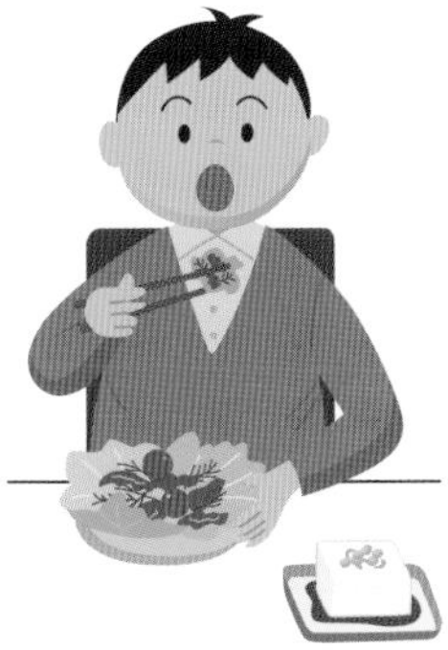

Q&A

怎麼吃比較好？

目標 若晚餐過量要減量，早餐要增量。大豆雖有效，但一天吃一包納豆和半塊嫩豆腐就好。橄欖油一天可吃二至三次。

小撇步 若午餐因外食而難以攝取大豆製品，晚餐要以大豆製品為主。儘量在料理中加入橄欖油。

肉類或蛋類怎麼吃比較好？

目標 肉或蛋是否會增加膽固醇仍有爭議；但最好一周吃三顆蛋，一周吃三次少肥油的肉類。

小撇步 平常攝取較多肉或蛋的人，現在要減半。若無法改變習慣，因為晚餐容易製造膽固醇，故儘量在早餐或午餐吃。

推薦的營養品

青汁

取自蟹殼的非水溶性膳食纖維甲殼素，可吸附並排除膽固醇製造的膽汁酸。這類型的青汁，在每一袋大麥若葉含有二百九十四毫克的甲殼素，效果良好。

建議吃那些蛋白質？

目標 青背魚的魚油富含EPA或DHA，可降LDL膽固醇值。用青背魚取代肉或蛋，一周可吃五次。

小撇步 若無法每天吃青背魚，可用大豆或豆腐取代肉類當作主食；或者是用豆漿取代牛奶試試看。

中性脂肪值偏高

跟年輕時相比體重增加者、常喝酒或無法抗拒甜食者，尤其要小心。

肥胖、晚餐過量、酒喝太多都是血中中性脂肪增加的原因

血液裡正常的中性脂肪值不會超過150mg/dL，若超過這個數值即可稱為高三酸甘油脂（中性脂肪）血症。

高三酸甘油脂血症跟高LDL血症一樣，若不經血液檢查，看不出明顯的症狀。可是，只要數值一上升就有動脈硬化的風險。

而中性脂肪會出現異常值的原因，以肥胖最常見。其次是晚餐過量、酒喝太多或甜點、水果等含糖食品吃太多。

晚餐過量的話，未被消耗的熱量大多被轉為中性脂肪加以囤積。

而酒喝太多的話，會在肝臟合成中性脂肪，導致血液裡的數值上升。酒精被分解為乙醛，再分解為醋酸。

而醋酸通常會合成中性脂肪的成分——脂肪酸。脂肪酸可於肝臟被分解作為熱量來源，但忙著分解酒精的肝臟，會把無法分解脂肪酸囤積起來。所以，酒喝太多，中性脂肪值就會增加。

所以，要多多攝取魚油裡的EPA或DHA等不飽和脂肪酸，有效降低中性脂肪值。

平常吃米飯等碳水化合物時，可增加五穀雜糧等膳食纖維的比例。而綠茶苦味或澀味的來源——多酚化合物單寧酸，具有良好的抗氧化作用，可促進脂肪燃燒。

● 不會讓中性脂肪值上升的食物

- 富含不飽和脂肪酸的青背魚
- 具有抗氧化作用黃綠色蔬菜
- 含單寧酸的綠茶
- 富含膳食纖維的五穀雜糧

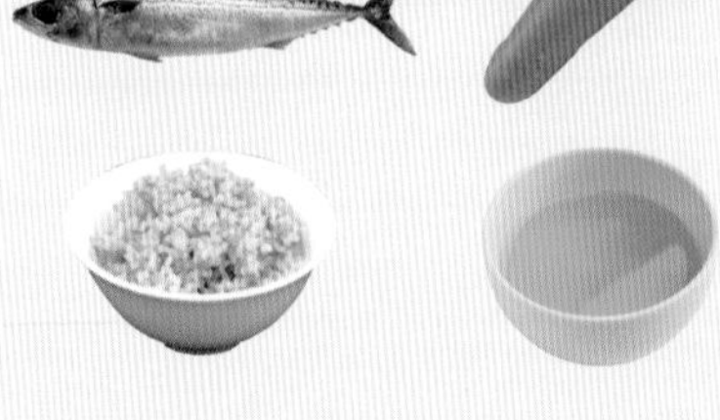

目標

先減量
暫時不要喝酒

體型肥胖者，當然要先減少攝取量（詳見196頁）。若晚餐過量，蔬菜以外的食材都要減量。

若酒喝太多，要減少喝的量。若不確定自己是否喝太多，健診前二周可禁酒，若數值有下降，表示酒喝太多，最好節制一下。

● 健診前二周就要減少喝酒的量

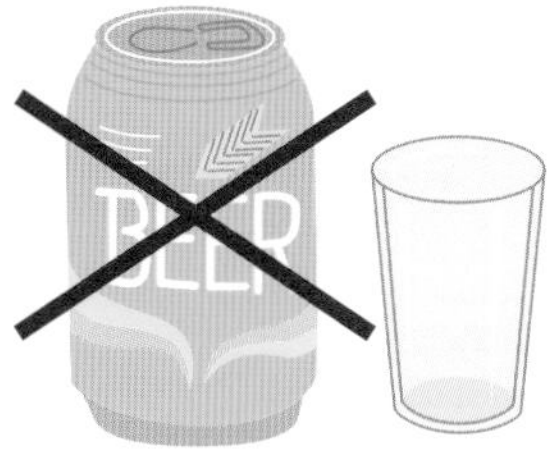

Q&A

要減掉多少體重比較好？

目標 減到BMI值低於25。跟十八歲時相比體重大幅增加者，最好減到當時體重的110%。也可以加入運動療法，而且飯後運動的效果比空腹好。

小撇步 跟十八歲時相比體重大幅增加者，先試著減四至五公斤看看。

晚餐過量怎麼辦？

目標 蔬菜以外的料理總量都要減少。如果有吃宵夜的習慣，請戒除。

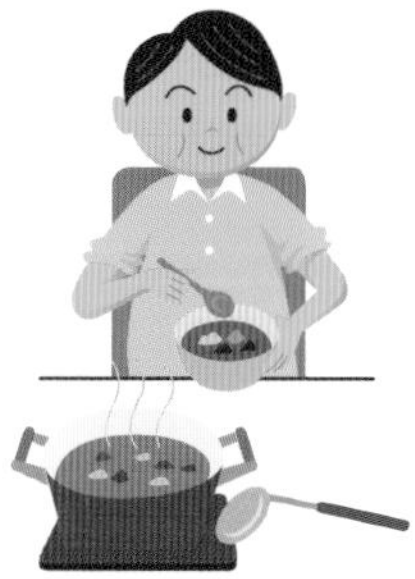

碳水化合物攝取過量怎麼辦？

目標 碳水化合物會導致中性脂肪值上升，大多是因為吃了太多甜點、果汁或水果，請先禁食這類食物。

小撇步 除了飯以外，很多食物也含碳水化合物。之前愛吃的甜點、果汁或水果，請先減少一半的分量。

推薦的營養品

烏龍茶

烏龍茶含有多種多酚化合物，可抑制脂肪吸收，避免形成體脂肪。加上烏龍茶比較沒那麼苦澀，很適合當作用餐時的飲品。

血壓偏高

幾乎沒有自覺症狀
而被稱為「沉默殺手」，減量是第一步。

肥胖是高血壓的首要成因
血壓上升的話要減掉4kg

血壓就是血液作用於血管壁的壓力，當收縮壓為140mmHg以上，或者是舒張壓為90mmHg以上即可診斷為「高血壓」。

身體若長期處於高血壓的狀態，血管會鬆脆導致動脈硬化。更嚴重的話，恐會引發腦出血、腦梗塞、狹心症、心肌梗塞或腎功能不全等攸關性命的疾病。

高血壓雖會伴隨出現頭痛、暈眩、耳鳴等症狀，但幾乎沒有自覺症狀者也不少。

高血壓的成因有肥胖、蔬菜攝取不足、鹽分攝取過量、運動量不足、有抽菸喝酒習慣或遺傳因素等等。

其中最重要的成因是肥胖。所以，體型肥胖者要先減掉四公斤。想節食的話，可試試DASH飲食。

● 血壓的分類

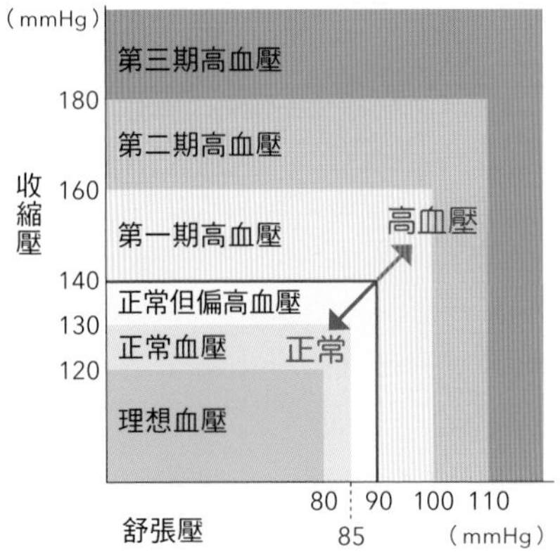

＊根據日本高血壓學會「高血壓治療指南2014」所製作

column

可降血壓的飲食為何？

> 利用有益健康的食品改善高血壓

DASH飲食（得舒飲食）就是Dietary Approaches to Stop Hypertension（預防高血壓飲食）。根據美國的調查與研究，確認它有改善高血壓的效果。

DASH飲食的特徵是，不受限於特定的營養素或其比例，多吃有益健康的食品，減少會損害健康的食品。

具體來說，就是多攝取可抑制血壓上升的鉀、鈣、鎂、膳食纖維，從魚、雞肉或豆類適度攝取蛋白質，並減少飽和脂肪酸和膽固醇的攝取量。也就是多吃蔬果、低脂乳製品、油脂多的魚、大豆製品、海藻類、堅果類，並減少攝取油脂多的肉類、肝臟或全脂鮮奶等食品。

● DASH飲食
（香煎鮭魚、蔬菜沙拉、番茄湯）

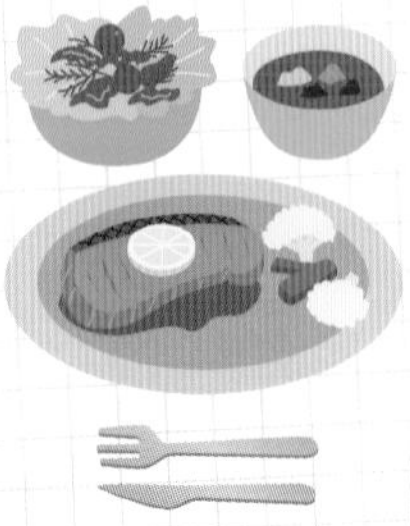

目標

多吃魚或蔬菜，利用DASH飲食法改善血壓

DASH飲食就是一天要吃四百五十至五百公克，或者是滿六小碗的蔬菜，並多吃油脂多的魚，少吃肉。

● **調整生活習慣以降血壓**

從圖表可知，DASH飲食的降血壓效果最優。

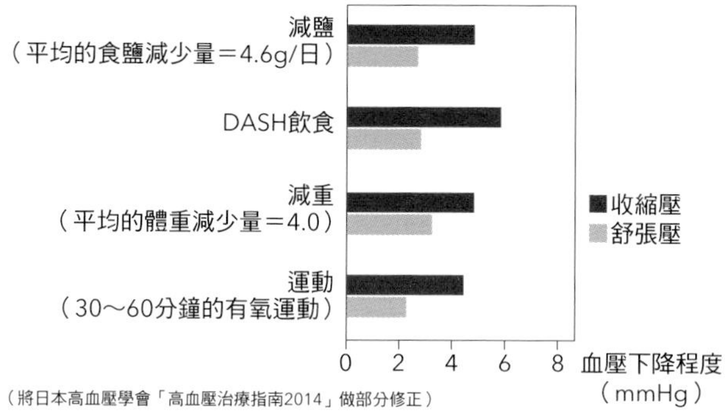

（將日本高血壓學會「高血壓治療指南2014」做部分修正）

Q&A

肉比魚吃得多時

目標 脂肪少的瘦肉，1周可吃3～4次。油脂多的魚可以每天吃。

小撇步 沙丁魚和秋刀魚等油脂多的青背魚可降血壓，儘量多吃；肉類則少吃。

鹽分吃太多時

目標 鹽分的攝取量一天不要超過六公克。醃漬物、魚乾或紅燒菜等較鹹的食物最好別吃。一碗麵可能也有六公克鹽，請減到一周一次，或不要喝湯。湯類一天一次，半碗就好。

小撇步 從目前常吃的食材中減少鹽分多的食品；在家裡吃可以比外食更清淡。

乳製品吃太少時

目標 採取DASH飲食就是要每天攝取低脂高鈣的乳製品（鮮奶、優酪等）。

小撇步 喝約一百毫升強調高鈣的乳製品。

怎麼喝酒比較好？

目標 一瓶啤酒，或一合（180 cc）日本酒。燒酎則不要超過一百毫升。

小撇步 自覺酒喝太多者，當然要減量。即使沒有這種自覺，若發現ALT（GPT）、γ-GTP、中性脂肪、尿酸值等任一數值太高，表示有可能酒喝太多了。

動脈硬化

據說這是一種老化現象。多吃可抗氧化的食物，讓血管維持年輕狀態。

動脈硬化會使血液循環不佳

動脈可將氧氣或營養素帶到血液裡，再送往全身各處。一旦動脈硬化，動脈壁變厚，失去彈性與柔軟度，動脈就無法充分發揮原有功能。

動脈硬化更嚴重者，血管內膜會積滿膽固醇或鈣，導致血管變窄血流不佳。動脈硬化本身沒有自覺症狀，若沒有及時發現，會增加腦梗塞、心肌梗塞、狹心症等缺血性心臟疾病的風險。

引發動脈硬化的原因有「三大危險因子」：脂質異常症、高血壓和抽菸。壓力或飲酒過量等也是原因。

為預防動脈硬化，平常應注意血壓值，避免血壓上升，並降低中性脂肪值或血中膽固醇值。

● 動脈硬化的血管

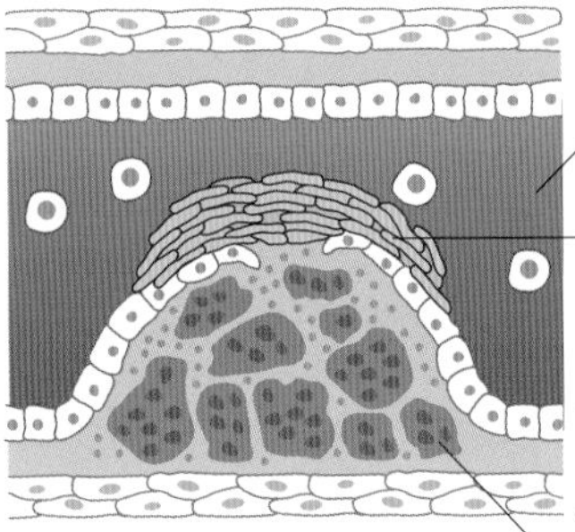

血管壁一旦受損，膽固醇等物質就會堆積氧化，再加上血小板聚集，就形成動脈硬化。

column

如何常保血管年輕健康？

∨利用植化素和EPA清血

植化素就是從植物性食品中的色素、氣味、澀汁等成分發現的化學物質。

植化素的抗氧化作用頗受矚目，可清除體內被認為會引起老化的活性氧，讓血流更順暢。兒茶素就是一種植化素，還有大豆裡的類黃酮等多酚化合物，南瓜裡的胡蘿蔔素等。目前發現的植化素多達一千五百種。記得多加攝取。

再者，沙丁魚等青背魚的脂肪富含EPA，可抑制血液裡的中性脂肪降血脂。因無法自行於體內合成，務必積極攝取。

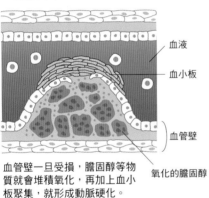

目標

多吃可抗氧化的蔬菜並戒菸

以改善脂質異常症（高膽固醇、高中性脂肪）與高血壓為目標，並戒菸。

平常少吃肉，多吃大豆和魚類以避免脂質異常，並多攝取膳食纖維、可抗氧化的黃綠色蔬菜和海藻類。可抗氧化的蔬菜如左表所示。

● **蔬菜的抗氧化活性表**

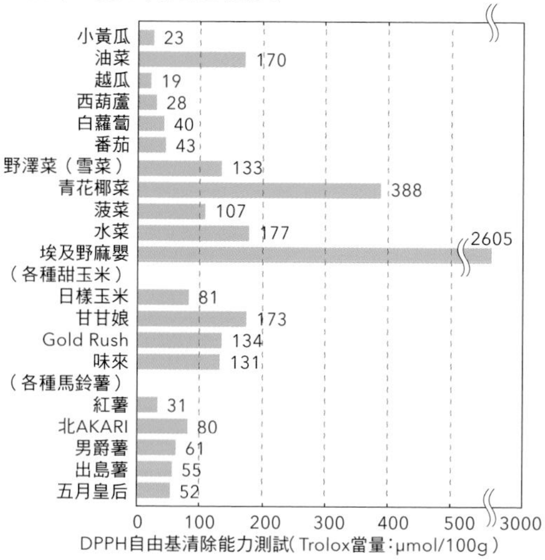

（根據山梨縣工業技術中心研究報告No.20（2006年））

Q&A

怎麼吃比較好？

目標 平常應做好血壓控管，可採取DASH（詳見204頁）飲食。若血糖值偏高，碳水化合物要從目前的三分之二減到一半，多吃蔬菜或海藻類。若是壞膽固醇或中性脂肪偏多，可增加魚類或黃綠色蔬菜的攝取量，肉類或油脂多的乳製品則要減少。

＊「血糖值偏高」（詳見198頁）、「LDL值偏高」（詳見200頁）、「中性脂肪值偏高」（詳見202頁）、「血壓偏高」（詳見204頁）

推薦的菜單

可有效預防動脈硬化的菜單

建議食用有抗氧化力的蔬菜並搭配可降膽固醇、中性脂肪和血壓的食材。

① 芝麻堅果蔬菜沙拉

有抗氧化力的蔬菜，搭配堅果、橄欖油，可抑制膽固醇、血壓和血糖上升。

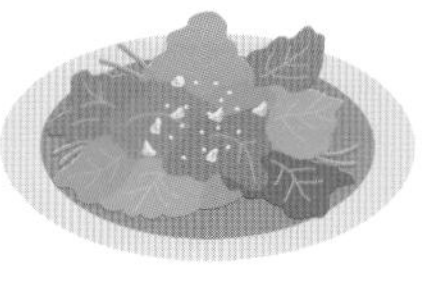

② 沙丁魚燒番茄

可降膽固醇、中性脂肪和血壓的EPA、DHA，搭配有抗氧化力的茄紅素。

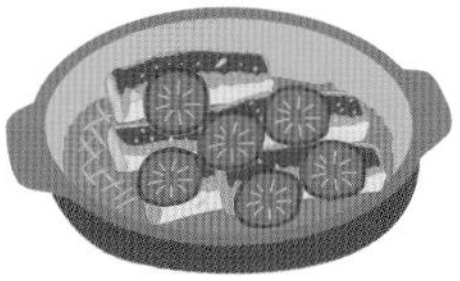

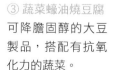

③ 蔬菜蠔油燒豆腐

可降膽固醇的大豆製品，搭配有抗氧化力的蔬菜。

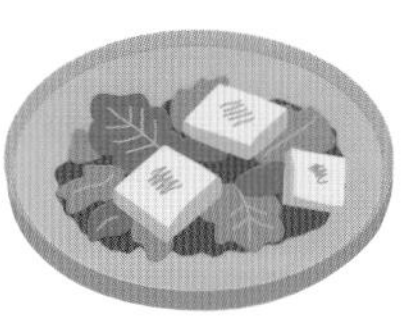

尿酸值偏高

若尿酸值偏高
記得少喝酒，多喝水。

腎功能障礙、肥胖或飲酒過量為其原因
尿酸堆積會引發關節疼痛

尿酸就是食物中的嘌呤代謝後的老舊廢物。一般來說，尿酸應該跟尿液一起排出體外，但若堆積在血液或體液中，就會形成「高尿酸血症」（尿酸值超過7.1mg/dL）。

若只有尿酸值偏高，患者並沒有自覺症狀，但若置之不理，關節會突然出現劇烈疼痛，這也就是痛風。

痛風好發於膝蓋以下，超過半數出現在拇趾根部。高尿酸血症若持續惡化，將引發腎臟疾病或動脈硬化。

雖說尿酸值偏高也可能跟遺傳有關，但腎功能障礙、排泄障礙、肥胖、飲酒過量、嘌呤攝取過量等生活習慣都是主因。魚乾、內臟、蝦蟹等都是高嘌呤食物，需限量攝取。

如果已經積極減肥，也不喝酒了，尿酸值卻一直降不下來，可能要留意目前正在服用的藥物。有些降血壓劑或阿斯匹靈會讓尿酸值上升，要特別小心。

尿酸值	如何因應
7.0mｇ/dL以下	數值正常。今後也要維持正常的生活習慣。
7.1～8.0mｇ/dL	黃卡。要改變生活習慣。
8.1～9.0mｇ/dL	找專科醫師檢查，改變生活習慣。
9.1mｇ/dL以上	紅卡。馬上去醫院找專科醫師治療。

● 尿酸值偏高的原因

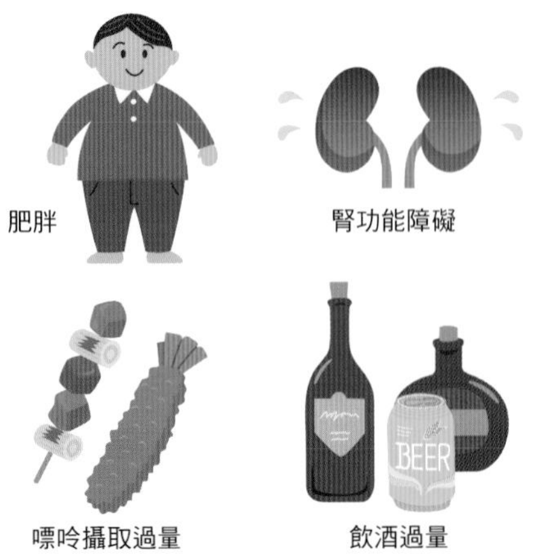

目標

先減重 再減少飲酒量

尿酸太高的肥胖者，首先要先減重，並限制食物裡的嘌呤攝取量。也不要飲酒過量，記得要多喝水。還有不要吃太多會妨礙酸排泄的水果，含糖飲料更是大忌。也不要攝取過多乳製品，避免過胖或膽固醇值上升。

嘌呤含量（每100g食品）	食品名稱
超級多（＞300mg）	雞肝、沙丁魚、菜乾、小魚乾、乾香菇
較多（200～300mg）	豬肝、牛肝、鰹魚、明蝦、一夜干
較少（50～100mg）	鰻魚、豬里肌、板腱牛肉、牛舌、羊肉、培根、菠菜、白花椰菜

Q&A

減肥後尿酸還是偏高

目標 一個月的減重目標是體重的3%，或者是一天減少五百大卡的熱量。例如體重七十公斤者，一個月約減二·一公斤即可。一下子減太多，會影響尿酸的排泄，反而讓尿酸值上升。

小撇步 可以減目前體重的5%。如體重七十公斤的話，約減三點五公斤，這種減肥法比較有彈性。想減肥一開始是關鍵，最好半年內減肥成功。

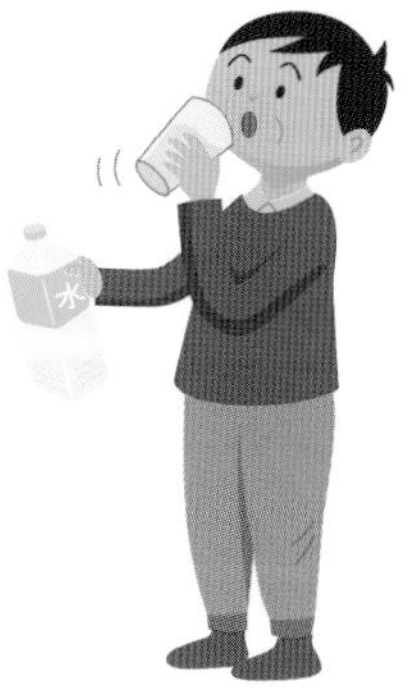

想喝酒的話怎麼辦？

目標 若尿酸值已經超過8 mg/dL，還是戒酒吧！若真的戒不掉，就要限制分量，啤酒一天五百毫升、日本酒一合、威士忌不要超過六十毫升。這跟嘌呤含量無關，而是酒精本身的代謝問題，所以，燒酎等蒸餾酒不要過量。痛風發作時，當然全部都不可以喝。

小撇步 可以喝不含嘌呤的啤酒或紅酒。根據長期飲酒的調查結果可知，即使是蒸餾酒喝多了還是會痛風，但紅酒比較不會。不過，喝完紅酒要補足水分以加速排泄。

水究竟要喝多少？

目標 每天喝超過兩公升。多喝水可以加速嘌呤的排泄。喝具利尿效果的茶飲也很好。

脂肪肝

若持續年輕時的飲食習慣，體重會增加形成代謝症候群。從限制食量改善脂肪肝。

吃太多、喝太多等生活習慣為其原因 中性脂肪囤積於肝臟所形成

肝臟被譽為「人體的化學工廠」，是個擁有很多重要功能的器官。如營養素的代謝、酒精等有害物質的分解與解毒、促進脂肪吸收的膽汁生成等等，據說光是確定的功能就多達五百種左右。

但肝臟也被稱為「沉默的器官」，不容易呈現症狀，所以，即使已經生病了，患者幾乎沒有任何自覺症狀。

一直到出現疲憊、倦怠感等症狀，大多表示病情已相當嚴重。

而脂肪肝就是中性脂肪囤積於肝細胞的狀態。據說喝酒、肥胖和糖尿病是其三大要因，若置之不理恐會引發肝硬化或肝癌等疾病。治療脂肪肝的方法依其原因而不同，但大多只要去除原因就能改善。

雖說喝酒是造成脂肪肝的一大原因，但如果沒喝酒還是有脂肪肝，稱為非酒精性脂肪肝疾病（NAFLD）。

非酒精性脂肪肝疾病又可分為，症狀不會持續發展的單純性脂肪肝，以及會變成肝硬化或肝癌等疾病的非酒精性脂肪性肝炎（NASH）。

治療脂肪肝首先以減重最有效，但急速減重會讓肝臟以外的脂肪聚集於肝臟，增加非酒精性脂肪性肝炎的風險。所以一個月的減重目標不要超過體重的3%，慢慢減重最好。

此外，晚餐不要過量、運動量不足者增加走路等有氧運動，都有助於減重。

● 生活習慣檢視表

- □每天喝酒
- □過胖（體重比18歲時增加10kg以上）
- □有吃宵夜的習慣
- □吃很急、吃很多、吃很久
- □偏食
- □愛吃偏甜、偏油、偏鹹的東西
- □鹽分吃太多
- □缺乏適度的運動
- □生活不規律

＊符合越多項目者越要注意！

目標

體重減輕後晚餐份量也會變少

脂肪肝最大的問題在於肥胖（詳見196頁）；肥胖者要先減重。

而導致肥胖最大的原因就是晚餐過量。最好是晚餐全部減量，可以先減少碳水化合物等米飯的攝取，吃半碗就好，也不要吃炸物。

檢查項目	AST、ALT	γ-GTP
肝功能異常時需要注意的數值*	超過31	男性超過51 女性超過31
最好去醫療院所檢查的數值*	超過51	超過101

＊根據特定健檢的診斷建議判斷值

Q&A

可以吃宵夜嗎？

目標 基本上完全禁止。

小撇步 真的要吃的話，熱量不要超過一百大卡。例如，一盒優酪、一顆水果。請參考食物熱量表。

可以喝酒嗎？

目標 基本上完全禁止。

小撇步 真的想喝，份量要減半。如果常常喝，次數先減半。喝酒的小菜也要限制攝取量。

脂肪肝患者的肝臟

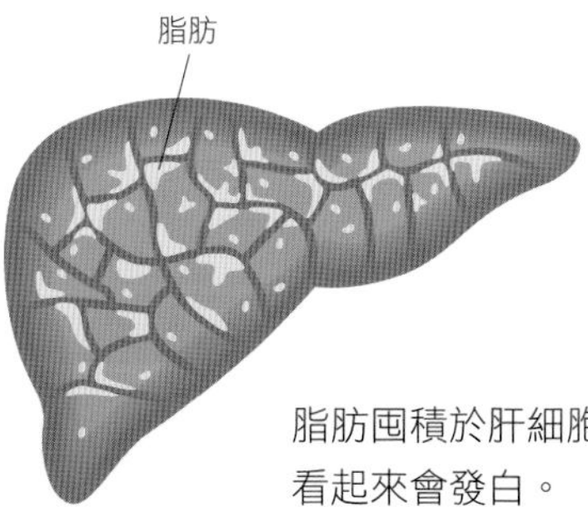

脂肪囤積於肝細胞裡，看起來會發白。

運動量不足怎麼辦？

目標 一天走一萬步以上。尤其晚餐後走效果很好；至少要走三十分鐘以上。

小撇步 儘可能增加走路的機會。例如比現在多走兩千到三千步。若好不容易變瘦卻沒運動很容易復胖，所以，一定要走路喔！

腎功能不全

腎功能不全若置之不理，會逐步重症化。

腎臟是排除老舊廢物的「過濾器」過濾功能不好，身體就會水腫。

腎臟可以處理體內的鹽分、老舊廢物或有害物質，連同尿液一起排出體外。若腎功能變差，體液會失去平衡，引發各種障礙。

而會導致腎功能不全的因素，除了高血壓、糖尿病、抽菸、肥胖等的生活習慣外，還有感染症或免疫功能異常。

不過，腎臟即使出了問題，也不太會出現自覺症狀，要透過血液檢查，仔細觀察尿液的狀態才能發現疾病。

健康者的尿液為黃褐色，一天約可排出一・五公升；而含蛋白質的尿液會有泡泡久久不會消失。

如果是血尿，可能是腎臟或膀胱有問題。

腎功能檢查包含尿液檢查、血液檢查等。尿液檢查就是尿液裡的蛋白量（尿蛋白）、有無血尿、血液裡的白蛋白排泄量（微量白蛋白的數值）等檢查。而血液檢查就是跟腎臟過濾功能有關的肌酸酐，或尿素氮數值等檢查（如上表）。

腎臟病一變嚴重，眼睛周遭會開始腫脹，不久臉或四肢也會出現水腫。

若蛋白尿呈陽性，或腎功能持續低下，被診斷為慢性腎臟病的話，必須限制鹽分或蛋白質攝取量。至於限制方式依症狀或嚴重性而有不同，請參考左頁的具體實例。

● 有關腎功能的檢查值

	檢查項目	基準值
尿液檢查	尿蛋白	陰性（－）
	尿潛血反應	陰性（－）
	微量蛋白尿	未滿30（mg/gCr）
血液檢查	血清肌酸酐	男性1.00 mg/dL以下 女性0.70 mg/dL以下
	尿素氮	9～20 mg/dL以下

目標

減少攝取會增加腎臟負擔的食物

腎臟一旦受損，功能就很難復原。所以，腎功能不全者，請注意飲食習慣，避免攝取會增加腎臟負擔的食物。

首先要限制蛋白質和鹽分的攝取量，並充分攝取不會讓體重變輕的熱量。

像拉麵、烏龍麵等的湯頭、醃漬物、紅燒菜等過鹹的食物都要避免。蛋白質來源（魚、肉或雞蛋、大豆）要減半，也不要吃乳製品或小魚。並從使用植物油的炸物或熱食、沙拉等積極攝取中鏈脂肪酸（詳見67頁），以補充熱量。

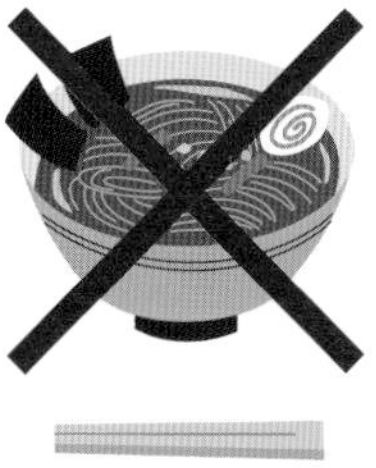

Q&A

如何攝取蛋白質？

目標 有關魚、肉或雞蛋、大豆等蛋白質來源，請按照醫生的指示計算一天的攝取量。

小撇步 蛋白質攝取量應比目前減少20～30%；若還無法改善，分量要減半。不過超過七十歲的高齡者恐導致營養不良，不宜進行飲食限制。

如何攝取鉀？

目標 腎功能障礙若越來越嚴重，會引發高血鉀症。所以，韭菜或菠菜等多鉀蔬菜要限制在三百公克以內，黃綠色蔬菜也要減量。當然因鉀會溶於水，所以，食材儘量先泡水或用水汆燙，減少鉀含量再吃比較好。此外，香瓜或香蕉等富含鉀的水果也要少吃。

如何攝取鹽分？

目標 一天的鹽分攝取量限制在六公克以內最理想。先計算調味料的鹽分量。像菜湯、辛香料或味道偏重的料理，份量都得減少。

小撇步 鹽分多的食物要吃的更少；但若減得太極端，恐會導致食慾不振。

如何攝取磷？

目標 磷積在體內會讓骨骼弱化。所以，不要吃富含磷的加工食品、乳製品、小魚乾或肝臟類，並記得吃富含鈣的食物。

小撇步 尤其是和磷酸鹽的洋芋片或火腿等加工食品，會直接導致血清磷上升，應減量攝取。

貧血

血紅素的主要成分——鐵不足，就會引發貧血。缺血性貧血好發於女性。

生理期出血和偏食導致鐵質攝取不足易缺氧並引起暈眩或心悸。

當血液的紅血球裡的血紅素不足時就會引起貧血。且因血紅素會把氧氣帶到全身，一旦不足，全身的組織或器官就會缺氧，引發頭暈、站立時暈眩、心悸、氣喘、倦懶等症狀。

70%的貧血為血紅素的製作原料——鐵不足導致的缺鐵性貧血，好發於有月事的女性。由於鐵也是指甲或毛髮的構成成分，一旦缺乏，指甲容易翹起來，毛髮也會變的乾澀。

剩下30%的貧血包含，缺乏維生素B12或葉酸無法製造正常紅血球的巨母紅血球性貧血、因腎疾導致製造紅血球的荷爾蒙——紅血球生成素不足引起的貧血，以及再生不良性貧血等等。

而健康檢查的血液檢查項目，會以紅血球數量、血紅素值和血細胞比容值三種數據判斷有無貧血。

● 貧血檢測的基準值

	男性	女性
紅血球數量（個/μL）	400萬～539萬以下	360萬～489萬以下
血紅素值（g/dL）	13.1～16.6以下	12.1～14.6以下
血細胞比容值（%）	38.5～48.9以下	35.5～43.9以下

其中紅血球數量和血紅素值表示運送氧氣的能力，血細胞比容值則表示血液的濃度。若每種數據都低於基準值就是貧血。而貧血的類型，以及其合併的疾病主類不同，因應對策也不一樣。

當然偏食或過度減肥導致缺鐵或蛋白質，也會引起貧血。

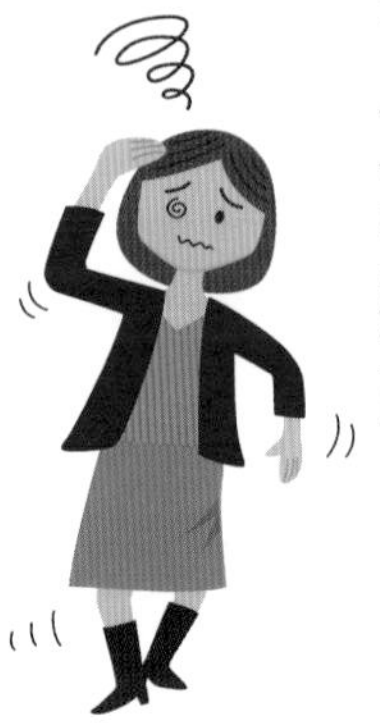

目標

多吃富含鐵質的食品

當血紅素值降低，表示可能有腎疾，或熱量攝取不足導致的營養不良。如果是腎疾，要攝取足夠熱量，補充血紅素鐵營養品，才能有效利用蛋白質。如果是缺鐵性貧血，要攝取富含鐵質的瘦肉或青背魚、羊栖菜等食物改善貧血體質。

而成年女性約有10％是因月經出血導致缺鐵，記得每天吃瘦肉或青背魚、黃綠色蔬菜。也可以補充血紅素鐵營養品。

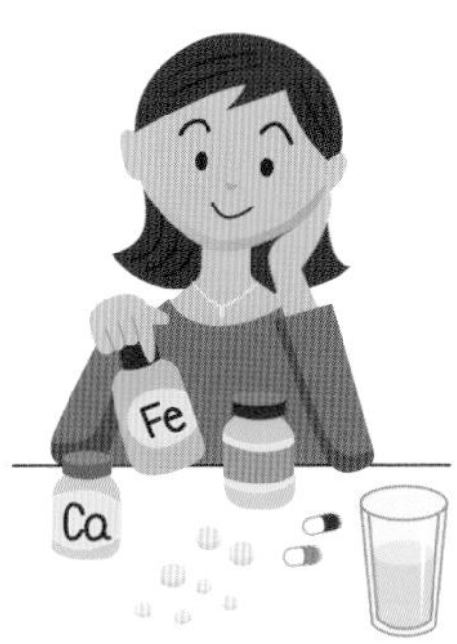

Q&A

腎功能不好時怎麼吃比較好？

目標 若是因腎疾引發貧血，因無法吃太多的肉類等蛋白質，可以吃血紅素鐵營養品補充鐵質。

懷孕期間容易貧血怎麼辦？

目標 懷孕期間也會引起貧血，且大多是缺鐵性貧血。為促進鐵質吸收，建議多攝取維生素C或血紅素鐵營養品。

小撇步 基本上要多吃瘦肉或青背魚等動物性蛋白質，增加鐵質攝取量。

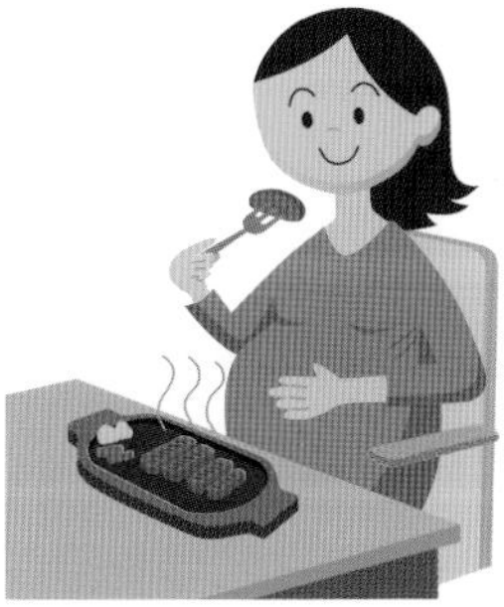

因做過胃全切除手術而貧血怎麼辦？

目標 胃若全部切除，不僅會缺鐵，也會妨礙維生素B12或葉酸等養分的吸收。這時要謹慎攝取肉類或魚貝類，必要時補充血紅素鐵營養品。

因為體重減輕導致貧血怎麼辦？

目標 雖然不是腎疾但血紅素值偏低，要注意是否有減少攝取富含鐵質的蛋白質，或者是把蛋白質當作熱量的來源。如果還要減重，可比現在多吃些富含鐵質的瘦肉或青背魚。

小撇步 雖沒有刻意減肥但體重減輕的話，牛肉、豬肉等瘦肉或魚類等的蛋白質來源要比現在多，也要吃黃綠色蔬菜，或者吃營養品補充鐵質。而肥胖者要重新檢視飲食習慣，看看有無每餐攝取到蛋白質。

骨質疏鬆症

骨質密度下降骨骼出現空隙的狀態。
要多攝取鈣質或維生素D，預防骨質疏鬆。

症狀與原因

女性荷爾蒙減少、缺鈣 骨骼呈現疏鬆狀態就容易骨折

骨質疏鬆症就是骨質密度下降，骨骼內部如同乾掉的海綿出現空隙。因骨骼的硬度減弱，稍微碰撞就很容易骨折。很多高齡者一骨折身體就無法行動，肌肉逐漸衰微，最終導致臥床不起。

骨質疏鬆症好發於女性，一般大概五十歲前後開始出現，據說超過六十歲的女性約有半數會有骨質疏鬆的問題。

而進入更年期的女性，因荷爾蒙分泌變少，體內不易吸收鈣質，也會導致骨質疏鬆。

此外，年輕時減肥或偏食造成缺鈣，或運動量不足骨量變少都會影響骨質。

● 需要看護的因素

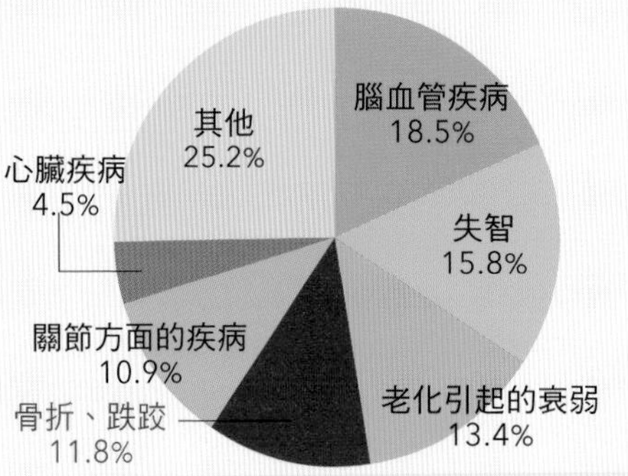

根據「二〇一三年的國民生活基礎調查」（厚生勞動省），因「骨折、跌跤」需要看護的因素居第四位。其背後的因素跟骨質疏鬆也有關係。

column

骨骼的強化與維生素的關係

∨骨質密度和骨質決定骨骼的強度

如果把骨骼的構造比喻為水泥，那鋼筋就是纖維狀的蛋白質──膠原蛋白，水泥就是鈣和磷酸。骨質的密度和骨質可以決定骨骼的強度；鋼筋跟骨質有關，而水泥則跟骨質的密度有關。想增加骨質的密度，必須讓鈣質附著於骨骼上（骨形成），所以需要足夠的維生素D和維生素K。尤其維生素D還能幫助腸道吸收鈣質。

若想讓骨質變好，一定要確實製造膠原蛋白，故需要跟蛋白質代謝有關的維生素B6、維生素B12和葉酸的幫忙。總之，想強健骨骼，預防骨質疏鬆，一定要攝取足夠的維生素。

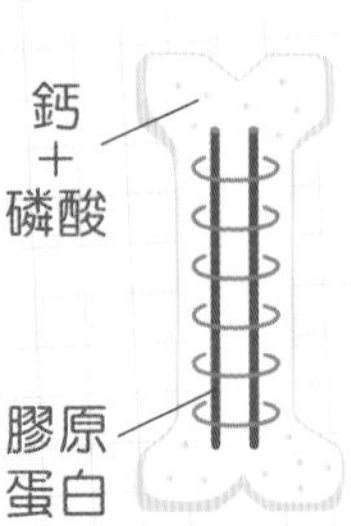

目標

體型過瘦者要注意多吃乳製品

年輕女性若BMI值低於18.5表示太瘦，首先應以乳製品為主，積極補鈣，而且要好好吃三餐，避免繼續瘦下去。

為預防骨質疏鬆症，除了補鈣，也要攝取可促進鈣質吸收的維生素D，以及骨骼形成所需的維生素K。而為了預防骨折，可強健骨質的維生素B_6和維生素B_{12}、葉酸都很重要。皮膚曬曬太陽就能製造維生素D，所以，可以每天出門散步十五分鐘。

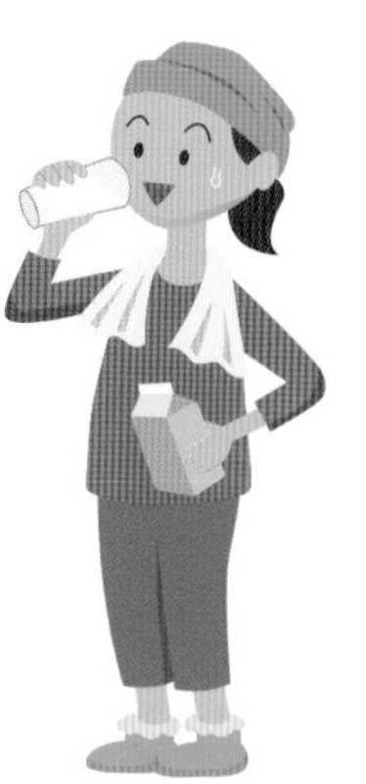

Q&A

太瘦的定義依年齡而不同嗎？

目標 不同的年齡有不同的BMI標準。18～49歲　在18.5～24.9、50～69歲在20.0～24.9、超過70歲在21.5～24.9，數值在範圍以下者，即表示太瘦必須增重。

小撇步 從BMI值被判斷為太瘦者，至少比目前的體重慢慢增加一些。

鈣質的需求量為何？

目標 若根據日本骨質疏鬆症學會的指南（2011年版），一天需要七百至八百毫克的鈣質。除了可強化鈣質的鮮奶或乳酪等乳製品，埃及野麻嬰、羊栖菜、昆布等也含鈣。

小撇步 今後要多吃可強化鈣質的乳製品。

推薦的營養品

補鈣優酪

每天攝取鈣質很重要。只要吃一盒強化鈣質的優酪，即可攝取350mg的鈣質，裡面還有一天份含量的維生素D，可促進鈣質吸收。

維生素D、K的需求量為何？

目標 成人一天約需5.5μg的維生素D，以及150μg的維生素K。運動量不足或太少曬太陽都會缺乏維生素D，記得出去運動。

小撇步 多曬太陽，多吃黃綠色蔬菜或納豆。

免疫力下降

多吃青背魚的油脂或維生素C，以增強免疫力。

症狀與原因

飲食習慣若導致免疫力下降就會形成容易感冒的體質

身體的免疫力一旦下降，抵抗病毒等異物入侵的能力就會變弱。如此一來便很容易感冒或得到流感，也容易出現口腔炎，或引發過敏性症狀。

導致免疫力下降的原因有很多，若起因於營養狀態，那應該符合以下的條件。常常感冒的人，請自我檢查看看。

①長期都有讓免疫力下降的飲食習慣（不吃早餐、很少吃蔬果或蛋白質）。

②不會刻意去吃油脂多的魚類或發酵食品。

③越來越瘦。

④營養失調。

⑤很容易出現口腔炎。

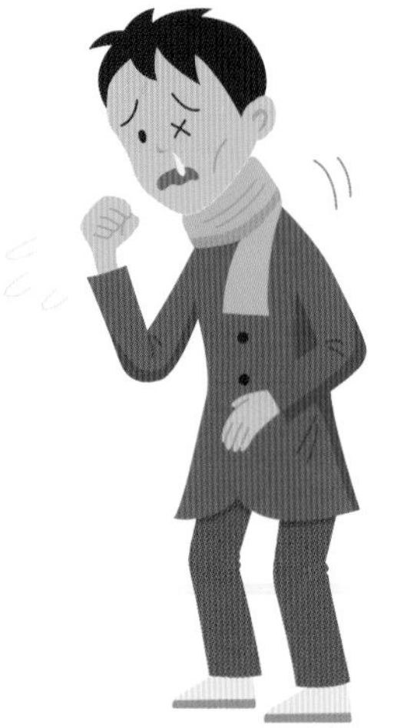

column

可提升免疫力的秘訣為何？

∨搭配可強化免疫力的食材

首先要介紹的是，可抑制免疫力下降之青背魚的油脂。其次是可調整腸道環境的乳酸菌和發酵食品。其他還有可活化白血球功能，增強免疫力之黃綠色蔬菜裡的維生素C。此外還有黃綠色蔬菜、堅果類或酪梨中可以抗氧化的維生素E。

例如，早餐可吃納豆、味噌湯、黃綠色蔬菜和乳酸菌，晚餐可吃青背魚、黃綠色蔬菜和堅果類。

∨可儘早治好感冒的料理為何？

高纖、好消化，營養價值又高的料理。建議可利用雞蛋、鮮奶、乳酪或奶油等食材製作。

此外，補充水分時，記得喝溫的，尤其是葛粉湯（藕粉茶）或奶昔也可以。

目標

要每天攝取蔬菜、蛋白質和青背魚的油脂。

若是因營養狀態導致免疫力下降，首先應該修正飲食習慣。不吃早餐者一定要吃早餐，很少吃蔬果或蛋白質者，記得補足。

此外，魚類的油脂是提升免疫力的重要食材。尤以鮪魚肚、鰹魚、鰤魚、沙丁魚、秋刀魚等為代表；這些魚內含的EPA對免疫力格外重要。

● 富含EPA的青背魚

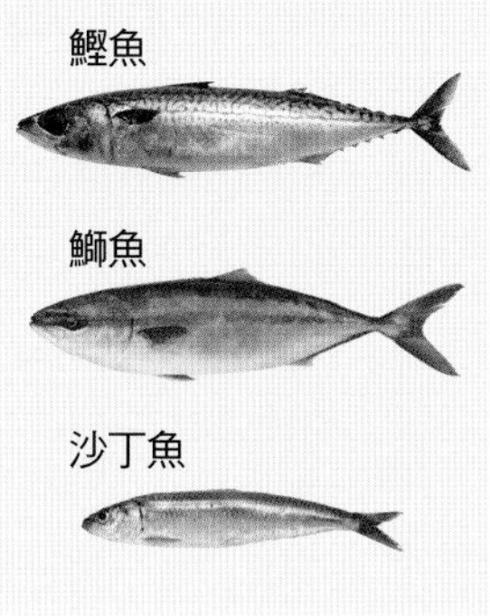

Q&A

容易感冒時怎麼辦？

目標 不能不吃早餐，也要多吃蔬菜和蛋白質。青背魚裡的EPA最好每天吃兩公克以上。這大概是兩片（160g）鰹魚、秋刀魚或鰤魚的分量。此外，別忘了吃發酵食品。

小撇步 以後要多吃上述這些食品。此外，還可以補充含維生素B_6、B_{12}和維生素劑或健康食品。

容易得口腔炎怎麼辦？

目標 每天要吃肝臟、鰻魚、青背魚、乳酪、雞蛋等富含維生素B_2的食品。特別是青背魚裡有維生素B_2和B_6、鐵質和可提升免疫力的脂肪，建議多吃。

小撇步 以後要多吃上述這些食品。

身體越來越瘦、越來越虛弱時怎麼辦？

目標 BMI值低於18.5，或者是體重比十八至二十歲時還要輕，表示太瘦。記得多攝取蛋白質等養分，回到自己感覺最舒服的體重。

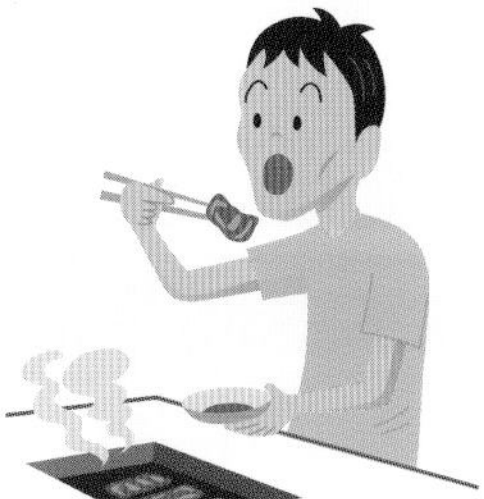

推薦的營養品

乳酸菌

活化免疫機能為乳酸菌的一大功能，適合想從體內壯大身體的消費者。

癌症

免疫力一下降癌細胞就會增殖。利用可防癌的食品，打造可戰勝癌症的防禦力。

好發於肺、胃或大腸 出現自覺症狀表示病情已在發展中

癌症高居現代人死亡原因的首位。數據顯示，每兩名男性就有一人，每三名女性就有一人，一生中曾罹患某種癌症，目前是以肺癌、胃癌與大腸癌最為常見。癌症的症狀雖依發生部位而有不同，但等患者出現自覺症狀時，大多表示癌症已在發展中。

癌症的成因眾說紛紜，預防之道也莫衷一是。但是，據說透過免疫力的提升，有可能消滅體內每天製造出來的癌細胞。

所以，要充分攝取富含可提升免疫力之維生素A、C、E的食品，如黃綠色蔬菜或水果等。

● 可以防癌的食品

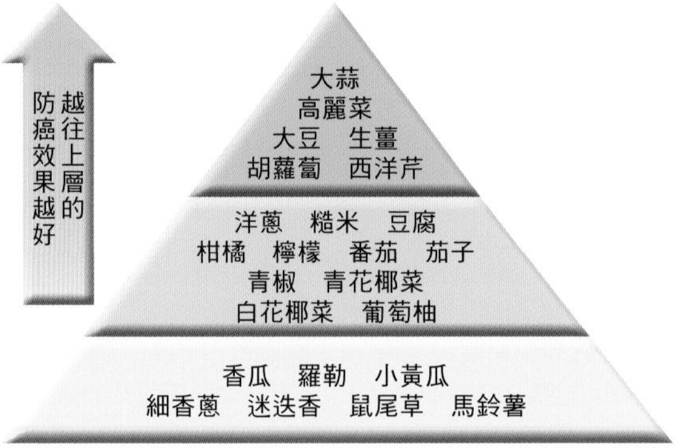
越往上層的防癌效果越好
大蒜
高麗菜
大豆　生薑
胡蘿蔔　西洋芹
洋蔥　糙米　豆腐
柑橘　檸檬　番茄　茄子
青椒　青花椰菜
白花椰菜　葡萄柚
香瓜　羅勒　小黃瓜
細香蔥　迷迭香　鼠尾草　馬鈴薯

美國的國立癌症研究所推薦之防癌效果良好的食品（部分已修正）。越往上層防癌效果越好。

column

預防癌症的十二條法則

∨戒菸、多吃蔬菜且適度運動

這是日本國立癌症中心．癌症預防篩檢研究中心於二〇〇五年所發表，二〇一三年修訂的新版十二條法則。

①不要抽菸。
②不要吸二手菸。
③飲酒要適量。
④飲食要均衡。
⑤少吃太鹹的食品。
⑥多吃蔬菜或水果。
⑦適度運動
⑧維持適當的體重
⑨預防與治療病毒或細菌的感染
⑩定期做癌症篩檢
⑪一察覺身體有異狀，馬上接受檢查。
⑫從正確的資訊了解癌症。

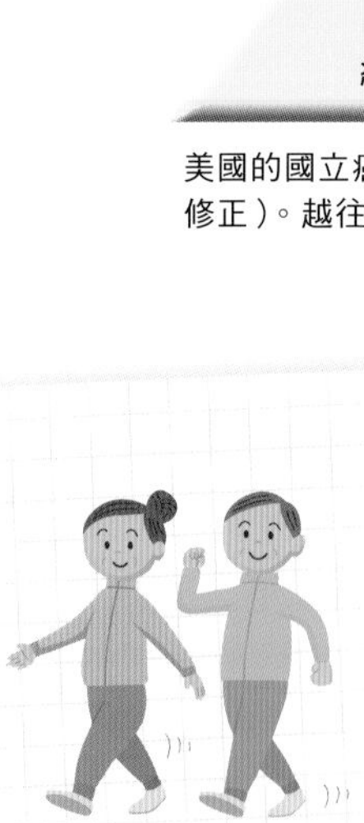

目標

要改變會增加致癌風險的生活習慣

目前的研究結果顯示，癌症的發生大多與抽菸、喝酒、失調的飲食生活等日常生活習慣有關。所以，最好戒菸，也不宜飲酒過量。

而攝取過多的動物性脂肪會提升致癌的風險，過食也是增加致癌率的主因，所以，要養成適量的均衡飲食習慣。

癌症的危險因子

	癌症的致癌因素
食道癌	飲酒過量、太燙的食物或飲料、營養不良
肺癌	抽菸、空汙、粉塵
胃癌	大量穀物、太鹹的食物、太燙的食物或飲料、三餐不規律、幽門桿菌感染、抽菸
大腸癌	高脂肪飲食、酒精、膳食纖維攝取不足
肝癌	酒精、病毒
乳癌	高脂肪、高熱量、肥胖

（取自日本國立癌症研究中心的網頁）

Q&A

食品的選擇與飲食習慣

目標 要充分攝取維生素、膳食纖維含量豐富的黃綠色蔬菜、水果或豆類。用胚芽米或糙米代替白米；蔬果一天至少要吃三百五十公克以上或五碗以上。

小撇步 多吃上述這些食品；也可以把胚芽米或糙米混合白米一起煮。

怎麼運動比較好？

目標 長時間坐辦公桌很少起來走動的人，一天要走一小時，一周要做總計一小時會大量出汗的激烈運動。

小撇步 找時間活動身體。如果是走路，要比現在多走兩千到三千步。

鹽分的攝取方式

目標 一天不要超過六公克。醃漬物、紅燒菜、菜乾或味噌湯等，明顯太鹹的食物要少吃。

小撇步 少吃太鹹的食品。

● 預防癌症的良方

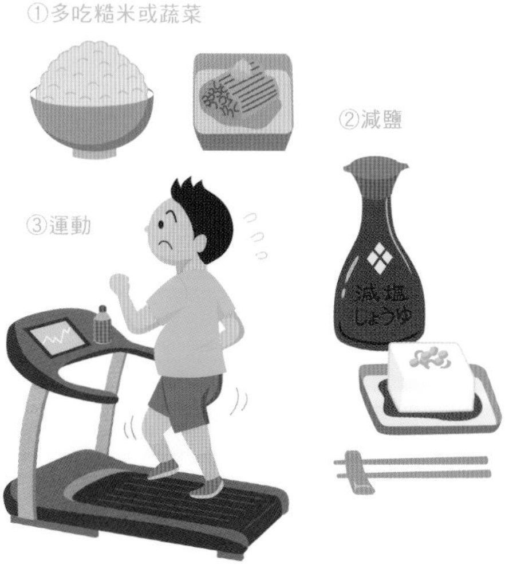
①多吃糙米或蔬菜
②減鹽
③運動
減塩
しょうゆ

食慾不振

雖然沒有生病卻食慾不振，莫名的日益消瘦。這時可試著增加有點鹹度的食物。

過度減鹽會導致食慾不振 缺乏維生素B_1也是原因

食慾不振首先會被提及的可能原因是「消瘦」；因為消瘦所以食慾不振，然後吃不下東西。上了年紀血壓偏高的長者，因為過度限鹽食不知味，也會吃不下東西。

尤其是夏天為避免脫水會大量攝取水分，導致鹽分攝取不足，人當然就越來越沒有食慾。

再者，少蛋白、多碳水化合物的飲食生活，也會讓人食慾不振。因為維生素B群，尤其是維生素B_1可促進熱量代謝或消除疲勞，若攝取過量的碳水化合物，需要更多的維生素B_1幫助代謝，萬一攝取不足就會失去食慾。

此外，還有一種雖有飢餓感卻吃不下的食慾不振症狀。

人的飢餓感是由位於下視丘的食慾中樞所控制。而食慾中樞分為會給人飽足感的飽食中樞，以及會給人飢餓感的進食中樞。當人一出現飢餓感，血糖會下降刺激進食中樞，產生「飢餓」的感覺（如下圖）。

再者，消化器官方面的疾病也常引起食慾不振。當進食中樞的控制系統亂掉，會引發食慾不振症狀，可利用香氣或苦味刺激胃部或腸道蠕動，以提振食慾。這也是為何胃腸藥都帶有香氣或苦味，而沒有食慾時，也可能吃些帶香氣的蔬菜或柑橘類食品。

● 食慾中樞控制食慾的機制

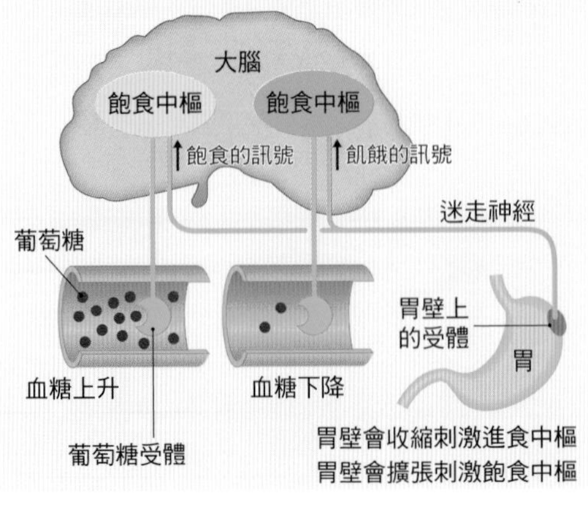

目標

太瘦的話體重要增加一些 也需要適量的鹽分

若體重減輕導致食慾不振（如BMI值低於18.5），就要試著增加體重。

可以提高飲食的鹽分以刺激食慾。

此外，若是因喝太多水導致食慾不振，建議回到有食慾時的喝水方式。

● **富含鹽分的食品**

梅乾等醃漬物或魚乾等食物富含鹽分，能改善食慾不振的困擾。

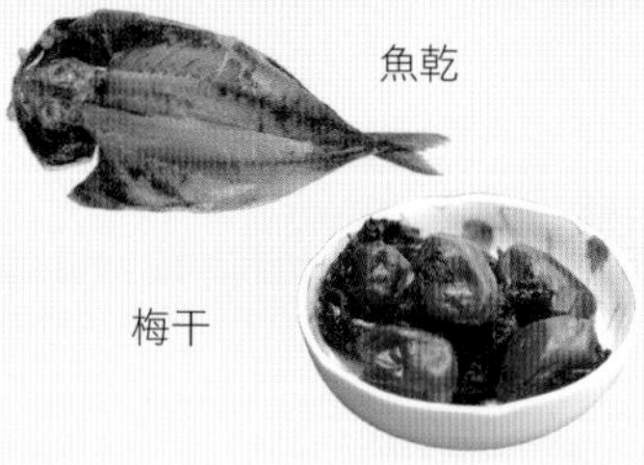

Q&A

飲食習慣不好時怎麼辦？

目標 很多人平常蛋白質吃太少，碳水化合物又吃太多。要多攝取富含蛋白質和維生素B1的豬肉、鰻魚、鰹魚等食物。

甜點或飲料吃太多時怎麼辦？

目標 甜點或飲料都會讓人攝取太多的碳水化合物，缺乏維生素B1。要多攝取富含維生素B1的食物，並多吃富含可促進這種養分吸收的香料蔬菜（如洋蔥、韭菜等）。

推薦的營養品

適合食慾不振者的菜單

食慾不振時建議吃些鰻魚或鰹魚等富含維生素B1的食材、韭菜或洋蔥等香料蔬菜、檸檬等柑橘類，或醋等含枸櫞酸的食材。此外，食物的外觀擺飾或氣味也能增進食慾。具體來說，像醬爆豬肝韭菜、酸白菜白肉鍋、鰻魚雞蛋丼飯和水果的組合等。

● **鰻魚雞蛋丼飯＋柳橙**

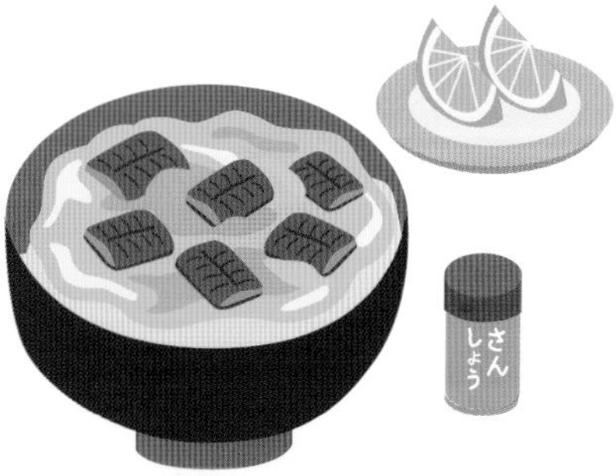

身體容易疲憊

飲食生活失衡，身體容易囤積疲勞物質。可多吃含蛋白質和維生素B群的肉類或魚類等食物。

熱量代謝不順身體囤積疲勞物質 就容易出現疲憊感或倦怠感

疲憊是一種攝取充足熱量也去不掉，或者是因運動或勞動等長時間使用身體而引起的狀態。身體一疲憊人就倦懶、感覺身體很沉重，凡事都提不起勁。

肉體的疲憊感是肌肉內部累積疲勞物質（乳酸），導致細胞活性下降的結果。一般來說，正常的血液循環會把乳酸慢慢排除，但一旦血流變差，乳酸會滯留在肌肉，讓久久無法消除疲勞。

疲憊感累積的狀態稱為慢性疲勞。長期下來會使身體的抵抗力或免疫力下降。萬一疲憊的狀態遲遲無法改善，恐會誘發心臟病等疾病，增加過勞死的風險。

而消除疲勞和維生素B_1關係最為密切。維生素B_1可分解碳水化合物，在身體吸收熱量的過程發揮重要的功能。因感覺很疲憊或發燒時會消耗更多的維生素B_1，所以最近如果很容易累，要多吃豬肉等富含維生素B_1的食物。

此外，若想有效的消除疲勞，除了豬肉還要一起攝取枸櫞酸。像醋或梅干都含枸櫞酸，能有效分解乳酸。

例如，紫蘇梅豬肉捲、檸檬醋沙拉等簡單好吃的料理，都可以試試看。

● 紫蘇梅豬肉捲

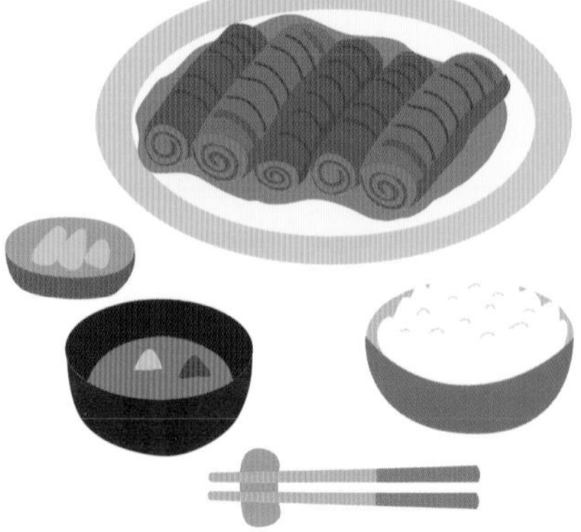

目標

主食、主菜、配菜要均衡攝取 補充蛋白質和維生素

身體想要獲得足夠的熱量，一定得均衡攝取主食、主菜和配菜。

在營養方面，要充分攝取肌肉所需的蛋白質，或可消除疲勞的維生素B群。具體來說，就是魚、肉類每天都要吃。而壓力或疲憊感會助長活性氧生成，可多吃具有抗氧化力的維生素C。此外，吃適量的鹽分也有消除疲勞的效果。

● **可消除疲勞的食品**

豬肝、豬肉、雞蛋、大蒜、韭菜、秋葵等

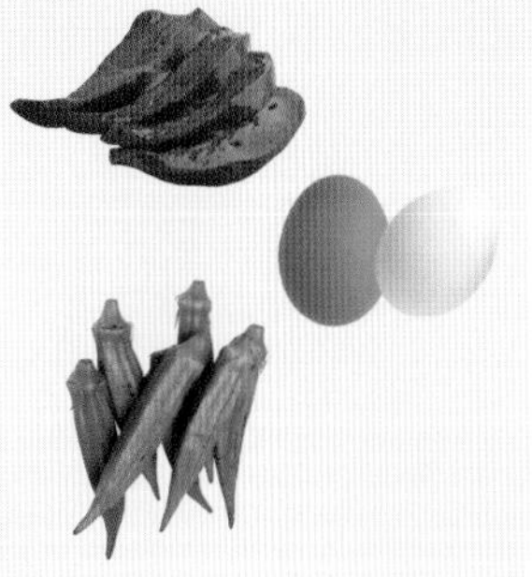

Q&A

飲食不規律怎麼辦？

目標 一天三餐只有晚餐能好好吃飯的飲食習慣最糟糕。應該每天三餐都有主食、主菜和配菜。最好多吃富含維生素B群的肉類（豬、牛肉）或魚類。

小撇步 至少一天裡面要有兩餐有主食、主菜和配菜。並儘可能多吃肉類或油脂多的魚類。

光喝水而容易疲憊怎麼辦？

目標 限制鹽分攝取者常出現這種現象。不含鹽分的水喝太多，人會感覺無力，彷彿中暑。這時記得攝取多點鹽分的食物。

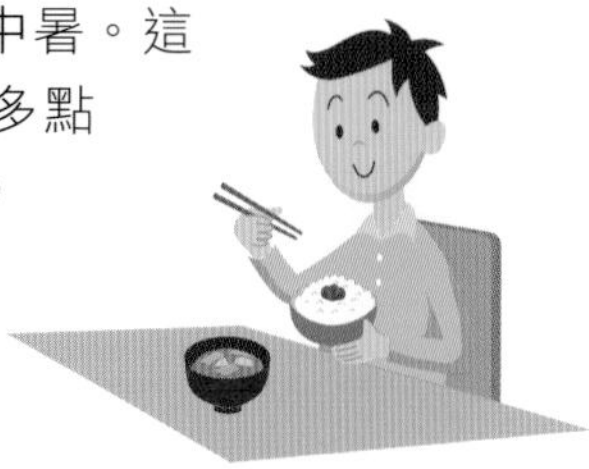

因為減重而容易疲憊怎麼辦？

目標 突然瘦太多很容易感到疲憊。減掉的體重應控制在3%以內，或者是BMI值不能低於22。並多吃富含維生素B群的蛋白質。

小撇步 跟上述建議一樣，每天要攝取豬肉、牛肉或雞蛋等食物。

血糖值偏高時怎麼辦？

目標 因糖尿病等因素導致血糖值偏高，糖分無法轉作熱量使用，人就容易疲憊。這時也要攝取肉或魚等蛋白質來源的食物。再者，因為缺乏食慾就喝果汁或運動飲料等含糖飲料，會讓血糖上升更多。而且，吃下肚的糖若無法被充分利用，恐怕會引起異常的疲憊感，要特別注意。

畏寒

四肢末端冰涼不適的畏寒感，
是造成頭痛、暈眩、肩頸僵硬等的原因。
小心它可能是「百病之源」。

症狀與原因

運動量不足或減肥會讓四肢末端的血液循環變差

畏寒就是手腳或腰部等身體的末端經常感到虛冷的狀態。

其實畏寒的真面目是血液循環不良；因血液循環差，手腳末端的血液才會滯留，進而引發虛寒感。

這時不單四肢冰涼，還會引發頭痛、暈眩、肩頸僵硬、便秘、關節痛、水腫、膀胱炎、失眠等遍及全身的不適症狀。尤其是身體內部的體溫一偏低，免疫細胞功能跟著下降，導致免疫力變差。

畏寒會好發於女性，可能跟女性肌肉比男性少，體脂肪卻比較多，身體不易產熱有關。此外，運動量不足或減肥也是畏寒的成因。

因運動量不足，血液循環會變差，減肥會讓肌肉量變少，無法在體內產生更多的熱度。

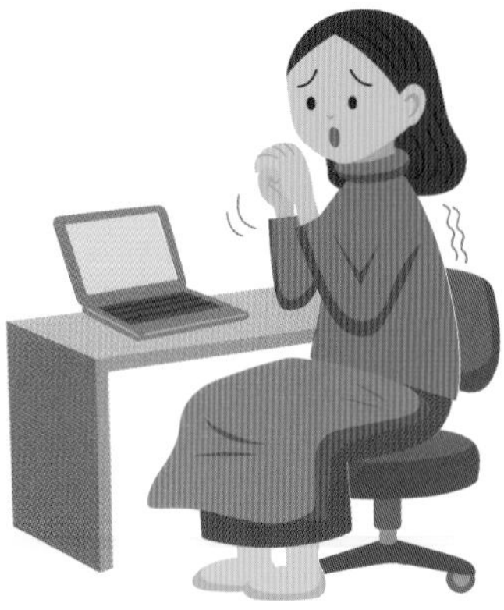

column

「沒吃早餐」是畏寒的根本原因？

∨若沒吃早餐，會在體溫無法上升的狀態下展開一天的活動

若觀察體溫一天的變化會發現，晚上較低、清晨最低，起床吃完早餐後體溫快速上升。到傍晚體溫最高，然後再慢慢降下來。

為了配合體溫的變化，睡眠期間身體的代謝活動率會下降，吃早餐時活動率會上升，體溫也隨之上升。

但若只吃甜點當早餐，身體得不到足夠的熱量，無法確實進行代謝活動，會在體溫無法上升的狀態下展開一天的活動。

所以，最好養成每天吃溫熱且含蛋白質的食物當早餐的習慣。

例如愛吃麵包者，可搭配加入大把蔬菜或雞肉的濃湯，愛吃飯者可搭配豬肉湯等料理。當然前一晚先備好料比較方便。

目標

三餐要吃肉和魚等蛋白質也要大量補充鐵質

想減緩虛寒感，平常就要想辦法溫熱身體，促進血液循環。

在營養方面，最好三餐都能夠攝取肉、魚等動物性蛋白質來源。而大量攝取能促進血液循環的鐵質也有幫助。

至於可溫熱身體的食材有生薑、辣椒、洋蔥等氣味蔬菜，加了咖哩等辛香料的料理，或者是含熱量來源——脂肪與維生素B群的肉類等。

● 可溫熱身體的食材

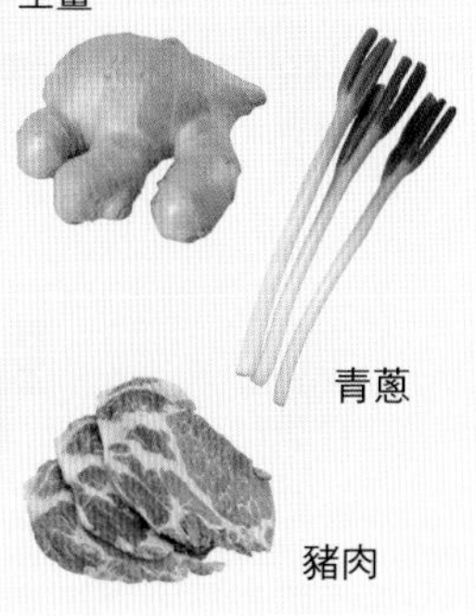

Q&A

畏寒又貧血怎麼辦？

目標 貧血是因缺少血紅素。若能改善貧血，促進血液循環，就能改善畏寒。可多吃富含鐵質的食材，尤其是含有好吸收之血紅素鐵的動物性食品、有血合肉的魚等。

推薦的營養品

適合畏寒者的菜單

如添加蜂蜜的薑茶、添加辣椒的熱炒時蔬或蔥烤肉湯等料理。

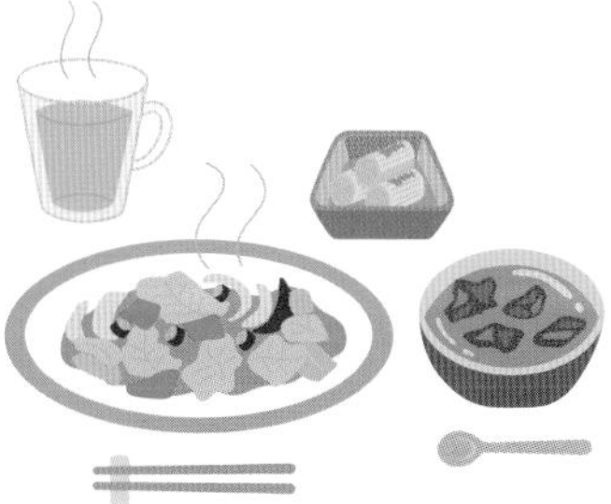

愛吃甜食怎麼辦？

目標 光吃甜點容易缺乏蛋白質，代謝碳水化合物所需的維生素B1也會不夠，無法製造熱量。故應攝取富含維生素B1的蛋白質。

小撇步 不要再用甜食取代正餐，三餐都要有配菜，營養才均衡。

愛喝冷飲怎麼辦？

目標 冰涼的果汁等冷飲不只會讓身體變寒，還要小心大量的糖。最好改喝加了生薑、青蔥或辣椒等熱湯以溫熱身體。其他會增加飽足感的濃湯也是很好的選擇。

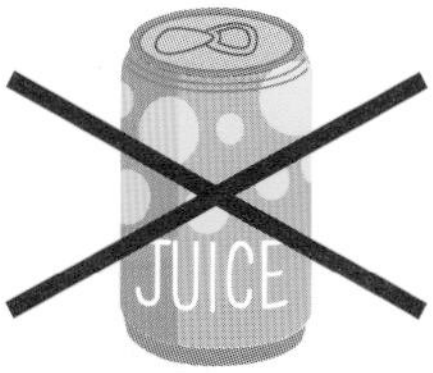

脫水

缺乏水分及電解質，會導致專注力下降與乏力感。

身體必要的水分和電解質一流失 會導致專注力下降、腳麻或乏力感

人不能缺水。所謂的脫水就是人體體液不足的狀態。

這裡的體液除了水分，還有鈉、鉀或鈣等電解質，脫水表示連電解質都不足。

因出汗或下痢等因素導致體液流失，體液供給不足就會造成脫水。

身體的體液一不夠，血液量跟著減少，血壓會下降。這時因循環臟器的血液變少，身體供應營養素、排除老舊廢物的功能也會變差。若流到腦部的血液變少，專注力會下降；若流到消化器官的血液變少，會導致食慾不振。

此外，缺乏電解質會讓腳抽筋麻痺，甚至出現無力感。

● 水分和電解質一流失的話……

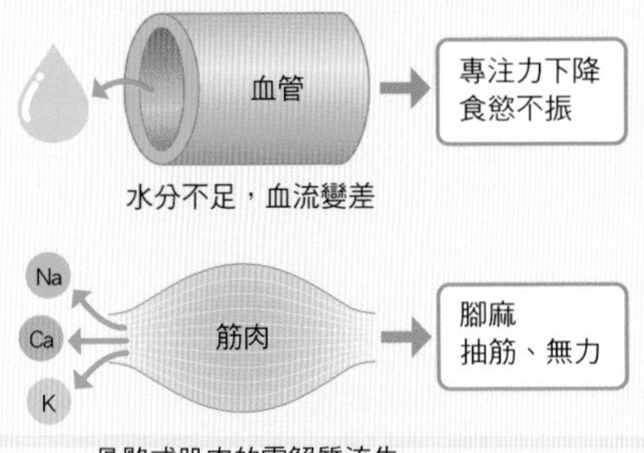
骨骼或肌肉的電解質流失

column

需要水分時怎麼喝水比較好？

∨若大量排汗或喝酒要補充水分。

體內的水分可作為尿液或汗水，連同老舊廢物一起排出體外。所以一天應攝取約一千五百毫升的水。除了直接喝水外，也能透過料理攝取。夏季酷熱或運動後大量排汗，也會流失水分和電解質。據說激烈運動兩個半小時所流失的水分，相當於一天攝取的水分，所以可以喝能補充水分和電解質的運動飲料。

喝酒時若無補充水分也會引發脫水，甚至宿醉，記得要補充約一千毫升的水分，再喝點茶或咖啡，不只補充水分，其中的咖啡因也能加速排除酒精。此外，睡覺平均也會流失三百五十毫升的水分，入睡前喝點水，還能預防腦血栓喔！

目標

補充水分時可加點食鹽

脫水時不光要補水，還得補充含鹽分（鈉）的電解質。電解質很重要，可留住體液，讓體內環境維持恆定的狀態（體內平衡）。所以，補充水分時可加點食鹽，或吃點有鹹度的東西。

如果是大量排汗，可在運動飲料加入0.1～0.2％（每一公升約加入一至二公克）左右的食鹽飲用。

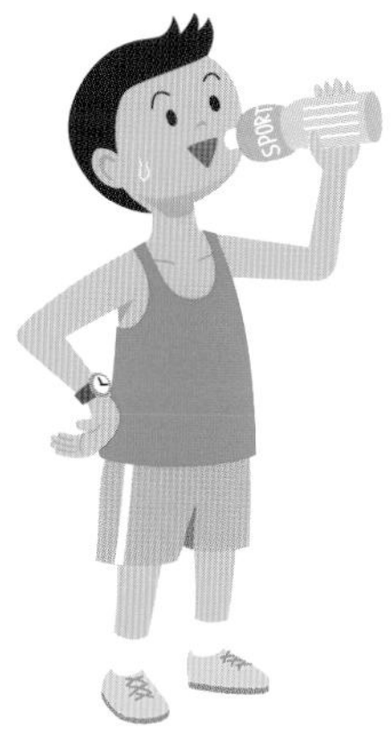

Q&A

血糖值偏高時怎麼辦？

目標 血糖值一旦偏高，為了稀釋血液裡的糖分，細胞內部會釋出水分，但釋出的部分也會排入尿液裡，容易引發脫水。因此先一併補充水分和電解質就很重要，然後再讓血糖值恢復正常。

小撇步 可以補充鹽水，或者是市售的電解質補充液。

有腎臟病時怎麼辦？

目標 在腎功能還不是很糟的頻尿期，脫水會妨礙尿酸排泄，必須補充水分。但若為腎功能不全，並出現水腫時，則必須限制鹽分和水分。

血壓偏高時怎麼辦？

目標 若有脫水問題，最好補充加了與點滴維持輸液差不多之食鹽（鈉）的水分。鹽分常被認為不利於高血壓，但其實只要濃度和汗水一樣就沒關係。也可以補充電解質補充液。

小撇步 可以喝含有鹽分的蔬菜汁。

出現下痢時怎麼辦？

目標 最好是：下痢時糖分會跟電解質一併排出，必須補充這些營養素。最好是補充每一公升加入二至三公克食鹽的電解質補充液。運動飲料因為多糖少鈉，有不容易吸收的問題。

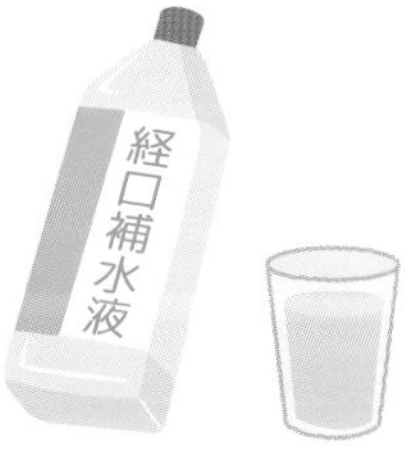

吞嚥障礙

一吃東西就噎住
食物從嘴巴溢出或堵在喉嚨裡
小心這都是吞嚥障礙的徵兆。

吞嚥機能衰退很容易噎住 恐因誤嚥引發肺炎

吞嚥障礙是指無法好好吃東西、吞東西的狀態。其原因大多是老化加上吞嚥機能衰退，明顯好發於年過七十歲的男性長者，但最近也出現中高齡的患者。

如果以下的症狀越來越多，就要懷疑是否有吞嚥障礙了。

①常常噎到。
②吃飯時或飯後常咳嗽。
③無法好好咀嚼與吞嚥食物。
④食物常從嘴巴溢出。
⑤感覺食物常堵在喉嚨裡。
⑥吞嚥後食物還是殘留在嘴巴。
⑦用完餐後覺得喉嚨又乾又啞。

人一出現吞嚥障礙就無法好好吃飯，容易變瘦、營養不良或脫水。而且，該吞下去的食物又堵在喉嚨裡，也可能導致窒息或引發肺炎（誤嚥性肺炎）。

● 誤嚥性肺炎

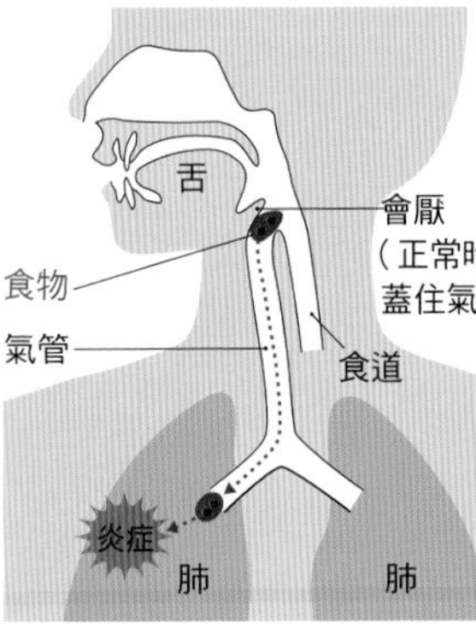

因吞嚥反射的動作有障礙，讓帶有細菌的食物進入氣管，導致肺部發炎。

column

應該注意的非顯性誤嚥

∨一不小心就會誤嚥

睡覺時當事人一不小心，食物殘渣或體液等口腔裡的內容物，會慢慢流入氣管裡，這稱為非顯性誤嚥。尤其是有腦血管障礙的高齡患者最常見。若口腔裡的內容物慢慢跑進肺裡，因患者的咳嗽反射（異物進入氣管會咳嗽加以排除）能力較弱，容易噎住，即使咳嗽也無法排出。所以，睡覺時若口腔裡的細菌入侵肺部引發誤嚥性肺炎，才會開始注意到誤嚥的問題。

∨吞嚥訓練與口腔保養都很重要

為避免發生誤嚥，必須進行吞嚥訓練才能順利吞嚥食物。除此之外，為預防誤嚥性肺炎，維護口腔內部清潔的口腔保養也很重要。

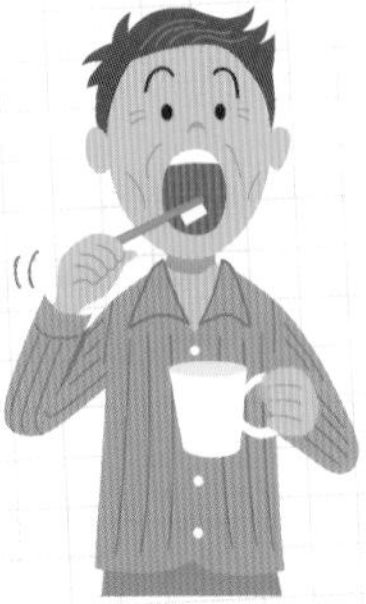

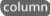

目標

透過預防誤嚥訓練改善吞嚥的機能

平常做些吞嚥訓練，可以改善吞嚥的機能。如放鬆頸部、嘴巴或舌頭周遭的肌肉，讓吞嚥時的肌肉動作更加流暢。

首先放鬆肩膀，頸部慢慢前後左右移動，這時要伸展頸部的肌肉。嘴巴的訓練，要反覆鼓起與放鬆臉頰；舌頭的訓練，則是反覆伸出與收回舌頭。

● 預防誤嚥的訓練

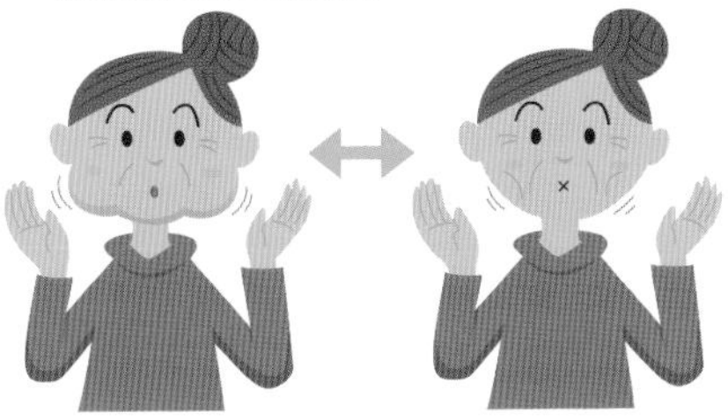

Q&A

為何維持口腔清潔很重要？

目標 吞嚥障礙容易導致口腔殘留食物殘渣。若置之不理，口腔細菌增生容易併發牙周病。而且，誤嚥會讓口腔細菌入侵肺部，增加重症肺炎的風險。

所以飯後都要仔細刷牙，維持口腔清潔。

怎麼吃才不容易誤嚥？

目標 發現有吞嚥障礙的問題，就要注意用餐方式，避免發生誤嚥。

首先不要邊看電視邊吃飯，放慢用餐速度。不好咀嚼的食物切小塊，再慢慢咀嚼吞下；嘴巴若有食物，要先吞下再吃其他食物。

推薦的營養品

勾芡的料理

如用太白粉勾芡的菜湯或湯汁，或煮成稠狀的粥品等。

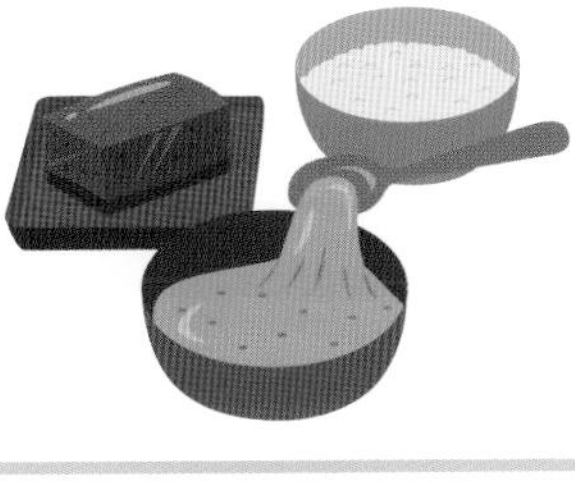

如何讓食物變的比較好吞嚥？

目標 帶湯汁或比較蓬鬆的食物容易噎住，可用太白粉勾芡較好入口。跟液體比起來，有點黏稠或果凍狀的食物較好吞嚥。

茶等飲品做成果凍狀也比較不容易誤嚥。

症狀與原因

便秘、下痢

嚴重便秘時要好好吃早餐，刺激腸道並多喝水，才能順利排出糞便。

頑固的便秘起因於膳食纖維不足 下痢與吃太急有關

若一周排便的次數低於三次，可稱為常態性便秘。這時的糞便又乾又硬，很難順利排出。便秘好發於女性或高齡長輩，除了運動量不足、壓力、膳食纖維攝取不足、水喝不夠等因素外，不吃早餐、偏食、吃太少或吃太多且沒有節制等也是原因。

持續便秘會引發腹痛、腹脹、食慾不振等症狀，還會有頭痛或噁心感。

下痢則是一天數次排出軟便或水便的狀態。這是為了把毒素或未消化物排出體外的自然反應，但如果早餐吃太急未充分咀嚼、暴飲暴食導致消化不良，或喝太多冰牛奶造成腹部虛寒，也會引起早上特有的下痢症狀。

嚴重下痢除了流失水分，還會流失鈉、鉀、鈣造成脫水。

檢視便秘的成因

- □ 早餐吃太少，尤其是可增加糞便量的蔬菜、海藻或米飯。
- □ 可作潤滑油的油脂太少
- □ 水喝太少
- □ 飲食不規律也不節制
- □ 富含乳酸菌的食品攝取不足

＊符合項目越多者越需要改善

column

還會放臭屁時怎麼辦？

∨可用乳酸菌、納豆或喝茶消除臭味

便秘後還會放臭屁是因為肉類或雞蛋等蛋白質於腸道分解產生阿摩尼亞、硫化氫、吲哚、糞臭素等物質，才會產生臭味。

有些人為了避免放臭屁，就不攝取蛋白質，但蛋白質是人體必要的營養素，一定要攝取均衡。

所以，可以改用抑制氣體產生的方法。例如，攝取可到達腸道的乳酸菌，或利用納豆、海帶芽、海蘊等的黏液成分增加好菌，能有效抑制氣體的產生。

也可以喝茶，利用茶葉的兒茶素直接去除臭味。比起容易產生氣體的碳酸水，喝茶還是比較健康。

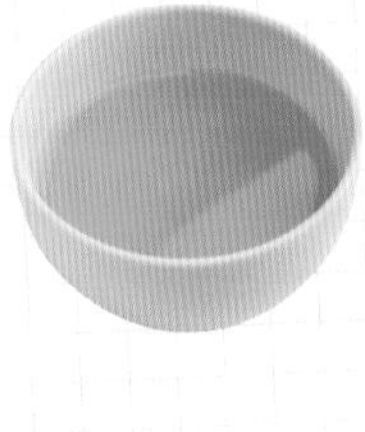

目標

好好吃完早餐 下痢時補充電解質

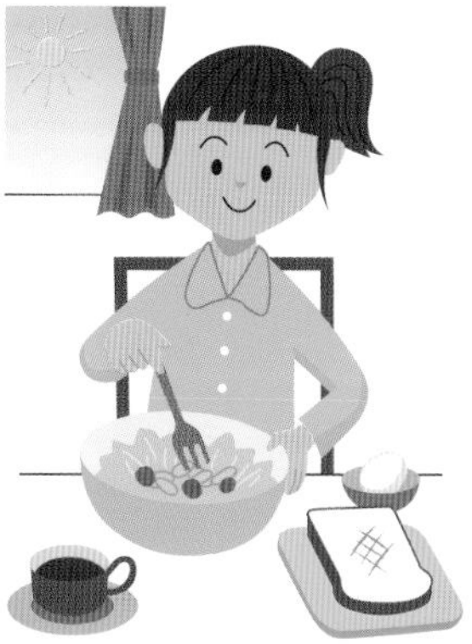

首先要規律的吃三餐才能順利排便。若不習慣去公司上廁所，就要好好吃完早餐，出門前先在家裡上完廁所。

如果正在減肥，因排便量變少也可能造成便祕。這時可增加蔬菜攝取量，或適量攝取可作為潤滑油的油脂。

而嚴重下痢時容易脫水，記得利用口服電解質補充液以補充電解質。

Q&A

早餐習慣吃麵包

目標 早餐習慣吃麵包者，可搭配蔬菜或海藻增加飽足感，或吃點優酪增加乳酸菌。若習慣吃中式早餐，記得主食、主菜和配菜都要吃，也可以吃些納豆類的發酵食品。

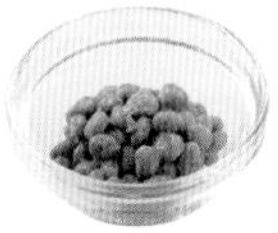

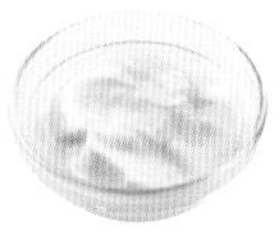

突然便秘、下痢時怎麼辦？

目標 若覺得飲食上沒問題，可能是正在吃的藥物或健康食品所致，如鐵劑易引起便秘。

小撇步 嚴重便秘時先暫停服藥，下痢時也是一樣。若藥物並非原因，也可能是食物中毒或感染。

不想增加飯量時怎麼辦？

目標 首先一天要喝一千五百毫升的水，養成喝水的好習慣。飲食方面多吃納豆或秋葵等帶黏性的食物。淋沙拉淋上橄欖油也能刺激腸道蠕動。

小撇步 蔬菜的攝取量要再多一些。若之前完全不吃油脂，也要增加油脂量。

懷疑有脫水現象時怎麼辦？

目標 可以補充鈉或鉀等電解質，例如，在五百毫升的運動飲料裡加點鹽。而加了鹽巴的蘋果泥、菜湯或味噌清湯等，效果也不錯。
此外也可利用市售的電解質補充液來補充流失的電解質。

肌少症

面對肌肉逐漸變得又細又瘦，不久連走路都有困難的肌少症，不能讓身體太瘦是首要的改善重點。

因食量和運動量減少導致肌肉變得細瘦 不久就無法走路還需要別人看護

肌少症為隨著年齡增長因素，肌肉量逐漸變少的狀態。人體的肌肉過了三十歲就有逐漸減少的傾向，年紀越大減少的速度越快。尤其是高齡長輩速度更快，也有人一年就減少5%以上。

肌肉必須藉由熱量或蛋白質的攝取，或運動的刺激，才能反覆的合成與分解。所以，成長期的肌肉量會逐漸增加。

但高齡長輩因運動量或活動量、食量都逐漸變少，加上老化或疾病、內分泌機能變化等影響，肌肉的合成量降低，肌肉量隨之減少。

肌少症若一直沒有改善，人很容易跌倒或走路有困難，大大增加需要看護的風險。

● 隨著年齡增長下肢肌肉量的變化

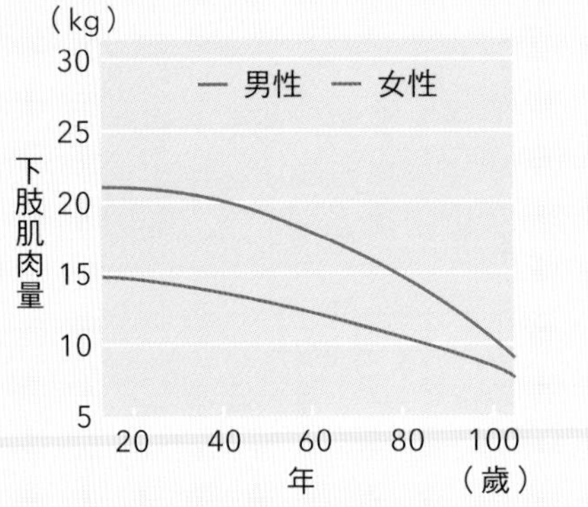

（「日本老年醫學會雜誌」47卷1號【2010：1】）

column

要如何攝取能改善肌少症的白胺酸？

∨必需胺基酸白胺酸能有效增加肌肉量

某個臨床實驗證實，跟單純攝取蛋白質比起來，攝取添加白胺酸的食品後，可以製造出的肌蛋白質合成量會高出兩倍以上。由此可知，白胺酸對於肌蛋白質的合成非常重要。

還有一項研究（小林久峰等人的研究）比較只攝取白胺酸，跟攝取白胺酸混合構成肌肉之其他必需胺基酸後發現，雖然兩者的肌蛋白質合成量都會增加，但加了必需胺基酸者增加更多。

從這些研究可知，攝取添加構成肌肉的必需胺基酸，是改善肌少症的重要對策。

目標

利用高蛋白飲食與運動逐步增加腳的肌肉量

若體重減輕，BMI值低於18.5，至少一天要有兩次充分攝取熱量和魚肉類等動物性蛋白質。所以，不能讓身體太瘦是改善肌少症的第一步。也能配合需求利用高熱量、高蛋白的營養補充食品。如果是活動量減少或運動量不足，可做些能讓足部增加肌肉量的運動。

再者，最近大家也都了解，白胺酸這種必需胺基酸，對於肌肉的合成非常重要。因運動後一小時內攝取效果最好，故運動完可以補充這類胺基酸。

● 白胺酸凍飲

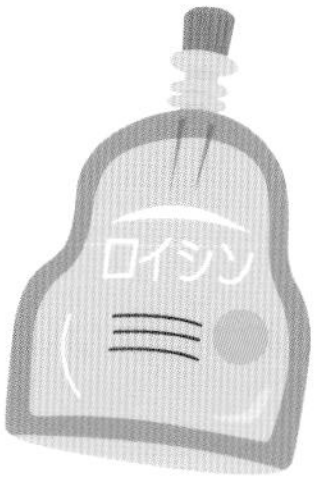

Q&A

運動量不足時怎麼辦？

目標 最要緊的是增加足部的肌肉量。建議走路，一天約走一小時，能走一萬步最好。

小撇步 一天增加二十至三十分鐘走路時間，每天多走兩千至三千步。原本幾乎都不走路的人，至少從現在起增加走路的機會吧！

醫生說我是肌少性肥胖？

目標 身型偏肥胖但肌肉量少的狀態稱為肌少性肥胖。跟偏瘦的肌少症相比，肌少性肥胖罹患高血壓或糖尿病的風險更高。若再加上活動力低落，也會提升需要看護的風險。可嘗試肌力訓練並配合高蛋白、低熱量的飲食療法加以改善。

血糖值偏高時怎麼辦？

目標 有報告指出，肌少症會影響胰島素的作用，增加糖尿病的風險。若血糖值偏高，肌肉量降低的話，首先要讓血糖值回到正常範圍，再透過運動與食療法增加肌肉量。

● **罹患糖尿病的機率**（勝算比odds ratio）

肌少性肥胖者比單純肥胖者，罹患糖尿病的風險更大。

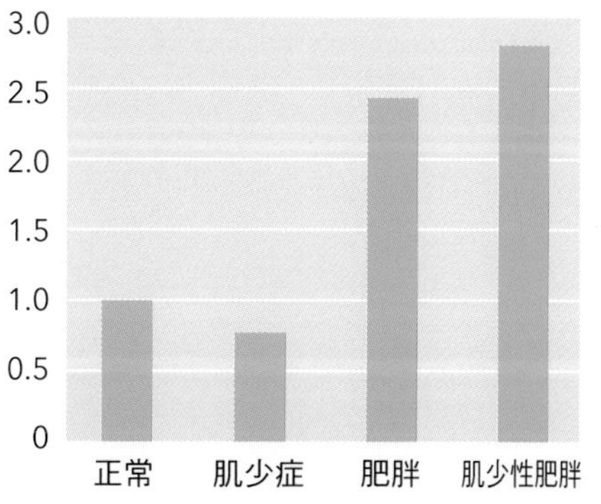

（美國1萬4528人的調查數據，Srikanthan,et al.2010）

附錄｜臺灣食品標章一覽表

名稱	標章	說明	主管或負責機構
健康食品	健康食品 衛署健食字第023456號	具保健功效，但不屬醫療範疇的食品。目前公告的保健功效有：調節血脂、血糖、血壓、免疫、腸胃、過敏體質等功能，牙齒、骨骼保健，抗疲勞與衰老，以及促進鐵質吸收。	衛生福利部
CAS台灣優良農產品	台灣優良農產品 CAS 第000000號	代表該農產品具有原料以國產品為主、衛生安全、品質規格、包裝標示均符合規定之特點。	行政院農業委員會委託財團法人臺灣優良農產品發展協會執行
CAS台灣有機農產品	台灣有機農產品 CAS ORGANIC	代表該農產品從生產、加工、分裝、流通到販賣，均需遵守有機驗證規範，如不使用化學肥料、農藥及食品添加物等。	行政院農業委員會及其認可之14家驗證機構
產銷履歷	TAP 產銷履歷農產品	臺灣良好農業規範的認證標章，並由民間驗證機構驗證，搭配資訊化的追溯系統。每一批產品都有所紀錄，萬一有問題就可立即處理。	行政院農業委員會
吉園圃台灣安全蔬果	台灣安全蔬果 Good Agricultural Practice From Taiwan 吉園圃 000000000	代表該農產品之用藥符合安全標準，且下方的識別碼可查詢生產者資訊。	行政院農業委員會
屠宰衛生檢查	防檢局 屠宰衛生 合格 8888 A 900101	確保畜禽屠體及其產品是在衛生、安全的場所屠宰。	行政院農業委員會動植物防疫檢疫局

名稱	標章	說明	主管或負責機構
海宴水產精品		獲得此標章之國產水產品除須符合CAS、HACCP、TQF、TAP、ISO 22000其中一項認證外，其食材品質、包裝設計、市場通路、經濟效益以及料理美味也有一定的品質。	行政院農業委員會漁業署
鮮乳標章		保證該鮮乳是由國產生乳所製造。	行政院農業委員會
GGM羊乳		代表該產品已通過財團法人中央畜產會檢驗，並持續接受中華民國養羊協會的定期追蹤，以確保衛生安全與品質。	行政院農業委員會輔導建立，中華民國養羊協會負責
國產蜂產品		為提升並維護國產蜂產品品質，以及方便消費者追蹤檢視所設立。	行政院農業委員會輔導建立，台灣養蜂協會負責
正字標記		證明該產品之製造工廠及其產品符合標準檢驗局指定品管制度：國家標準CNS 12681（ISO 9001）。	經濟部標準檢驗局
VPC深層海水包裝飲用水		代表該產品是符合衛生標準之100%深層海水包裝飲用水。	經濟部標準檢驗局
優質酒類		為提升臺灣酒品之衛生安全與品質所設立。	財政部委託財團法人臺灣優良農產品發展協會執行
SNQ國家品質		審查項目包括營養保健食品類、生物科技類、醫療保健器材類、化妝品類、藥品類、中草藥品類、醫療院所類及護理照護服務類等。	立法院支持之社團法人國家生技醫療產業策進會負責

營養素索引

用語總索引

6～10劃

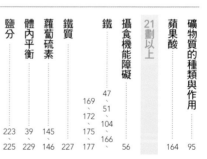

參考資料

『全新營養學』吉田企世子・松田早苗監修／高橋書店
『全新營養學與飲食的基礎事典』井上正子監修／西東社
『營養學的基礎解說事典』川島由起子監修／西東社
『熱量指南』女子營養大學出版部
『美味蔬菜組合便利帳』白鳥早奈英著／海龍社
『講談社的飲食手帳①食材解說事典』講談社編
『五訂增補食品成分表』香川芳子監修／女子營養大學出版部
『最新版 你不可不知的營養學』白鳥早奈英監修／學研
『好好學一學！營養學』川端輝江編審／Natsume社
『食材健康大辭典』五明紀春監修／時事通信社
『食材圖典Ⅰ&Ⅱ』成瀨宇平監修／小學館
『新版家裡的醫生』主婦與生活社編
厚生勞動省官方網站
消費者廳官方網站
文部科學省官方網站

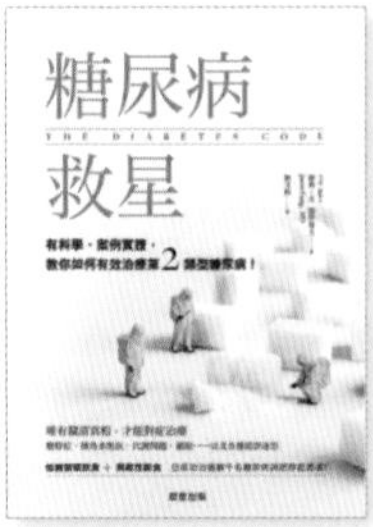

糖尿病救星

有科學、案例實證，教你如何有效治療第二類型糖尿病！

傑森・方 醫學博士 著 劉又菘 譯／定價380元

IDMP創始人傑森・方 醫師，已透過低精製碳飲食與間歇性斷食，成功治癒數千名糖尿病與肥胖症患者。
本書透過五大核心：歷史、原因與病程、與糖的關係、錯誤的治療方式與正確的治療方式，提供一套脈絡分明的逆轉糖尿病計畫。

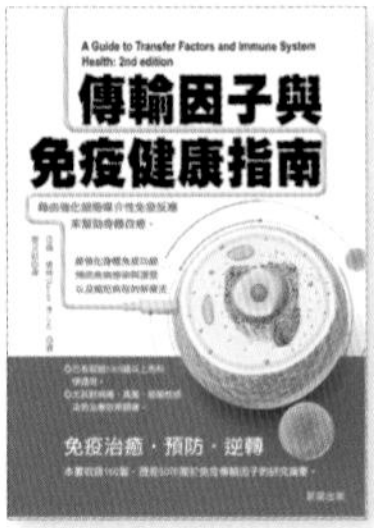

傳輸因子與免疫健康指南

藉由強化細胞媒介性免疫反應來幫助身體自癒

亞倫・懷特 著 劉又菘 譯／定價350元

能強化身體免疫功能、預防疾病感染與復發以及縮短病程的新療法。
傳輸因子是一種傳遞訊息的免疫分子，具有恢復人體免疫的智慧，讓失衡、錯亂的免疫系統，回復原有的敵我辨識與正確防禦的能力。

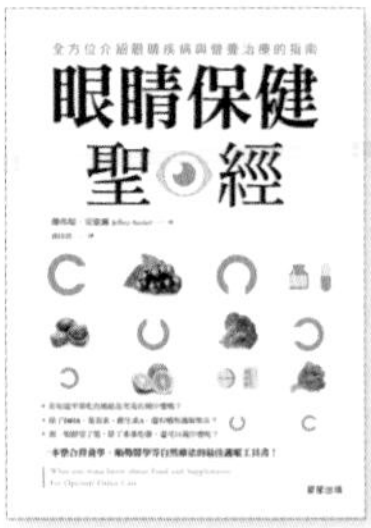

眼睛保健聖經

全方位介紹眼睛疾病與營養治療的指南

傑弗瑞・安歇爾 著 郭珍琪 譯／定價390元

家庭必備保健專書，可以改善各種眼睛狀況的營養素大全。
你知道平常吃的補給品究竟在補什麼嗎？
一本整合營養學、順勢醫學等自然療法的最佳護眼工具書！

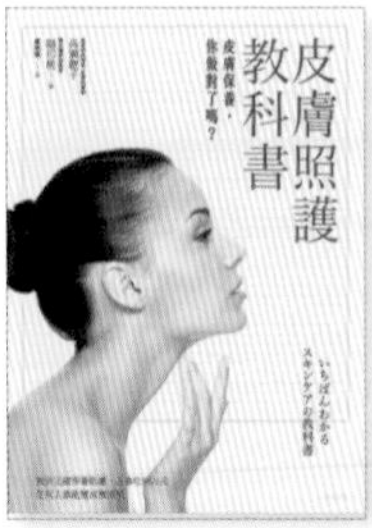

皮膚照護教科書

高瀨聰子、細川桃 著 盧宛瑜 譯／定價350元

你真的了解自己的膚質，以及正確的保養方法嗎？
本書由專業皮膚科醫師和預防醫學諮詢家共同寫成，以「內」「外」雙角度，從飲食、生活型態、正確保養等多管齊下，改善體質、調整膚況，進而解決你所有乾燥、暗沉、毛孔、粉刺、鬆弛等肌膚困擾。

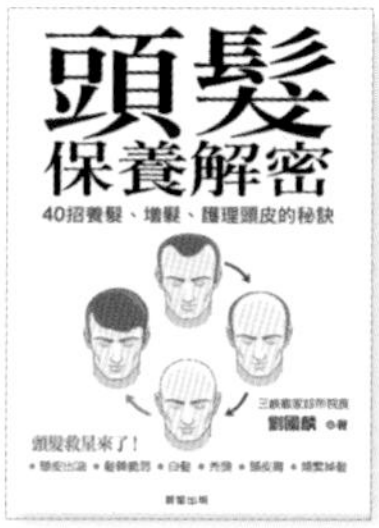

頭髮保養解密：
全方位養髮、增髮、護理頭皮的秘訣

劉國麟 著／定價260元

一次搞定禿頭╳頭皮出油╳頻繁掉髮╳髮質脆弱╳白髮╳頭皮屑

掉髮、禿頭不再是絕症！ 30天就讓你擁有豐厚黑髮！本書由專科醫師教你生髮、增髮、護髮，由從生活與飲食改變，養好頭皮、頭髮，一次解決掉髮、禿頭、頭皮屑、分叉等各種問題。

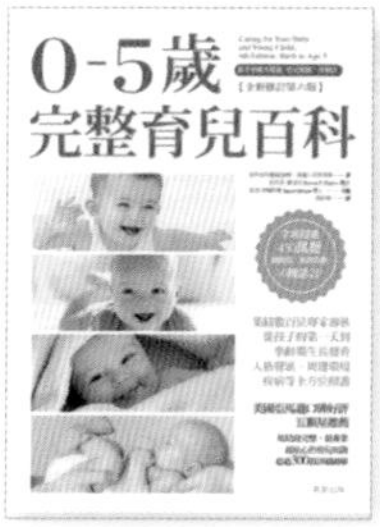

0-5歲完整育兒百科

美國小兒科學會 著 郭珍琪 譯／定價899元

全球超過450萬好評銷售，陪你一同照護嬰幼兒身心發展！

中山醫學大學校長 呂克桓 、柚子小兒科診所院 陳木榮醫師 熱情推薦

0-5歲是孩子身體發展的快速成長期，也是奠定孩子性格的重要關鍵期。擁有本書，你可以減輕嬰幼兒在不同階段問題所帶來的擔心，像是：早產兒的照護、母乳和配方奶的選擇、嬰幼兒的新興媒體使用等。

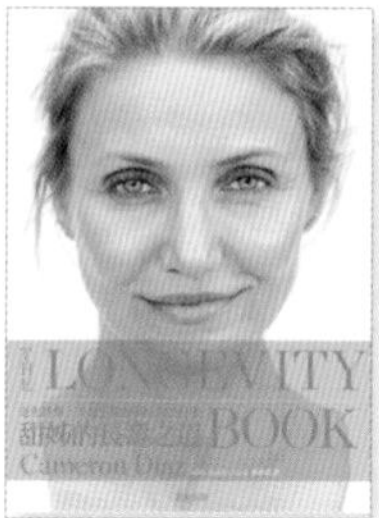

甜姊的長壽之道：
老化科學、力量生物學與時間的特權

卡麥蓉．狄亞、珊卓．巴克 著 郭珍琪 譯／定價450元

這不是一本抗老化的書，我不想你活在老化的恐懼中，
身為一個女人，我想我們要談論的是老化的方式。

隨著年齡增長，我們可以為自己做的最好的事情，剛好也就是我們最喜歡做的事。本書將分享老化的科學觀點，讓你健康邁向中老年。

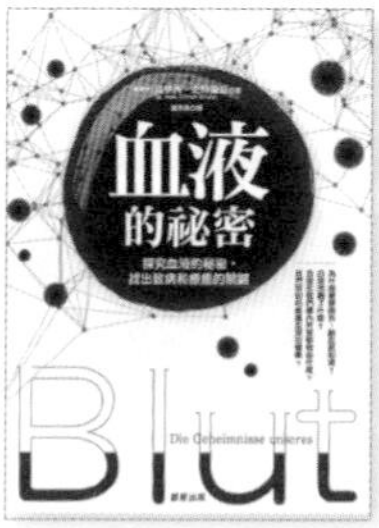

血液的祕密：
探究血液的祕密，找出致病和療癒的關鍵

烏里西．史特倫茲 博士 著 羅秀青 譯／定價390元

探究血液的祕密，找到致病和療癒的關鍵！

血液含有許多種數值，這些數值攸關著我們的生理或是心理健康，儘管有時候我們無法察覺身體的些微改變，透過血液數值的觀察和追蹤，或是運用微營養素調整血液狀況，我們便可以快速掌握身體的狀況。

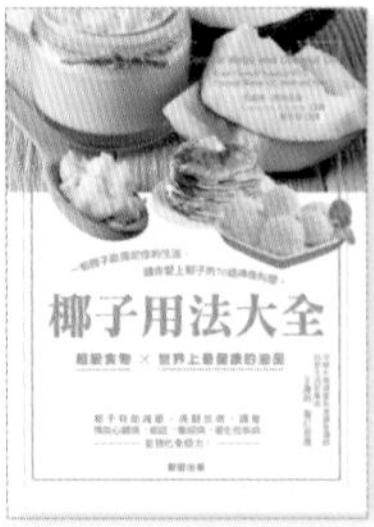

椰子用法大全：

一瓶椰子油搞定你的生活，讓你愛上椰子的70道神奇料理

凱薩琳．阿特金森 著 郭珍琪 譯／定價320元

簡單、天然！吃出椰子的驚人療癒力！
70道經典美味料理，主餐、甜點、飲品一次搞定！
椰子含有豐富的鉀、鎂等礦物質，而且熱量低、不含脂肪與無膽固醇，近期研究還發現能預防阿茲海默症。

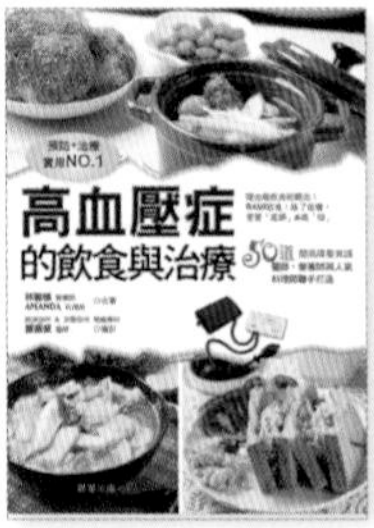

高血壓症的飲食與治療：

由醫師、營養師、料理師聯合打造超簡易降壓飲食

林毓禎、Amanda 著／定價350元

給血壓偏高的你，一個正確的飲食與治療預防的方法。
不僅能享受美食，也能維護健康。
書中不僅收錄50道美味料理，還詳細介紹了每種食材的適用量、對血壓控制的功效，使高血壓患者能夠合理安排自己一天的飲食。

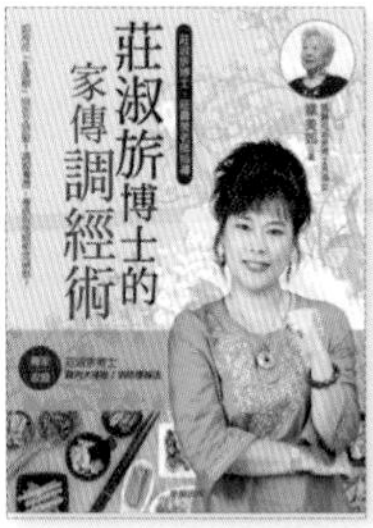

莊淑旂博士的家傳調經術

章美如 著／定價299元

如何在　生理期」自在又舒服？
調經養息，徹底告別經前症候群！
調經已是目前女性必學的課題，因為飲食問題和生活不正常，近年來女性得婦科癌症的比例大幅增加，其中子宮內膜癌更是高居第二。本書與你分享莊淑旂博士畢生所學傳世，為你帶來健康的春天。

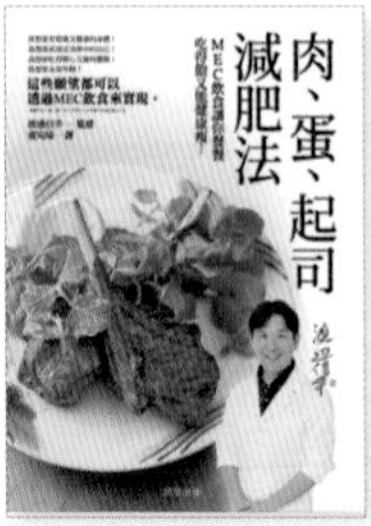

肉、蛋、起司減肥法

渡邊信幸 著 盧宛瑜 譯／定價350元

日本熱議！餐餐吃肉也能減肥！
超過4000人嘗試，能減去10~20kg並改善體質！
你想擁有窈窕又健康的身體嗎？想要離美夢中的自己更近嗎？讓沖繩的渡邊醫師帶你一次了解什麼是MEC飲食，從預防醫學而生的不忌口減肥術，讓你越吃越瘦越健康，餐餐吃得開心又能維持體態！

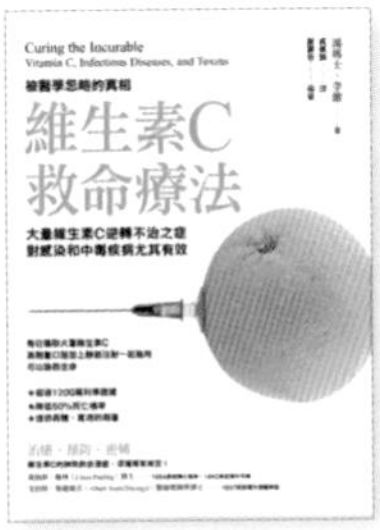

維生素C救命療法：

大量維生素C可逆轉不治之症對感染和病毒疾病尤其有效

湯瑪士．李維 著 吳佩諭 譯／定價399元

攝取大量維生素C就能挽救生命！逆轉不治之症！

維生素C的真相一直被主流醫學與製藥工業故意忽視，因為它太便宜、無利可圖！維生素C已被證實可預防、治癒一些常見重大疾病。人們的態度不應只是隨意攝取，或道聽塗説，而是該花時間了解 真相。

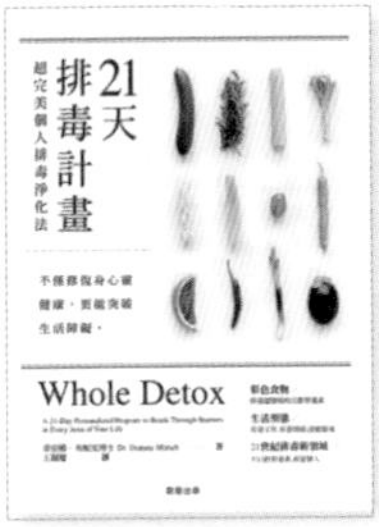

21天排毒計畫：

超完美個人排毒淨化法

蒂亞娜．米妮克 博士 著 王耀慶 譯／定價420元

排毒，不只是「吃」與「不吃」的問題！

跟著全彩光譜健康的七個系統，建立專屬於自己的完整排毒！

美國營養學博士蒂亞娜．米妮克，感嘆一般排毒療法總是不夠全面，於是將人體分為全彩光譜健康的七個系統，讓你建立全身心的排毒計畫。

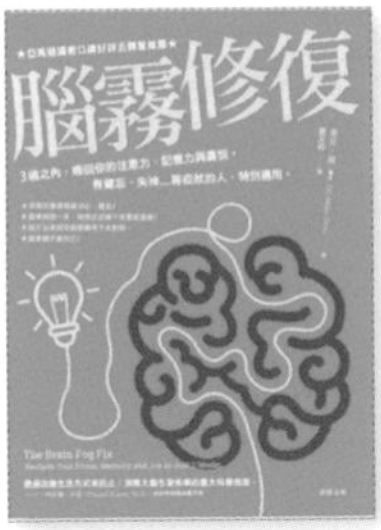

腦霧修復：

3週之內，喚回你的注意力、記憶力與喜悅

麥克．道 著 劉又菘 譯／定價390元

你是否發現自己變得容易分心且健忘呢？

或者，你覺得自己已經不太像自己了？

本書教你重新調節三種大腦最重要的荷爾蒙：血清素、多巴胺、皮質醇，使你的思緒變得更清晰、記憶力更好，並且強化學習力。

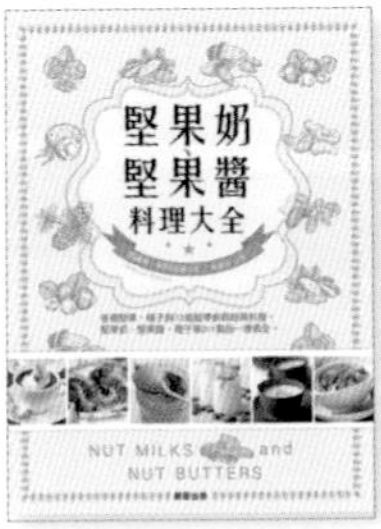

堅果奶、堅果醬料理大全

凱薩琳．阿特金森 著 張鳳珠 譯／定價390元

乳糖不耐症的最佳食譜來了！

教你輕鬆手作堅果奶與醬！

把堅果變營養好吃的秘訣，其實很簡單，只需浸泡再加水打成奶或糊，新鮮美味又便宜！同時介紹各種堅果、種子的營養與秘訣，教你自製堅果奶、堅果醬，並示範72道米其林級的經典料理食譜。

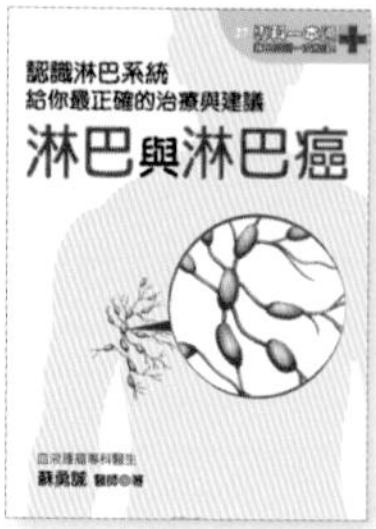

淋巴與淋巴癌：
認識淋巴系統，給你最正確的治療與建議

蘇勇誠 著／定價350元

淋巴是人體免疫力的關鍵，除了可對抗外來的病菌，
更可監控體內細胞的運作。

淋巴的作用在：保護人體免於病菌侵害、清除細胞所代謝的老廢物質與修補受損器官及組織，所以關於淋巴的問題，你一定要知道。

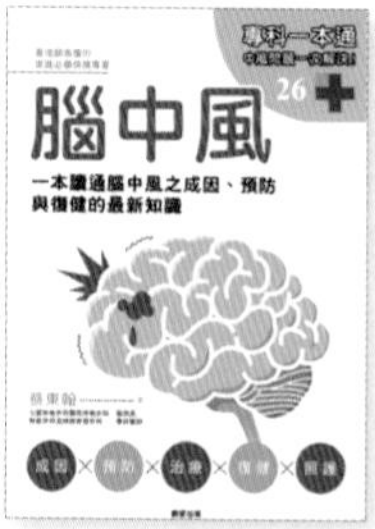

腦中風：
一本讀通腦中風之成因、預防與復健的最新知識

蔡東翰 著／定價290元

啄木鳥醫師蔡東翰新作！
大量收錄復健要領，幫助患者達成生活自理的目標。

本書從腦部的基本構造、發病的因素與導火線到發病的緊急處理、治療方式，再到病後的護理與復健……讓你無論面對什麼樣的狀況，都能冷靜以對！

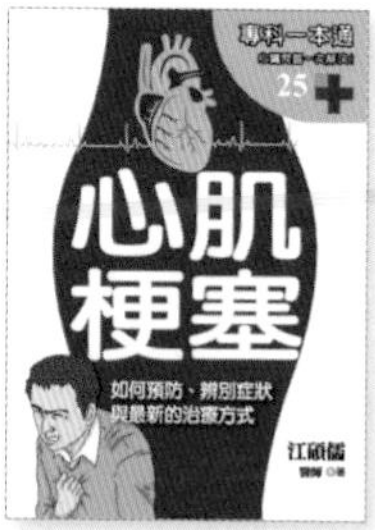

心肌梗塞

江碩儒 著／定價250元

最沉默隱形的殺手！
恐引發心律不整、衰竭、休克、瓣膜斷裂、心肌破損……

列居十大死因第二名的心血管疾病是隱形的殺手，時時潛伏在你我身邊。其中最需要注意的便是心肌梗塞，因為它來得快、來得急，來得讓人措手不及！

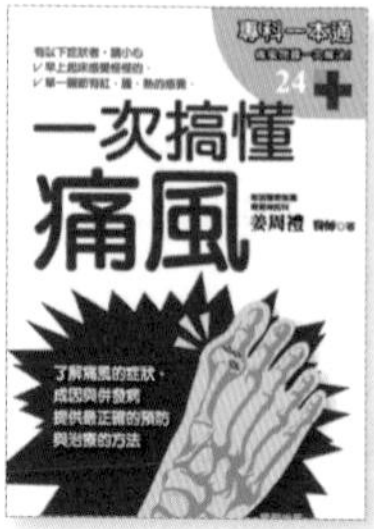

一次搞懂痛風

姜周禮 著／定價300元

過去被稱為「帝王病」，如今更名為「酒肉病」，
偏好肉類、重口味、高脂肪、高熱量食物的人，請特別注意。

本書將為你介紹：痛風的成因與症狀、檢查到治療的流程、容易致死的痛風併發症、易引發痛風的高危險群、如何預防痛風與如何和痛風相處。

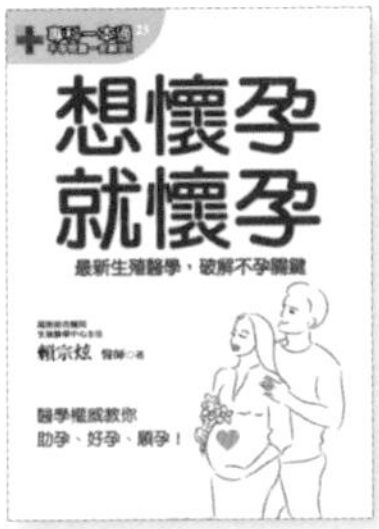

想懷孕就懷孕：
最新生殖醫學，破解不孕關鍵

賴宗炫 著／定價290元

不孕症的原因百百種，國內生殖權威教你「好孕」連連！
臺灣每7對夫妻就有1對不孕。想要懷孕真的有那麼困難嗎？問題到底出在哪裡？不單針對女性，全面破解男女孕事的關鍵書籍！

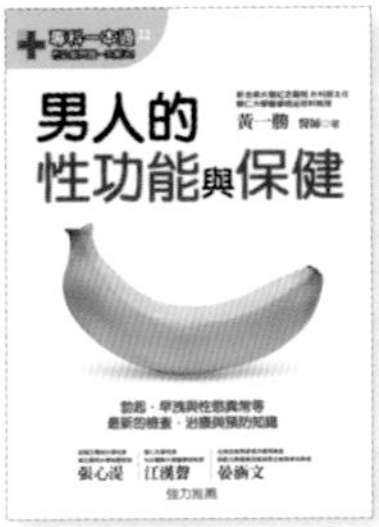

男人的性功能與保健：
勃起、早洩與性慾異常等 最新的檢查、治療與預防知識

黃一勝 著／定價290元

重振雄風絕對不是問題！就從現在，找回「性福」新生活！
以超淺白文字加上清楚圖解，一次搞定所有「性」問題，重回美好的性愛。本書由泌尿科權威所編寫，詳述8大性功能問題，並將各個層面做完整、有系統的介紹，疾病不再複雜！

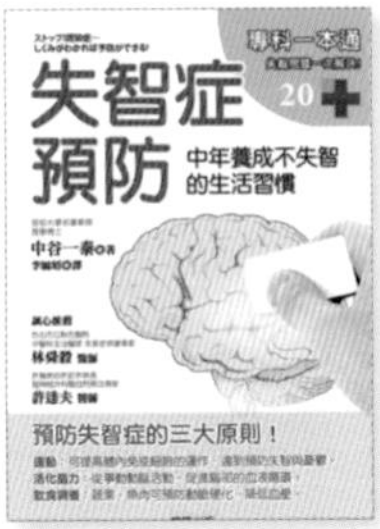

失智症預防：
中年養成不失智的生活習慣

中谷一泰 著 李毓昭 譯／定價280元

阿茲海默症、帕金森氏症、血管性失智症可以治癒與預防。
失智症的好發年齡為65歲，從40歲開始預防最為恰當。本書以簡單易懂的文字搭配圖示，說明失智症發病原因、防治最新的進展等，給你健康的老年生涯。

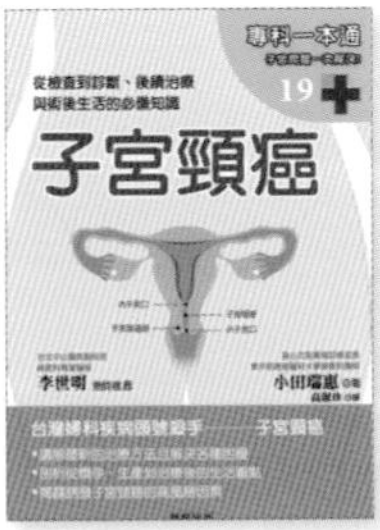

子宮頸癌：
從檢查到診斷、後續治療與術後生活的必備知識

小田瑞惠 著 高淑珍 譯／定價250元

好發於35-39歲的婦科癌症，
長期服用避孕藥、性經驗豐富者更應注意。
研究顯示，女性終其一生約有50%的機率會感染人類乳突病毒（HPV）！雖然感染HPV後大多可自行清除，但仍有部分婦女會持續進展成為癌症。

國家圖書館出版品預行編目（CIP）資料

營養學解說事典：從嬰兒到高齡、懷孕、肥胖、糖尿病、失智症等營養指南 / 足立香代子監修；高淑珍譯. -- 初版. -- 臺中市：晨星, 2018.07
面；　公分. -- (健康與飲食；122)
譯自：決定版 栄養学の基本がまるごとわかる事典
ISBN 978-986-443-457-2(平裝)
1.營養學
411.3　　107007155

健康與飲食 122

營養學解說事典：
從嬰兒到高齡、懷孕、肥胖、糖尿病、失智症等營養指南
決定版 栄養学の基本がまるごとわかる事典

監修　足立香代子
譯者　高淑珍
攝影　大森裕之
插圖　山田タクヒロ　寺平京子
設計　ごぼうデザイン事務所
校對　佐野悦子　甲斐美和子
協力著作　桑原順子　田中 学　西村小涼　米倉かな
協力編輯　株式会社桂樹社グループ
主編　莊雅琦
執行編輯　劉容瑄
實習編輯　鄭舜鴻
封面設計　季曉彤
美術排版　洪偉傑

創辦人　陳銘民
發行所　晨星出版有限公司
407台中市工業區30路1號
TEL：(04)2359-5820　FAX：(04)2355-0581
行政院新聞局局版台業字第2500號
法律顧問　陳思成律師
初版　西元2018年7月6日

總經銷　知己圖書股份有限公司
106 台北市大安區辛亥路一段 30 號 9 樓
TEL：02-23672044 / 23672047 FAX：02-23635741
407 台中市西屯區工業 30 路 1 號 1 樓
TEL：04-23595819 FAX：04-23595493
E-mail：service@morningstar.com.tw
網路書店 http://www.morningstar.com.tw
郵政劃撥　15060393（知己圖書股份有限公司）
讀者專線　04-23595819#230

印刷　上好印刷股份有限公司

定價390元

ISBN 978-986-443-457-2

"KETTEI-BAN EIYOGAKU NO KIHON GA MARUGOTO WAKARU JITEN" supervised by Kayoko Adachi
Copyright © 2015 Kayoko Adachi
All rights reserved.
Original Japanese edition published by SEITO-SHA Co., Ltd., Tokyo.
This Traditional Chinese language edition is published by arrangement with SEITO-SHA Co., Ltd., Tokyo in care of Tuttle-Mori Agency, Inc., Tokyo through Future View Technology Ltd.

版權所有，翻印必究（缺頁或破損的書，請寄回更換）

請填妥後對折裝訂，直接投郵即可，免貼郵票。

廣告回函
台灣中區郵政管理局
登記證第267號
免貼郵票

407
台中市工業區30路1號

晨星出版有限公司

健康生活醫學組 收

請沿虛線摺下裝訂，謝謝！

填回函・送好書

填妥回函後附上 56/76 元（普通 / 掛號）郵票寄回即可索取

《101 種超級食物》

本書將告訴讀者，對於食物的態度應該是「要吃什麼」，
而非「不要吃什麼」，作者將 101 種食物的歷史、檔案一一詳列，
並教導讀者如何運用、料理這些食材。
最重要的是，吃這些食物不僅能夠對你的身體帶來健康，
還能預防疾病，成為你的體內救星！

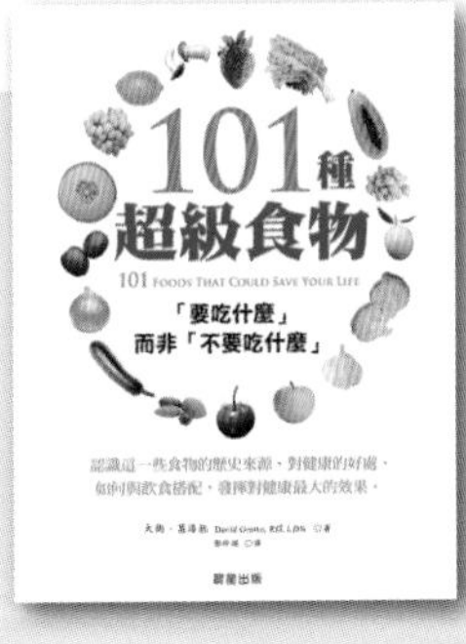

特邀各科專業駐站醫師，為您解答各種健康問題。
更多健康知識、健康好書都在晨星健康養生網。

晨星健康養生網
http://health.morningstar.com.tw

晨星健康養生網

◆讀者回函卡◆

以下資料或許太過繁瑣，但卻是我們瞭解您的唯一途徑
誠摯期待能與您在下一本書中相逢，讓我們一起從閱讀中尋找樂趣吧！

姓名：____________________ 性別：□男 □女 生日： ／ ／

教育程度：□小學 □國中 □高中職 □專科 □大學 □碩士 □博士

職業：□學生 □軍公教 □上班族 □家管 □從商 □其他____________________

月收入：□3萬以下 □4萬左右 □5萬左右 □6萬以上

E-mail：______________________________ 聯絡電話：____________________

聯絡地址：□□□____

購買書名： 營養學解說事典：從嬰兒到高齡、懷孕、肥胖、糖尿病、失智症等營養指南

・請問您是從何處得知此書？

□書店 □報章雜誌 □電台 □晨星網路書店 □晨星健康養生網 □其他__________

・促使您購買此書的原因？

□封面設計 □欣賞主題 □價格合理 □親友推薦 □內容有趣 □其他__________

・看完此書後，您的感想是？

____

・您有興趣了解的問題？(可複選)

□中醫傳統療法 □中醫脈絡調養 □養生飲食 □養生運動 □高血壓 □心臟病

□高血脂 □腸道與大腸癌 □胃與胃癌 □糖尿病 □內分泌 □婦科 □懷孕生產

□乳癌／子宮癌 □肝膽 □腎臟 □泌尿系統 □攝護腺癌 □口腔 □眼耳鼻喉

□皮膚保健 □美容保養 □睡眠問題 □肺部疾病 □氣喘／咳嗽 □肺癌

□小兒科 □腦部疾病 □精神疾病 □外科 □免疫 □神經科 □生活知識

□其他____

□ 同意成為晨星健康養生網會員

以上問題想必耗去您不少心力，為免這份心血白費，請將此回函郵寄回本社或傳真至（04）2359-7123，您的意見是我們改進的動力！

晨星出版有限公司 編輯群，感謝您！

享健康 免費加入會員・即享會員專屬服務：

【駐站醫師服務】免費線上諮詢Q&A！
【會員專屬好康】超值商品滿足您的需求！
【每周好書推薦】獨享「特價」+「贈書」雙重優惠！
【VIP個別服務】定期寄送最新醫學資訊！
【好康獎不完】每日上網獎紅利、生日禮、免費參加各項活動！